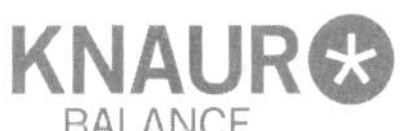
KNAUR
BALANCE

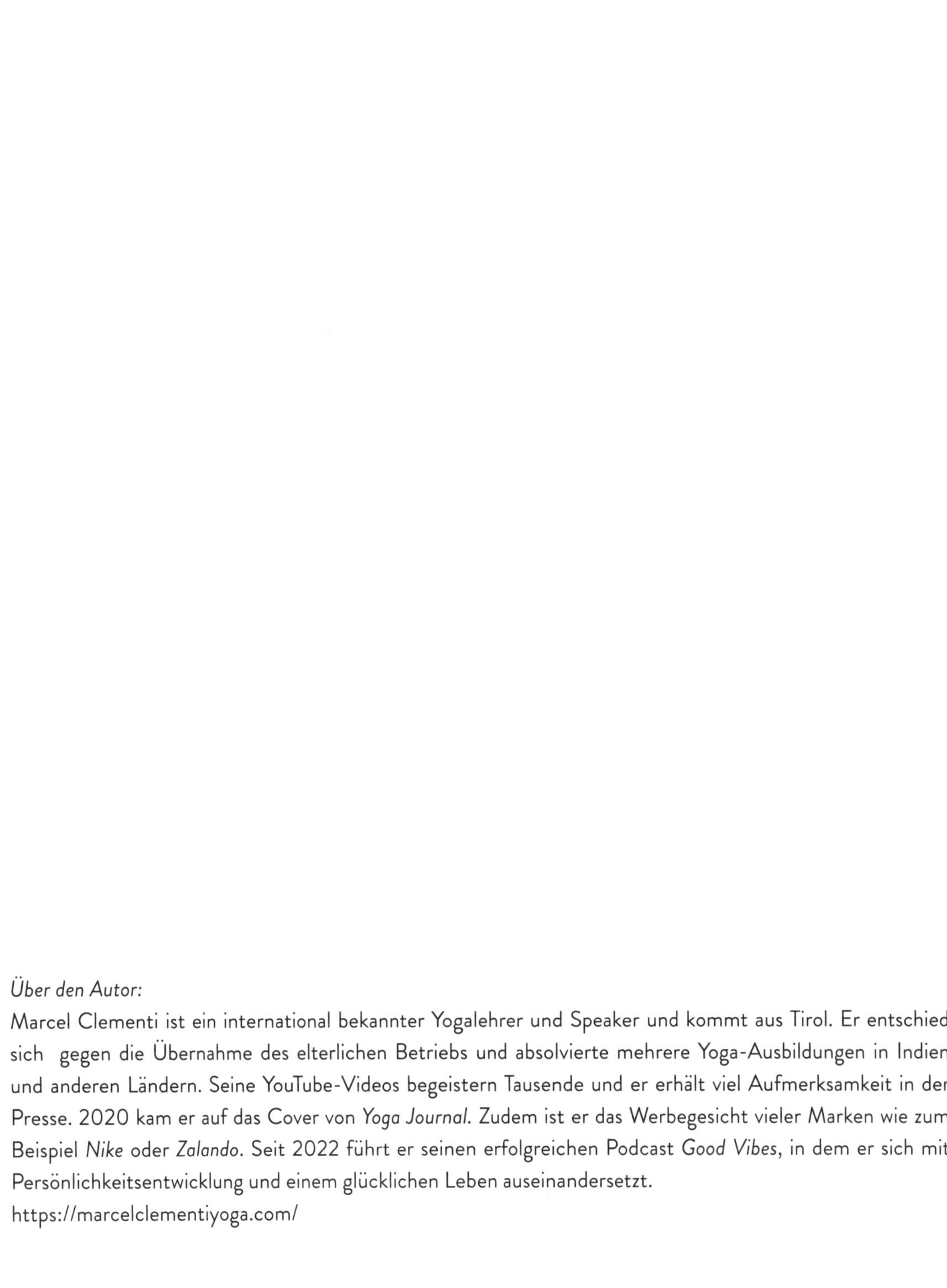

Über den Autor:
Marcel Clementi ist ein international bekannter Yogalehrer und Speaker und kommt aus Tirol. Er entschied sich gegen die Übernahme des elterlichen Betriebs und absolvierte mehrere Yoga-Ausbildungen in Indien und anderen Ländern. Seine YouTube-Videos begeistern Tausende und er erhält viel Aufmerksamkeit in der Presse. 2020 kam er auf das Cover von *Yoga Journal.* Zudem ist er das Werbegesicht vieler Marken wie zum Beispiel *Nike* oder *Zalando*. Seit 2022 führt er seinen erfolgreichen Podcast *Good Vibes*, in dem er sich mit Persönlichkeitsentwicklung und einem glücklichen Leben auseinandersetzt.
https://marcelclementiyoga.com/

MARCEL CLEMENTI

GOOD VIBES YOGA

Wie du zu innerer Balance, Achtsamkeit und Glück findest

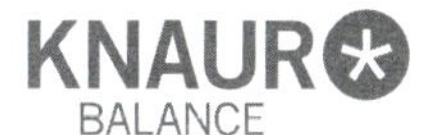

Die in diesem Buch vorgestellten Übungen wurden vom Autor und dem Verlag sorgfältig geprüft und haben sich in der Praxis bewährt. Da jeder Mensch für sich besonders ist, können wir allerdings Ergebnisse nicht garantieren. Der Verlag und der Autor schließen jegliche Haftung für Gesundheits- und Personenschäden aus.

Besuchen Sie uns im Internet:
www.knaur-balance.de

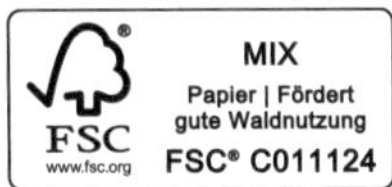

Originalausgabe April 2024

Ein Imprint der Verlagsgruppe Droemer Knaur GmbH & Co. KG, München

Lektorat: Julia Bauer-Triebke
Redaktion: Tamara Fromme
Covergestaltung: Favoritbüro, München
Coverabbildung: © Wolfgang Jocher
Alle Fotos von Wolfgang Jocher außer S. 12, 18, 32, 104 (Archiv Marcel Clementi)
Alle Illustrationen von Shutterstock.com: Janis Abolins, Dshnrgc, Thomas Leidig
Satz und Layout: Adobe InDesign im Verlag
Druck und Bindung: Mohn Media GmbH, Gütersloh
ISBN 978-3-426-44749-9

5 4 3 2 1

INHALT

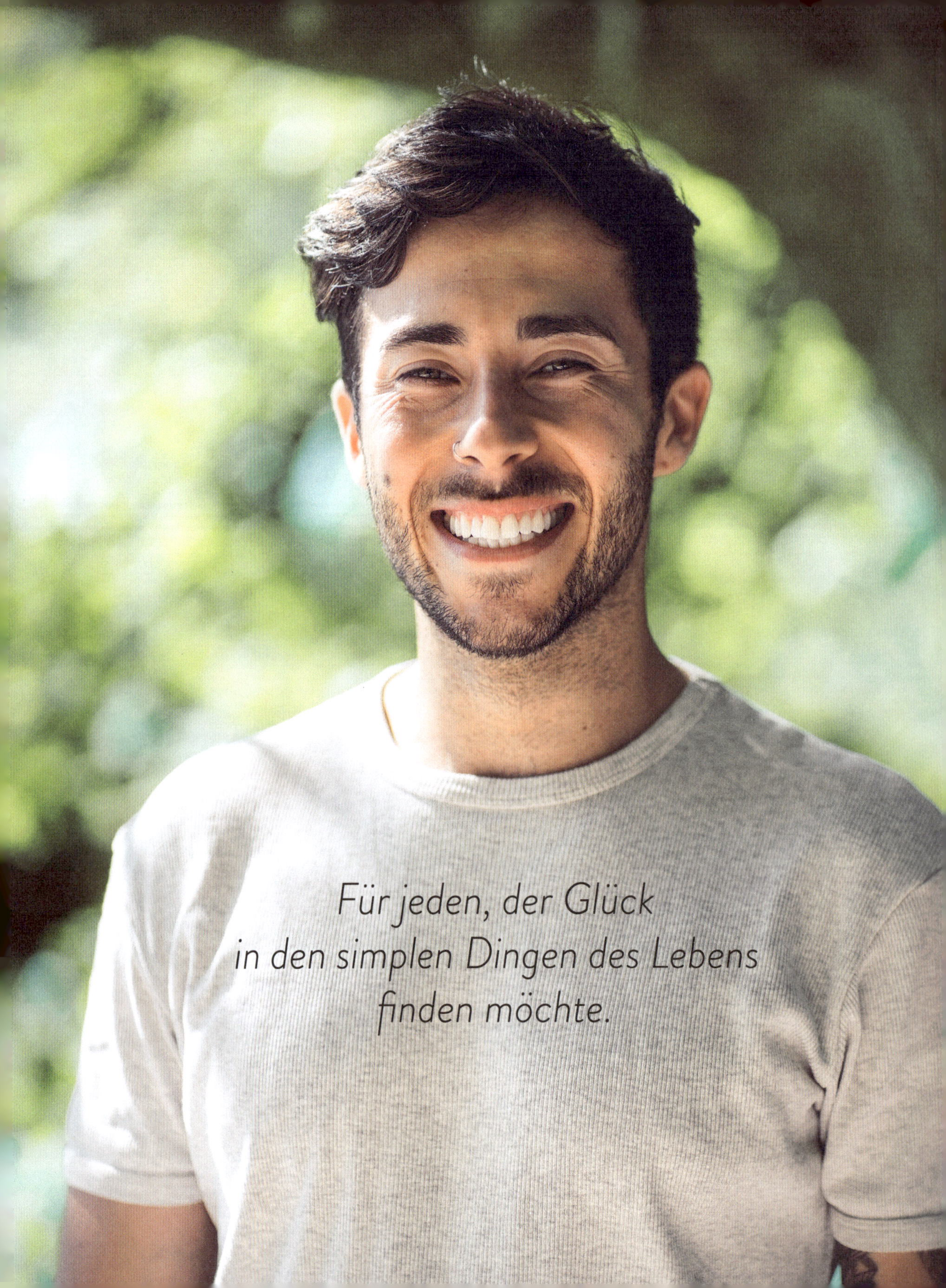

*Für jeden, der Glück
in den simplen Dingen des Lebens
finden möchte.*

VORWORT

Du liest das Wort »Yoga« und denkst sofort an »Dehnen für ältere Damen«? Vielleicht bist du davon überzeugt, Yoga ist nur etwas für »Spirituelle«, zu denen du (noch nicht) gehörst? Oder du siehst nur schlanke junge Frauen, die sich auf Social Media in schicken Yogahosen verbiegen und bist sofort eingeschüchtert? Du bist nicht allein.

Auch ich fühlte mich anfangs abgeschreckt. Nach meiner ersten Yogastunde war ich mir zu hundert Prozent sicher, dass ich »so etwas« nie wieder machen werde. Heute, einige Jahre später – und als Yogalehrer – kann ich dir ganz ehrlich versichern: *Yoga hat mein Leben verändert.* Und ich bin überzeugt davon: Yoga kann auch dein Leben positiv verändern. Und das *Wie* möchte ich dir in diesem Buch zeigen.

Beim Nutzen dieses Buches wirst du lernen, dass Yoga mehr als nur »Dehnen« ist. Übungen für deine Wirbelsäule lösen Verspannungen und Rückenschmerzen, es gibt Positionen für bessere Balance, mehr Kraft oder zur Unterstützung deiner inneren Organe.

Das Entscheidende beim Yoga war für mich die innere Ruhe, die ich gewonnen habe. Ich gewann Klarheit darüber, wer ich bin und wer ich sein möchte. Ich traf bessere Entscheidungen und wurde glücklicher mit meinem Leben.

Die historische Geschichte des Yoga, den Weg zur Erleuchtung und die 8 Säulen von Patanjali wirst du in diesem Buch nicht finden. Dafür gibt es unzählige andere Experten und Expertinnen. Vielmehr möchte ich *meinen* Weg sowie meine Gedanken, Inspirationen und Erfahrungen mit dir teilen, um dir dabei zu helfen, dein Leben positiv zu verändern.

Denn Yoga ist mehr als »nur« Bewegung auf der Matte. Es geht weit darüber hinaus. Meine wichtigsten Grundsätze, Gewohnheiten und Routinen habe ich im Laufe des Buches von mehreren Seiten beleuchtet, sodass du dir die herauspicken kannst, die dich am meisten ansprechen. Lies das Buch in einem Rutsch durch oder such dir das aus, was du im Moment brauchst. Tue dir und deinem Körper mithilfe der Asanas und Übungsabfolgen etwas Gutes. Lerne mithilfe der Meditationen, meiner Atempraxis und vielen weiteren Übungen und Anregungen, Stress abzubauen, deine Gedanken zu ordnen und mehr auf dein Bauchgefühl zu hören, um im richtigen Moment die richtigen Entscheidungen für dein Leben treffen zu können. So geht für mich Yoga abseits der Matte.

Ich wünsche dir von Herzen, dass du mithilfe von Yoga zu mehr innerer Balance, Achtsamkeit und Glück findest. Danke, dass ich dich auf dieser Reise begleiten darf. Auf deiner Reise zu dir selbst.

Viel Spaß beim Lesen und Mitmachen

Marcel Clementi

MEIN WEG ZUM YOGA – DER WEG ZU MIR SELBST

Yoga hat nicht nur mein Leben, sondern auch meine Persönlichkeit komplett verändert. Für jemanden, der noch nie Kontakt mit Yoga hatte, mag das an dieser Stelle vielleicht etwas übertrieben klingen. Deshalb möchte ich dich auf meine Reise zum Yoga mitnehmen, um dir zu zeigen, was für mich alles möglich wurde, als Yoga in mein Leben kam.

Natürlich profitiert man von den Dehnübungen durch mehr Beweglichkeit. Das war auch für mich – als jahrelanger Fußballspieler – die erste große und offensichtlichste Veränderung, die durch regelmäßiges Praktizieren festzustellen war. Doch was sich darüber hinaus noch alles in den letzten Jahren bewegte, das hätte ich mir selbst nicht erträumen können.

Zurück zum Ursprung

Die Wurzeln meiner Familie liegen im Norden Italiens. Vor vielen Jahren ist mein Urgroßvater über die Grenze nach Innsbruck gekommen, um auf einer Brücke mit einem kleinen Obststand Äpfel, Birnen und Kastanien zu verkaufen. Später wurde daraus ein kleines Obst- und Gemüsegeschäft im Zentrum der Stadt, welches mein Opa wie auch mein Vater traditionell weiterführten. Als einziger Sohn im Familienbetrieb war mein Leben quasi vorbestimmt. Es lag auf der Hand, dass ich eines Tages die Tradition fortführen würde. Und so startete ich mit nur zehn Jahren meine Karriere als Obstverkäufer. Ich schlich mich damals in das Obstlager meines Vaters, suchte mir dort die schönsten Früchte aus und verkaufte am Straßenrand, an meinem selbst gebauten Obststand, knackige Äpfel, saftige Pfirsiche und süße Trauben an unsere Nachbarn und Nachbarinnen. Diese freuten sich über das neue Angebot und vor allem über meine günstigen Preise.

Mit fünfzehn Jahren startete ich dann ganz offiziell bei meinen Eltern und half den gesamten Sommer über aus. (An dieser Stelle muss ich dazu sagen, dass mich meine Mutter an besonders heißen Tagen immer ab der Mittagszeit ins Freibad gingen ließ. Es hatte zwar auch Nachteile, mit meinen Eltern zu arbeiten, aber das war einer der großen Vorteile …) Es war ein gutes Gefühl, mein eigenes Geld zu verdienen. Daher beschloss ich, von nun an nicht mehr nur den Sommer über, sondern auch jeden Samstag neben der Schule auszuhelfen, um auf mein erstes eigenes Auto zu sparen.

Die Jahre vergingen und ich lebte das typische Leben eines männlichen Teenagers. Fußball spielen, feiern gehen, Hausaufgaben erledigen, Zeit mit meinen Freund:innen verbringen und die erste große Liebe erleben. 2013 nach meinem Schulabschluss stellte ich mir das erste Mal die Frage, was ich eigentlich mit meinem Leben anfangen möchte. Die eine Hälfte meiner Freund:innen begann BWL zu studieren, die andere Hälfte Jura.

Ich entschied mich dafür, zuerst einmal das Bundesheer hinter mich zu bringen, um mich dort noch weiter mit meinen Zukunftsplänen auseinandersetzen zu können. Ein halbes Jahr als Wachsoldat, mit nur vier Stunden Schlaf pro Nacht, hatte ich viel Zeit, um über das Leben und meine Zukunft nachzudenken. In dieser Zeit stolperte ich das erste Mal über Bücher zur Persönlichkeitsentwicklung wie »Das Café am Rande der Welt« von John Strelecky oder »Die 4-Stunden-Woche« von Tim Ferris. Ich begann, das erste Mal zu hinterfragen, ob mein Leben vielleicht noch etwas anderes für mich bereithielt, als das Geschäft meiner Eltern zu übernehmen. Es war total fremd für mich zu erfahren, dass man sein Leben *selbst gestalten* kann. Bisher bekam ich von allen Seiten eher zu hören, dass das Leben einfach *passiert*. Jedenfalls war das der Beginn meiner Liebe zu Büchern und all dem Neuen, was sie für mich bereithielten.

Natürlich stellte ich mir bereits in der Schulzeit immer wieder mal die Frage, wo denn meine Stärken liegen. Ich wusste, dass ich gerne vor Menschen spreche. Zuhören war jedoch nie meine Stärke. Ich war gerne aktiv, liebte Sport und tat mich immer leicht mit dem Lernen. Als Kind habe ich bei Geburtstagen gerne selbst geschriebene Gedichte vorgetragen, doch darüber machte ich mir nicht länger Gedanken.

Eines Tages entdeckte ich eine Anzeige für ein Casting für Fernsehmoderatoren. Es war als Kind mein Traum, ins Fernsehen zu kommen, und so bewarb ich mich. Ich kam sogar bis ins Finale und durfte als letzten Test die Nachrichten in Wien anmoderieren, und doch bekam ich leider die Mitteilung, ich sei mit 20 Jahren noch zu jung. Daraufhin hatte ich mein erstes Vorstellungsgespräch für ein Praktikum beim Radio und wurde genommen. Doch nach einem Monat warf ich aufgrund der unfreundlichen Teammitglieder, die mir den Alltag zum Grauen machten, das Handtuch und ging zurück ins Obstgeschäft meiner Eltern. Das war der einfachste Weg für mich. Warum es sich selbst schwer machen, wenn's auch leicht geht.

Und so verbrachte ich die nächsten vier Jahre mit meinen Eltern im Obstgeschäft. Aus einem Ferienjob mit Auszeit im Schwimmbad wurde eine 60-Stunden-Woche. Mein Vater war das erste Mal für einen ganzen Monat im Urlaub und ich vertrat ihn bei seinen Aufgaben im Laden. Als angehender Geschäftsführer fühlte ich mich der Aufgabe zwar gewachsen, doch ich machte mir nie wirklich Gedanken darüber, wie meine Zukunft wohl aussehen würde. Mein Tag begann um 5 Uhr morgens und endete mit der Reinigung des Ladens um 20 Uhr. So ging es von Montag bis Samstag. Den Sonntag habe ich schlafend auf der Couch verbracht, um mich von der letzten Arbeitswoche zu erholen und mich für die nächste Woche vorzubereiten.

Ich hatte weder Zeit noch Energie für Freunde, Ausflüge oder Sport. Die Zeit verging und ich zählte die Tage, bis mein Vater aus dem Urlaub zurückkehren würde und ich so wieder in meine 50-Stunden-Woche wechseln konnte. Immerhin musste ich dann erst um 6:30 Uhr starten.

Als ich meinen Vater sah, rutschte mir mein Herz in die Hose. Er war gestürzt und hatte sich den Arm gebrochen – somit fiel er für viele weitere Wochen aus und ich musste ihn noch länger vertreten. Die Wochen vergingen, meine Lebenslust sank und samstagabends ertränkte ich meinen Kummer mit Freunden in einer Bar. Ich lebte nur noch für die Arbeit. »Warum das Ganze?«, fragte ich mich im Stillen. Doch ich wusste keinen Ausweg. Ich konnte meine Eltern doch nicht im Stich lassen.

Ich kam immer schwerer aus dem Bett und drückte morgens viermal die Schlummertaste des Weckers, bevor ich mich endlich aufraffen konnte. Vor Erschöpfung schlief ich in meiner einzigen 30-minütigen Mittagspause mit dem Gesicht auf dem Schreibtisch ein. Mit 24 Jahren fragte ich mich das erste Mal, ob das der Sinn des Lebens sei und ob ich so bis zu meiner Pension weitermachen wollte. Ich nahm all meinen Mut zusammen, ging zu meinem Vater und sagte: »Papa, ich tue nichts außer arbeiten. Von Montag bis Samstag bin ich den ganzen Tag im Geschäft. In der Mittagspause schlafe ich vor Erschöpfung ein. Am Sonntag lieg ich nur auf der Couch, weil mir die Kraft fehlt, etwas zu unternehmen.« Mein Vater antwortete: »So ist das Leben.«

Alles in mir schrie: »Meines NICHT!«. Doch ich war zu enttäuscht, um irgendetwas zu sagen. Ich blieb vollkommen stumm. Meine Pause war vorbei und ich ging zurück an die Arbeit.

Heute verstehe ich die Aussage meines Vaters. Er hatte damals keine andere Wahl und musste bereits in jungen Jahren, als ältester Sohn, den Traditionsbetrieb übernehmen. Er kannte es einfach nicht anders. Wie also sollte er mir da etwas anderes vorleben? Meine Eltern hatten mich nie gezwungen, im Geschäft zu arbeiten. Es kam keinerlei Druck von ihrer Seite, in ihre Fußstapfen zu treten. Ich hätte studieren können oder alles machen, auf das ich Lust gehabt hätte. *Doch damals war ich mir dieser Entscheidungsfreiheit nicht bewusst.* Die Freiheit, die jedem von uns gehört, täglich neue Entscheidungen für unser Glück zu treffen. Täglich haben wir die Wahl, womit und mit wem wir unsere Zeit verbringen. Ich wusste es nicht besser. Und deshalb trug ich selbst die Schuld an meiner Situation. Doch es ist immer leichter, anderen die Schuld für sein Unglück zu geben.

Erste Bekanntschaft mit Yoga

Mit der Zeit dämmerte es mir, dass sich nichts an meiner Situation verändern würde, solange ich mich nicht selbst veränderte. Anstatt wie in den vergangenen Wochen am Samstagabend etwas zu viel Alkohol zu trinken, um meine Sorgen zu vergessen, entschied ich mich, zu Hause zu bleiben. Ich googelte Fragen wie: »Was kann man gegen Stress machen?« – »Was hilft bei Depression?« – »Was tun, wenn man unglücklich ist?«

Das war der Abend, an dem ich Yoga entdeckte. Ich begann darüber zu lesen und schlief mit dem Laptop auf meinem Schoß ein. Am nächsten Tag erkundigte ich mich, wo ich zum Yoga gehen konnte. Seit ein paar Monaten war ich bereits zahlendes Mitglied im Fitnessstudio, obwohl ich weder Zeit noch Energie hatte, um zu trainieren. Ich fand heraus, dass dort auch einmal sehr spät am Abend Yogastunden angeboten wurden. »20:30 Uhr, das könnte ich schaffen, wenn ich mich beeile.« Wie gewohnt sperrte ich nach der Reinigung der Regale und dem Wischen des Bodens den Laden um 20 Uhr zu und eilte ins Fitnessstudio zu meiner ersten Yogastunde. Ich wusste nicht, was ich dafür anziehen sollte und ob ich etwas mitnehmen müsste. So kam ich einfach im üblichen Fitnessoutfit und mit meiner Wasserflasche.

Als ich den Raum betrat, stellte ich zu meiner Überraschung fest, dass ich nicht nur weit und breit der Jüngste war, sondern auch der einzige Mann im Raum. Ich schnappte mir eine (viel zu dicke) Matte und platzierte mich ganz hinten im Eck. Ein paar der Damen begannen schon mit Dehnübungen und Bewegungen, die ich noch nie zuvor gesehen hatte.

»Wo bin ich denn hier gelandet?«, dachte ich mir. Bevor ich mir überlegen konnte, ob ich nicht doch lieber ein paar Gewichte stemme, kam auch schon die Yogalehrerin herein.

»Good evening everybody«, begrüßte sie uns. »Jetzt spricht diese Tante auch noch Englisch. Ich glaub's nicht. Wir sind hier in Innsbruck, da redet man Tirolerisch!«, dachte ich voller Verzweiflung. An dieser Stelle vermutest du wahrscheinlich, dass das der Wendepunkt war für ein glückliches und achtsameres Leben. Dass ich mich sprichwörtlich ins Yoga verliebte und wusste: Ich werde Yogalehrer.

Doch das Gegenteil war der Fall. Die Yogaeinheit war für mich eine reinste Katastrophe. Ich konnte gefühlt als Einziger nicht meine Zehen berühren, verstand überhaupt nicht, warum diese Frau ständig von irgendwelchen »dogs« sprach, und fühlte mich einfach nur fehl am Platz. Rund um mich herum wurde sich verbogen, es wurde »geflowed« und unüberhörbar laut aus dem Mund ausgeatmet. Die Lehrerin turnte auf ihrer Matte vor und bewies uns, dass es schon irgendwie möglich sein würde, was sie von uns verlangte. Es war stickig, heiß und der Rhythmus war mir viel zu schnell. Die ständigen Anweisungen, wann ich einatmen und wann ausatmen sollte, erinnerten mich zu sehr an meine Zeit im Bundesheer und nahmen mir schlussendlich jegliche Hoffnung auf meinen neuen, doch so dringend gewünschten Ausgleich zur Arbeitswelt. »Was war das denn für ein Schwach-

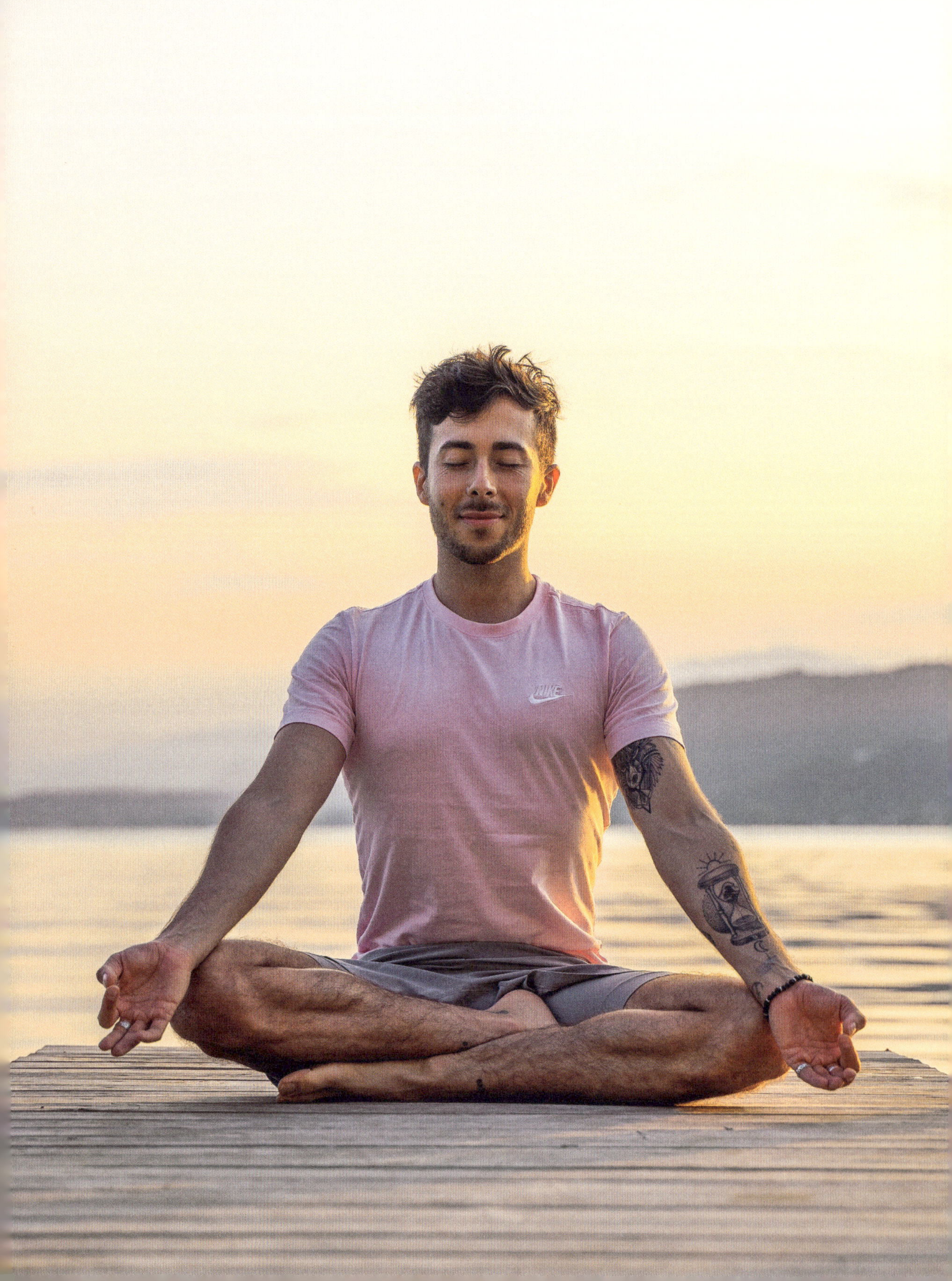
NIKE

sinn«, war mein Gedanke im erzwungenen Shavasana. Wütend verließ ich nach der Yogaeinheit den Raum und ging noch aufs Laufband, um mich abzureagieren.

Das kann doch nicht wirklich Yoga gewesen sein, dachte ich mir. Laut meinen Recherchen im Internet sollte das etwas Ruhiges sein und mir dabei helfen, meinen Stress abzubauen. Ich entschied mich dafür, Yoga noch eine Chance zu geben und an meinem nächsten freien Sonntag mit einem Youtube-Yogavideo in den Tag zu starten. Ich öffnete die Seite, tippte das Wort »Yoga auf Deutsch« ein (damit ich nun wenigstens verstehen würde, von welchen Hunden die ganze Zeit die Rede war) und bekam gleich Tausende von Treffern. Ich stöberte ein bisschen herum und bemerkte schnell, dass ausschließlich Frauen zu sehen waren. Wie das oft so ist, wenn man sich nicht entscheiden möchte, macht man das, was die Mehrheit tut. So klickte ich auf das meistgesehene Yogavideo und startete meine erste Yogapraxis zu Hause. Es war schon mal langsamer und kürzer, was ich als sehr angenehm empfand. Doch auch hier sollte ich »genüsslich durch den Mund ausatmen« und mir dabei vorstellen, ich würde tanzen. Die übertriebene Betonung bei jeder Ausaaaaatmuuuung bestätigte meine Vermutung: »Yoga ist einfach nichts für mich.«

Unter diesem Youtube-Video entdeckte ich eine kleine Werbeanzeige für eine Meditations-App. Es waren lustige, bunte Männchen zu sehen und die App war kostenlos, also lud ich sie mir herunter. »Schlimmer kann es ja nicht werden«, sagte ich lachend zu mir selbst.

So begann ich täglich fünf Minuten mit dieser App zu meditieren. Anfangs bemerkte ich noch kaum einen Unterschied und es fiel mir sehr schwer, still zu sitzen. Doch ich baute die neu erlernten Übungen in meine Mittagspause ein und fühlte mich erholter als nach dem Mittagsschlaf mit meiner Stirn auf der Tischkante. Ich merkte, dass mir diese paar Minuten mit ruhiger, tiefer Atmung sehr guttaten. Meine kleine Meditationsroutine wurde etwas, worauf ich mich täglich freute. Es war meine Auszeit.

In der Zwischenzeit konnte mein Vater genesen wieder im Laden einsteigen und ich kehrte in meinen etwas ruhigeren Alltag zurück. Zwar verbrachte ich noch immer den Großteil meiner Zeit in diesem kleinen Obstgeschäft, doch konnte ich zumindest wieder Sport machen und den Sonntag für mich nutzen. Ich war weit entfernt von einem erfüllten Leben, doch was man nicht kennt, kann man auch nicht vermissen. Nach jeder Sporteinheit hängte ich eine Meditation hintendran und merkte schnell, dass meine Gedanken nach der Bewegung wesentlich ruhiger waren als zuvor. Im Fitnessstudio setzte ich mich einmal nach dem Training im Schneidersitz auf den Boden. Doch ich bekam sofort seltsame Blicke von allen Seiten und entschied, die Meditation lieber zu Hause fortzuführen.

Jahre später las ich in einem Buch von Tony Robbins, dass die größte Gefahr das »No-Mans-Land sei«. Also der Bereich, in dem du zwar nicht glücklich bist, aber auch nicht unglücklich genug, um etwas zu verändern. Genau da befand ich mich für ein paar Monate. Doch das sollte sich auf sehr schmerzhafte Weise ändern.

Der Tiefpunkt meines Lebens

An einem Tag wie so vielen anderen läutete das Telefon im Obstgeschäft. Es wurde nach mir verlangt. Am anderen Ende des Hörers war der Vater meines besten Freundes. Wir waren in der Schulzeit nicht nur Banknachbarn über viele Jahre gewesen, sondern haben auch zahlreiche gemeinsame Urlaube verbracht und uns so gut wie jeden Tag nach der Schule getroffen. Aufgrund der zittrigen Stimme des Vaters wusste ich sofort, dass etwas nicht in Ordnung war. »Fabi hatte einen Motorradunfall«, sagte er. »Oh nein! Ich komme in der Mittagspause sofort ins Krankenhaus. Wo liegt er denn? Ist alles in Ordnung?«, fragte ich, mit den Tränen kämpfend.

Doch es gab keine Möglichkeit, meinen besten Freund noch einmal zu sehen. Keine Möglichkeit, noch einmal mit ihm zu lachen, ihn zu umarmen und ihm zu sagen, wie viel er mir bedeutete. Fabian war an diesem Tag von uns gegangen. Ich nahm meine Schürze ab und ging weinend nach Hause. Ich trauerte für viele Wochen, und wenn ich ehrlich bin, träume ich heute noch oft von meinem besten Freund.

Vor einigen Monaten hatte ich ein Gespräch in meinem Podcast mit einem meiner liebsten Autoren, John Strelecky, über den Tod und den Verlust von geliebten Menschen. Ihm war etwas sehr Ähnliches passiert und er stellte mir die Frage, ob man auch aus dieser so schweren Situation etwas für das Leben lernen kann. Heute weiß ich, dass der Verlust meines besten Freundes der Tiefpunkt meines Lebens war, der jedoch den Wendepunkt eingeleitet hatte. Damals fühlte es sich für mich mehr wie ein schwarzes Loch an, das alles um mich herum verschlungen hatte.

Ich kündigte.

Der Tod von Fabian hat mir vor Augen gehalten, dass unsere Zeit begrenzt ist. Niemand weiß, wie viele Tage er oder sie noch zu leben hat. Ich wollte nicht bis zu meiner Rente warten, um das Leben zu genießen. Ich wollte meine Träume erfüllen, auch wenn ich damals nicht recht wusste, welche Träume das waren. Ich mochte Sport. Ich mochte Meditation. »Vielleicht kann ich eine Kombination aus Fitnesstrainer und Meditationslehrer werden?« Zu dieser Zeit wusste ich weder, wer ich war, noch, wer ich sein wollte. Kurzum: Ich buchte mir ein One-Way-Ticket nach Australien, ohne jeglichen Plan. Meine Eltern fragten mich, wann ich denn wiederkommen würde. »Das weiß ich nicht«, antwortete ich ehrlich.

Ich zog beim Abschied von meinen Liebsten das Handy aus der Tasche, und ohne zu wissen warum, postete ich das erste Mal auf Instagram neben Urlaubsfotos etwas Persönliches.

»Manchmal muss man die ganze Welt bereisen, um sich selbst zu finden.«

Mit diesen Worten begann ich meine Reise. Meine Reise zu mir selbst.

In Australien mietete ich mir einen Campingbus, bemalt mit bunten Blumen, und kaufte mir ein eigenes Surfbrett. Ich fuhr an der Küste entlang und wollte einfach nur das Leben genießen. Wo immer es schön war, hielt ich an und wartete auf die perfekte Welle.

Eines Tages spazierte ich durch einen kleinen Ort, vorbei an einem Second-Hand-Laden. Ich hatte nur einen Rucksack für die gesamte Reise dabei und dachte mir, ich könnte ein neues T-Shirt vertragen. Ich schlenderte durch das charmante Geschäft und entdeckte neben Kleidungsstücken zu meiner Überraschung ein einziges Buch. Der Titel »How to learn Meditation«. »Wenn das mal kein Zufall ist«, dachte ich mir. Statt einem neuen getragenen T-Shirt, entschied ich mich für das schon etwas ältere Buch. In diesem Buch, mit bereits eingeknickten Seiten und kleinen Notizen, wurden unterschiedliche Meditationstechniken vorgestellt. Wann immer ich Zeit und Lust hatte, blätterte ich darin herum und probierte zusätzlich zu meiner vorhandenen, kurzen Routine weitere Arten der Meditation aus.

Den ganzen Tag zu surfen und in der Sonne zu liegen, machte natürlich irgendwann hungrig. Ich suchte nach einem schönen Café mit Blick aufs Meer und wurde schnell fündig. Als ich einen Platz gefunden und mich bereits für meine neue Lieblingsspeise Avocado-Toast mit pochiertem Ei entschieden hatte, kam die Kellnerin, um meine Bestellung aufzunehmen. Sie war nicht nur optisch sehr schön anzuschauen, sondern hatte irgendetwas Besonderes an sich. Ich konnte nicht beschreiben, was es war, doch ich entschied mich dafür, sie darauf anzusprechen. Sie freute sich sehr über das Kompliment und fragte mich, ob ich nicht Lust hätte, gemeinsam mit ihr einen Street Food Markt zu besuchen. Ich holte Megan nach der Arbeit ab und wir probierten uns durch die leckeren Angebote. Leider begann es zu regnen, und ich bot ihr Unterschlupf in meinem Campingbus an. Während wir Karten spielten und den Regentropfen lauschten, entdeckte sie mein neues, altes Buch auf dem Rücksitz.

»Oh, du meditierst?«, fragte sie mich überrascht.

»Ich versuch's zumindest«, antwortete ich lachend.

»Dann lass uns gemeinsam meditieren!«

Ich wusste nicht, dass Meditation etwas war, das man gemeinsam machen konnte, aber wollte ihr diesen Wunsch in dieser Situation natürlich nicht abschlagen. Sie bat mich, meine Augen zu schließen, und begann, mit ihren Händen langsame Bewegungen zu machen. (Woher ich das weiß? Ich habe immer wieder heimlich ein Auge geöffnet. Immerhin kannte ich sie ja kaum!)

Eine Stunde fühlte sich wie fünf Minuten an. Ich öffnete die Augen und spürte eine ganz eigene Energie. Die Meditation, die sie anleitete, war eine völlig andere als meine zehnminütige Atemübung. Es fühlte sich an, als wäre der Bus elektrisch. Ich weiß, das klingt jetzt vielleicht komisch, und nein, ich hatte nichts getrunken. Es war einfach, wie soll ich sagen, unbeschreiblich.

Am nächsten Tag verabredeten wir uns noch mal und sie erzählte mir, dass heute ein sehr guter Freund aus Kanada vorbeikommen würde. Ich lernte Rob kennen. Rob war ein ruhiger, angenehmer Kerl und wirkte auf mich total entspannt. Megan erzählte Rob von unserer Mediation und fügte hinzu, dass Rob in Kanada Yoga unterrichtete. »Yogalehrer, das würde auch zu dir passen!«, meinte Rob und zeigte mit dem

Finger auf mich. Ich lachte laut und sagte: »Das bezweifle ich. Yoga ist nichts für mich. Ich bin eher so der Fitnesstyp.« Doch er ließ nicht locker. »Das glaubst du vielleicht. Aber ich denke, du wärst ein toller Yogalehrer. Yoga ist so umfangreich. Vielleicht hast du nur den falschen Yogastil ausprobiert oder es war noch nicht der richtige Lehrer dabei.« Letzteres war mir bewusst. Dass es unterschiedliche Yogastile gab, war mir hingegen neu.

Neues Yoga, neues Glück

Schließlich setzte ich meine Reise entlang der Küste fort, bis es nur noch regnete und ich mich entschied, Australien hinter mir zu lassen. Ein paar Stunden vor meinem Abflug auf die Philippinen verkaufte ich noch schnell auf einem Supermarktparkplatz mein Surfbrett und landete schließlich in Manila.

Auf den Inseln schnorchelte ich mit Walhaien und Schildkröten, bewunderte Wasserfälle und fuhr mit einem alten Moped durch die Gegend. Ich hatte kaum Internetzugang und es gab so gut wie keine Restaurants. Dennoch war ich überrascht, wie wohl ich mich fühlte. Ich war in der Stadt groß geworden und konnte mir nie etwas anderes vorstellen. Ständig wollte ich Menschen um mich herum haben, war sehr schnell laut und verlor gerne mal die Kontrolle. Ich bemerkte, dass sich in mir etwas veränderte. Ich wurde ruhiger.

Als der Vermieter meines Apartments mir eines Nachts, kurz vor Mitternacht, mitteilte, dass für den folgenden Tag ein Tsunami angekündigt sei und ich wahrscheinlich noch ein paar Wochen hierbleiben müsse, entschied ich mich, die kleine Insel bei Sonnenaufgang zu verlassen. Zuerst musste ich mir Internet in der Nachbarschaft organisieren, damit ich überhaupt einen Flug buchen konnte. Im Stress buchte ich aus Versehen einen Flug mit der falschen Jahreszahl. Noch ein Jahr wollte ich sicher nicht bleiben. Das war aber nicht so schlimm, denn als ich zum Wassertaxi eilte, um auf die Insel mit dem Flughafen zu wechseln, stellte ich fest, dass ich auch das falsche Boot zur falschen Insel mit einem anderen Flughafen genommen hatte. Also musste ich mir einen neuen Flug buchen. Ich war so überfordert mit der Situation, dass ich einfach nur über mich lachte. »Im Stress passiert nie etwas Gutes«, stellte ich endgültig fest.

Mein nächstes Ziel war Thailand. Ich hatte zuvor schon mit einem Freund einige Zeit lang Thaiboxen gemacht und buchte mir deshalb für einen ganzen Monat ein Trainingscamp. Dort drehte sich wirklich alles um den Sport. Die gesamte Straße war gefüllt mit Fitnessstudios, kleinen Ständen mit Eiweißshakes und Restaurants mit gegrillter Hühnerbrust. Ich war im Mekka des Muay Thai gelandet und powerte mich morgens und abends je zwei Stunden beim Training aus. Um diese körperliche Anstrengung zu überstehen, ging ich mit anderen Boxern gemeinsam zum Eisbaden. Ich hatte zuvor noch nie davon gehört, doch ich fühlte mich nach der Kälte wie neu geboren und bereit für die nächste Trainingseinheit.

Nach knapp zwei Wochen verletzte ich mich leider bei einem Sparringskampf etwas schwerer am Fußgelenk und musste das Training frühzeitig abbrechen. Nicht einmal das Eisbad half, die Schwellung und Schmerzen zu lindern. Ich wusste, dass ich an dieser Stelle nicht mehr weiter trainieren konnte, und überlegte, was ich mit der restlichen Zeit anstellen sollte.

Geld zurück gab es leider keines, teilte mir die Besitzerin des Kampfstudios mit, und plötzlich entdeckte ich am Stundenplan »Yoga für Thaiboxer« und dachte mir: »Besser als herumzusitzen«.

Am nächsten Morgen ging ich das zweite Mal in meinem Leben in eine geführte Yogastunde und stellte mit großer Überraschung fest, dass diesmal nur Männer dabei waren. Die Yogalehrerin selbst war eine Frau, die mit ihrer Boxhose und ihrer kräftigen Statur ganz nach einer Kampfsportlerin aussah. Anstatt uns viel zu schnell durch verschiedene Positionen zu hetzen, ließ uns diese Lehrerin einzelne Positionen wesentlich länger halten. Wir sollten uns dabei auf die Atmung konzentrieren und mit der Ausatmung versuchen, den Druck leicht zu erhöhen. Immer wieder sagte sie dazu, für welche Muskelgruppe die Übung sei und wo wir die Dehnung am meisten spüren sollten.

Noch heute frage ich mich, ob dieser Typ der Neffe meines Yogalehrers in Indien war, oder ob er vielleicht Provision kassierte, wenn er wildfremde Menschen dorthin schickte. Doch ich bin dieser »zufälligen« Begegnung zutiefst dankbar.

Ist es nicht spannend, wie viele Zeichen dir das Leben regelmäßig gibt?

Eine Sache die ich in den letzten Jahren gelernt habe, ist es, mehr auf mein Bauchgefühl zu hören.

Rob hatte recht. Die gesamte Einheit war eine völlig andere Yogaerfahrung als die, die ich bisher gemacht hatte. Nach den 75 Minuten fühlte ich mich viel lockerer und entspannter. Es ging mir richtig gut. Ich entschied, auch die restlichen Einheiten zu besuchen.

Direkt nach diesem Gespräch setzte ich mich in ein Café mit nur einem einzigen alten Computer. Ohne lange zu überlegen buchte ich die vorgeschlagene Ausbildung sowie ein Flugticket nach Indien.

Nach der vierten Einheit kam ein junger Typ aus Indien auf mich zu. Wir hatten uns bereits beim Yoga ein paar Tage zuvor gesehen und er meinte zu mir:

»Du machst öfter Yoga, stimmt's?«

Ich lächelte und sagte: »Oft ist übertrieben. Das war bisher die fünfte Yogastunde in meinem Leben.«

Er nickte mir zu und sagte: »Yoga passt richtig gut zu dir und deiner Persönlichkeit. Du solltest Yogalehrer werden.«

Und schon wieder sprach mich ein völlig fremder Typ darauf an, dass Yoga zu mir passen würde. Äußerst seltsam. Ich erzählte ihm, dass er nicht der Erste sei, der mir das auf dieser Reise sagte.

»Probiere es doch einfach aus. Wenn es nichts für dich ist, dann hast du die Ausbildung für dich gemacht. Aber ich bin mir sicher, dass es dir gefallen wird. Besonders in Indien. Ich kenne eine Schule, ganz in der Nähe meines Heimatdorfes. Sie ist bekannt und hat einen sehr guten Ruf. Wenn du willst, kann ich sie dir zeigen.«

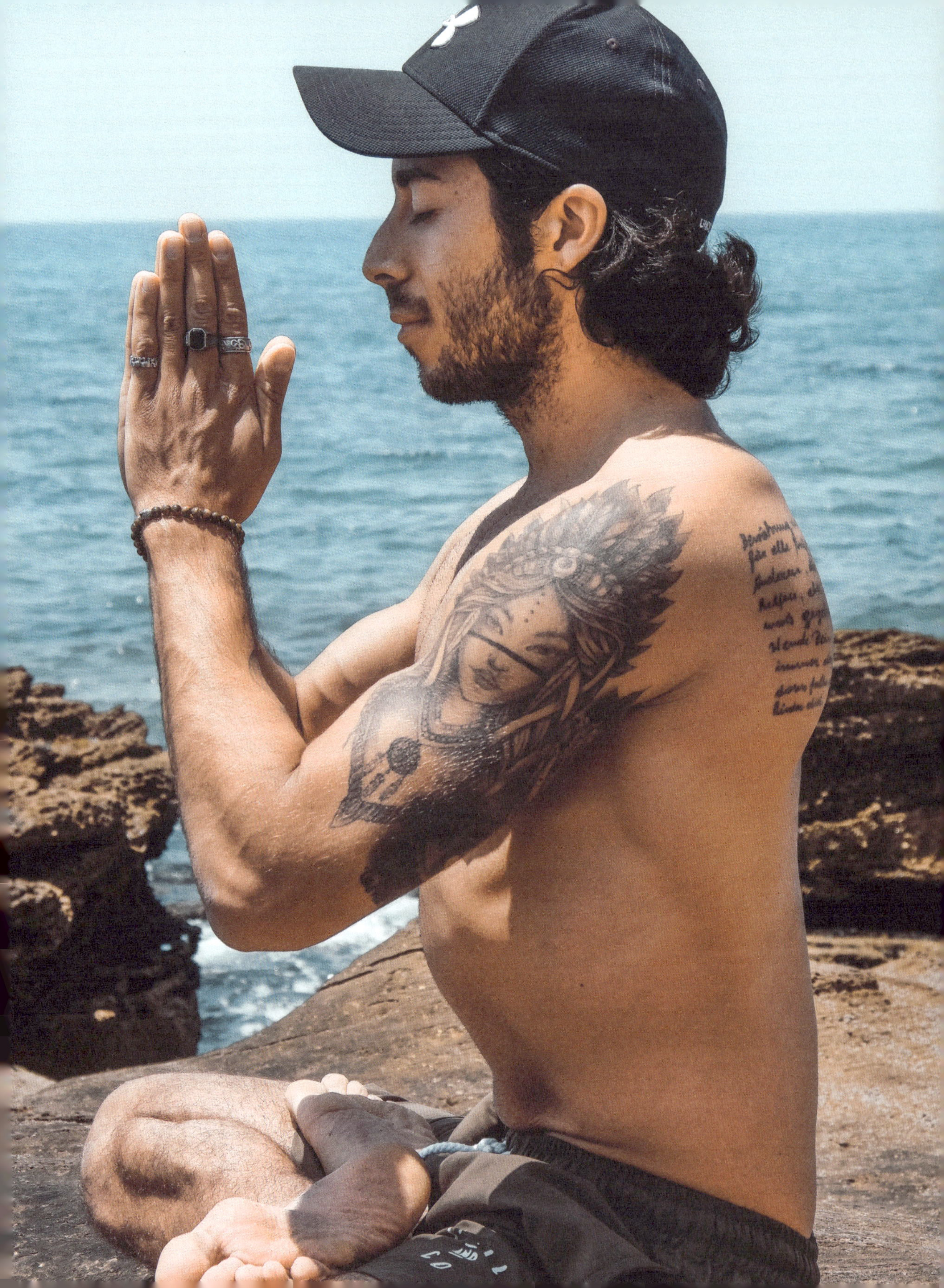

Willkommen in Indien

Eine Woche später war ich also in Kerala, Indien und startete meine Ausbildung zum 200 h Ashtanga Vinyasa Yogalehrer. Ich wusste weder, was Ashtanga ist, noch hatte ich die geringste Ahnung, was mich erwarten würde. Doch es gab da eine Stimme in mir – zusätzlich zu äußeren Stimmen und den »Zufällen« –, die mir riet, es einfach auszuprobieren. Mit insgesamt fünf Yogastunden in meinem Leben und steif wie ein Brett begann ich also meine Ausbildung zum Yogalehrer.

Im Anmeldeformular stand, dass man mindestens ein halbes Jahr täglich Yoga praktiziert haben sollte, um diese Ausbildung zu starten. Davon war ich zwar meilenweit entfernt, doch meditiert hatte ich ja einige Monate. Sollte mich jemand auf meine Unbeweglichkeit ansprechen, würde ich einfach erklären, »ich hatte schlechte Lehrer gehabt«.

Das Yogashala, der offene Raum, in dem wir Ashtanga Yoga lernten, war mitten in der Natur, umgeben von Palmen. Adler zogen immer wieder ihre Kreise über uns und landeten sogar auf der Wiese nebenan. Die erste Yogaeinheit startete um 6 Uhr morgens. Es war noch dunkel, als wir mit unseren Yogamatten durch die Straßen Indiens spazierten. Eine magische Stimmung lag in der Luft. Ich spürte, dass ich am richtigen Ort war. Und ich fühlte die Bestätigung, dass ich öfters meiner inneren Stimme vertrauen darf.

Ich rollte zum ersten Mal an diesem Fleck meine Yogamatte aus und unser Yogalehrer betrat das Shala. Er hatte dunkle Haut, trug ein weißes Hemd und seine braunen Augen strahlten. Sein Blick fühlte sich an, als würde er tief in mich hineinschauen können. Er war total ruhig und trotzdem sehr präsent. Selbst wenn ich im Unterricht meine Augen schloss, spürte ich, dass er hier war. »Startet mit dem Sonnengruß«, sagte er und setzte sich auf sein Meditationskissen. Es war so schon sehr warm, doch plötzlich wurde mir noch wärmer. »Was ist denn bitte ein Sonnengruß?«, fragte ich mich und versuchte nicht aufzufallen. Ich schaute nach links und rechts und ahmte die Bewegungen der anderen so gut es ging nach. Vor ein paar Wochen hatte ich noch Säfte gepresst und Salate zum Take-away vorbereitet. Jetzt war ich in Varkala, im Süden Indiens, und versuchte, den Sonnengruß zu lernen. Das Leben kann sich so schnell verändern, wenn man selbst bereit für Veränderung ist.

In den folgenden Wochen praktizierten wir morgens täglich zwei Stunden Ashtanga-Yoga. Den restlichen Tag über lernten wir Asanas, Sanskrit, Anatomie, Meditation und mehr über die Philosophie des Yoga. Es gab nur zwei vegetarische Mahlzeiten pro Tag. Frühstück nach der Yogaeinheit und später ein leichtes Mittagessen. Wir hatten kaum Pausen, mussten jedoch nach dem Programm ab 19 Uhr oft noch bis in die Nacht lernen, um am nächsten Tag unsere Stunden vorbereiten zu können. Es war wesentlich strenger und intensiver, als ich es mir vorgestellt hatte.

Doch bereits nach wenigen Tagen bemerkte ich eine Veränderung in mir. Anfangs war ich abends noch sehr hungrig und musste mir auf dem Weg vom Yogashala in die Unterkunft an einem kleinen Stand Kartoffeln und Eier kaufen, die ich neben dem Lernen aß. Mit der Zeit gewöhnte sich mein Körper an das Fasten und ich fühlte mich leichter als je zuvor. Meine Beweglichkeit verbesserte sich schnell und ich wollte unbedingt den Lotussitz bis zum Ende meiner Ausbildung beherrschen. »Eile nicht. Das ist nicht das Ziel«, ermahnte mich mein Lehrer. Doch ich wusste, dass der Lotussitz sowie der Kopfstand auf meiner Liste standen. *Was ich in diesem Moment nicht wusste, war, dass mein Lehrer recht hatte.*

Neben dieser kleinen Weisheit hatte unser Guru noch viel tiefgründigeres Wissen auf Lager. An den Nachmittagen saßen wir oft im Halbkreis um ihn herum in diesem wunderschönen Garten mit Palmen und bunten Blättern. Unser Lehrer erzählte uns Geschichten aus der Yogaphilosophie, lehrte uns uralte Atemtechniken, die er Pranayama nannte, stellte uns Fragen, die mein Leben komplett umkrempelten, und öffnete mir in Hinblick auf so viele Dinge die Augen. Ich war so fasziniert von den Worten dieses Mannes, dass ich fast jedes Wort mitschrieb, um mir in meiner wenigen freien Zeit noch mal Gedanken darüber machen zu können. Ich besorgte die Bücher, die er uns empfohlen hatte, und verschlang die Inhalte am freien Sonntag. Neben den paar Büchern, die ich mir an einem kleinen Stand an der Steilküste kaufte, besorgte ich mir auch mein erstes Journal. Dort schrieb ich meine Gedanken nieder und merkte, wie gut es mir tat. Es fühlte sich an wie ein Gespräch mit mir selbst. Gleichzeitig konnte ich so meine Ideen festhalten und meine vielen Gedanken sortieren. Seit diesem Tag begleitete mich mein Journal – bis heute – fast überall hin.

Während meiner Ausbildung wurde mir mehr und mehr bewusst, dass ich auch so ein Mensch wie mein Lehrer sein wollte. Ich wollte Menschen auch so inspirieren, wie er mich inspiriert hatte, auch so viel Ruhe und Sicherheit ausstrahlen. Ich wollte auch Leuten helfen, ihr aktuelles Leben in Frage zu stellen, um glücklicher und erfüllter zu leben. Ich wollte auch eines Tages Yogalehrer ausbilden und mein Wissen teilen. *Langsam fand ich mehr und mehr zu mir selbst.*

In den Abendstunden meditierten wir gemeinsam für eine Stunde. Ich war es – abgesehen von meiner Erfahrung mit Megan – nicht gewohnt, so lange zu meditieren und konnte mich anfangs nur schwer konzentrieren. Doch unser Lehrer zeigte uns täglich neue Meditationsarten, und auch hier merkte ich schnell leichte Verbesserungen. Eines Abends sollten wir uns auf eine Kerze konzentrieren, an einem anderen Abend hüpften wir für 20 Minuten und sollten dann in Stille stehen bleiben. Auch wenn mein Kopf mir manchmal im ersten Moment sagte, es sei schwachsinnig, so zu hüpfen oder zu tanzen, versuchte ich mich trotzdem darauf einzulassen. Nach einer Meditation musste ich sogar weinen. Und ich meine nicht ein paar Tränen in den Augen, sondern wirklich bitterlich weinen. Das Ziel dieser Meditation war es, Wunden zu heilen, und vielen anderen ging es ähnlich wie mir. Ich merkte in diesem Moment, wie kraftvoll Meditation sein kann und wie viele alte Wunden man mit sich trägt. Das war mir vorher nie bewusst gewesen.

Nachts schlief ich oft sehr unruhig. Ich hatte viele Träume aus meiner Vergangenheit. Immer wieder hatte ich ähnliche Bilder im Kopf. Der Verlust meines besten Freundes, Streit mit meinen Eltern auf der Arbeit, das Gefühl, sonntags total ausgebrannt auf der Couch zu liegen.

Je mehr Tage vergingen, desto mehr spürte ich, dass Yoga für mich bestimmt war. Gleichzeitig wurde mir mehr und mehr bewusst, dass ich nicht, wie ich es bereits vor ein paar Jahren mit meinen Eltern besprochen hatte, das Familiengeschäft übernehmen wollte. Doch wie sollte ich das meinen Eltern beichten? Der Gedanke, meine Familie zu enttäuschen, fühlte sich an wie ein Stein in meinem Herzen. Ich versuchte, mich weiterhin auf das Yoga und die vielen neuen Eindrücke zu konzentrieren, hatte aber immer dieses ungute Gefühl im Hintergrund.

Eines Abends saß ich mit einem neuen Freund, der auch die Ausbildung besuchte, am Tisch. Sein Name war André. Er kam aus Deutschland und war wesentlich älter als ich. Ich hätte ihn im ersten Moment auf Mitte vierzig geschätzt, doch später erzählte er mir, er sei bereits 55. Dieser Kerl hatte eine so besondere Ausstrahlung, dass man ihn einfach mögen musste. Nicht, weil er besonders gutaussehend war. Sein Strahlen kam viel mehr von innen. Jeder in der Gruppe mochte seine ruhige, witzige und lockere Art. Er brachte sogar den sonst so strengen Guru hin und wieder zum Lachen.

André und ich verstanden uns richtig gut. Ich half ihm mit der Übersetzung vom Englischen ins Deutsche und lernte mit ihm die neuen Asanas. André hingegen hörte mir aufmerksam zu und gab mir stets wertvolle Ratschläge. An diesem Abend erzählte ich ihm von meinen Träumen und wie sehr mich das Thema mit meinen Eltern belasten würde. Er schaute mir ganz ruhig in die Augen und sagte: »Deine Eltern lieben dich. Das bedeutet, sie wollen nur das Beste für dich. Sie wünschen sich, dass du glücklich bist. Auch wenn es im ersten Moment vielleicht nicht der Weg ist, den sie selbst einschlagen würden. Doch du wirst sehen, sie werden dich verstehen. Irgendwann.«

Am nächsten Tag nahm ich meinen ganzen Mut zusammen, rief bei meinen Eltern an und sagte: »Mama, Papa, ich werde das Geschäft nicht übernehmen. Ich werde Yogalehrer.«

Dieser Moment, mich gegen die Erwartung und für die Erfüllung zu entscheiden, hat mein Leben für immer verändert. Die Angst davor, diese Entscheidung auszusprechen und meine Eltern somit zu enttäuschen, hatte sich in den letzten Wochen und Monaten zu einem innerlichen Brocken angehäuft. Nach diesem Telefonat fühlte ich mich, als würde eine tonnenschwere Last von meinen Schultern fallen. Ich fühlte mich nach langer Zeit endlich wieder frei. Ich spürte eine Leichtigkeit in mir, wie schon viele Jahre nicht mehr.

Zu meiner Überraschung haben meine Eltern diesen Anruf sehr gut aufgenommen. Es kam kein einziger Widerspruch, und ich hatte keine Sekunde das Gefühl, sie in einer Art und Weise enttäuscht zu haben. Vielleicht, weil sie sowieso nicht mehr mit mir gerechnet hatten? Oder weil ich in meiner Jugend neben dem Fußball mehrmals den Sport gewechselt hatte und sie dachten, sie würden mich einfach mal ausprobieren lassen, bis ich eh wieder im Geschäft landen würde? Der Grund war mir egal. Ich war nur froh, dieses Gespräch hinter mich gebracht zu haben und mich nun wieder völlig auf meine neue Liebe, den Yoga, zu konzentrieren.

Start in mein neues Leben

Was genau passierte in diesem Monat mit täglicher Yogapraxis, Meditation und leichtem, vegetarischem Essen mit mir und meinem Körper? Ich hatte es tatsächlich geschafft, in den Lotussitz und in den Kopfstand zu kommen (an dieser Stelle möchte ich keine falschen Erwartungen wecken, das ist wirklich nicht das Ziel von Yoga. Es besteht eine große Gefahr, sich zu verletzen, wenn die nötige Beweglichkeit bzw. Kraft für diese beiden Asanas fehlt). Ich besaß zwar keine Waage, doch ich hatte offensichtlich Gewicht verloren. Ich war wesentlich beweglicher und fühlte mich leichter. Plötzlich konnte ich ohne Anstrengung meine Zehen berühren, was mir wahrscheinlich seit meinem vierzehnten Geburtstag nicht mehr gelungen war. Meine Wirbelsäule war beweglicher als je zuvor in meinem Leben. Ich fühlte mich stark und körperlich topfit. *Doch viel spannender als das Körperliche waren die mentalen Veränderungen.*

Ich war deutlich ausgeglichener, ruhiger und zufriedener. Wir lernten viel über Achtsamkeit, die Illusion der Zukunft und der Vergangenheit und wie es uns gelingt, mehr im Moment zu leben. Plötzlich spürte ich pure Dankbarkeit. Ich konnte Augenblicke viel mehr genießen. Ich aß langsamer und bewusster. Es gelang mir, anderen konzentriert zuzuhören, ohne bereits während des Gesprächs daran zu denken, wie ich denn antworten könnte. Ich schlief besser und war morgens ausgeruht. Sonnenuntergänge bekamen eine ganz neue Bedeutung. Meine gesamte Wahrnehmung hatte sich verändert. Es war, als würde ich das erste Mal eine Brille aufsetzen, um zu sehen, wie scharf ein Bild wirklich sein kann. Die Brille der Achtsamkeit hatte es mir ermöglicht, all das zu sehen, was bereits ist, anstatt nur meiner Zukunft hinterherzujagen. Ich war im Moment angekommen.

Am letzten Abend unserer Ausbildung spazierten wir zum Meer, um dort bei Sonnenuntergang zu meditieren. Das Meer hatte eine wunderschöne, dunkelblaue Farbe. Die Sonne war schon dem Horizont nahe und die Farben schimmerten in einem Rosa-Violett. André saß neben mir, und bevor wir mit der Meditation starteten, sagte ich zu ihm:

»André, ich hab das Gefühl, das mit dem Yoga wird ganz groß bei mir.«

André schaute mir mit einem sanften, freundlichen Lächeln in die Augen. »Dieses Gefühl habe ich auch, Marcel. Und denk daran – gib nie auf. Meine ersten Millionen waren nämlich auch nicht leicht.«

»Wie? Millionen?«, fragte ich ihn, als hätte er gerade eine andere, fremde Sprache gesprochen.

»Ja, ich bin Millionär. Es schien mir nicht wichtig, dir das sofort zu sagen, aber heute ist unser letzter gemeinsamer Tag hier. Ich lebe seit einigen Jahren in einer kleinen Villa auf Ibiza. Ich habe dieses Training nur für mich gemacht, um mein Leben mehr zu genießen. Unterrichten will ich selbst nicht.«

Unser Lehrer eröffnete die Abschlussmeditation. Die Wellen rauschten gegen die Felsen. Man hörte Adler über uns kreisen. Die Sonne verschwand langsam am Horizont und es wurde kühler. Doch das Einzige, woran ich denken konnte, waren Andrés Worte.

Wir bekamen unsere Zertifikate überreicht und ich war nun offiziell Yogalehrer. Gemeinsam verbrachte die ganze Gruppe noch den Abend am Strand mit leckerem, gegrilltem Essen. Einerseits war ich erleichtert, meine eigene erste Yogastunde und die schriftliche Prüfung gut gemeistert zu haben. Andererseits war ich auch etwas traurig, dass diese für mich so spannende Zeit ein Ende nahm. Noch nie zuvor hatte ich so interessante Persönlichkeiten getroffen wie auf meiner Reise, mit denen man so tiefgründige Gespräche führen konnte.

Nach Andrés – nennen wir es mal Offenbarung – wollte ich ihm noch die eine oder andere Frage stellen. Ich lud ihn für den nächsten Abend zum Essen ein und nahm dafür natürlich mein Journal mit. Ich, ein 24-jähriger Arbeitsloser ohne wirklichen Plan für die Zukunft, saß in einem schönen Restaurant im Süden Indiens und lud einen Millionär zum Gambas-Essen ein. Wer hätte das jemals gedacht?

»André, wenn du mir einen Tipp für die Zukunft geben kannst: Welcher ist das?«

»Ich möchte mich hier nicht auf einen Tipp beschränken«, antwortete er, »denn solche Abende wie diesen gibt es selten. Gerne gebe ich dir drei meiner Tipps von Herzen:

Erstens, hör nicht auf zu meditieren. Du bist ein so motivierter, temperamentvoller Typ. Die Meditation erdet dich. Sie bringt dir die nötige Balance, die du brauchst, um deine Ziele zu erreichen. Du bist nach diesem Monat schon ganz anders als noch an dem Tag, an dem ich dich kennengelernt habe. Mach weiter so, und du wirst dich toll entwickeln.

Zweitens, um Erfolg und Glück zu erreichen, musst du drei Dinge tun. Anderen helfen, anderen helfen und anderen helfen. Verstehst du? Je mehr Menschen du hilfst, desto besser wird es auch dir gehen. Und zwar in jeder Hinsicht.

Und *drittens*, gib nie auf! Es wird Gegenwind geben. Den gibt es immer, wenn du einen anderen Weg gehst als die meisten. Aber du musst deine Stimme nutzen, denn du hast eine besondere Gabe. Lass dich nicht von anderen abhalten, dein Leben so zu gestalten, wie du es dir wünschst. Achte stets darauf, mit wem du deine Zeit verbringst. Das kann über deinen Erfolg oder Misserfolg entscheiden. Halte dich von negativen Menschen so gut wie möglich fern. Lass keine Menschen in deine unmittelbare Nähe, die nichts von deinen neuen Träumen halten, bis du sicher genug bist in dem, was du tust. Das ist das Gesetz der Anziehung. Mit deiner Schwingung beeinflusst du, wen und was du in dein Leben ziehst. Wem glaubst du passieren mehr »glückliche Zufälle«: dem, der mit einem Lächeln durchs Leben geht und freundlich ist im Umgang mit anderen und sich selbst? Oder dem, der der ständig nur jammert? Jeder verbringt seine Zeit am liebsten mit positiven Menschen. Wie bereits erwähnt, halte dich von negativen Menschen fern. Sie rauben dir bloß deine kostbare Energie. Achte stattdessen stets darauf, deine Schwingung hochzuhalten. Achte auf die Qualität deiner Gedanken.«

Ich schrieb jedes einzelne Wort nieder und wusste, dass ich diesen Abend nie vergessen würde.

Und heute?

Heute lebe ich das Leben meiner Träume. Mit meinem Youtube-Kanal und meinem *Good-Vibes*-Podcast erreiche ich Millionen von Menschen. Noch immer praktiziere ich als Teil meiner Morgenroutine Asanas und Meditation und lese mindestens eine Stunde täglich. Hörbücher und Podcasts begleiten bei so gut wie jeder Autofahrt, denn das Lernen hört nie auf.

Ein Jahr nach meiner ersten Ausbildung bin ich nochmals nach Indien gereist, um noch mehr über Yoga zu lernen. Stile wie Hatha, Vinyasa und Yin-Yoga waren Teil meiner 300 h-Ausbildung in Goa mit dem Schwerpunkt Ayurveda. Ich besuchte zwei Ashrams, also eine Art Kloster, und reiste noch für ein paar Wochen durch Indien und Indonesien.

Seitdem versuche ich, so gut wie möglich im Moment zu leben und das Leben zu genießen.

Meinen Traum, selbst Yogalehrer auszubilden, habe ich mir erfüllt und biete jährlich eine 200h-Ausbildung sowie zahlreiche Yoga-Retreats an. Ich durfte in den vergangenen Jahren Workshops in den unterschiedlichsten Städten Europas unterrichten, stand auf den größten Festival-Bühnen und gründete sogar mein eigenes, dreitägiges Good Vibes Yoga Festival in Tirol. Die App, mit der ich anfangs Meditieren lernte, buchte mich Jahre später als ihren einzigen deutschsprachigen Yogalehrer, und ich arbeitete mit bekannten Marken zusammen.

Ich erzähle dir das nicht, um anzugeben (ich war wirklich kurz davor, diesen Absatz wieder zu streichen). Ich entschied ich mich dafür, dir mit diesen Worten zu zeigen, was möglich ist, wenn man nicht aufgibt.

Diese äußerlichen »Erfolge« definieren zwar nicht, wer ich bin, doch sie gehören zu mir und meinem Weg. *Ein Weg, den ich selbst bestimme.* Und darauf bin ich am meisten stolz. Viel wichtiger, als auf dem Cover von Magazinen zu sein, ist für mich der *innere* Erfolg.

Es gibt keinen Tag mehr, an dem ich schwer aus dem Bett komme, wie damals in meiner Zeit als Obstverkäufer. Ich habe nur noch Menschen in meinem engeren Umkreis, die mich schätzen und mich bei meinen Träumen unterstützen. Ich lebe ein zufriedenes und sehr glückliches Leben. Täglich gibt es Hunderte Dinge, für die ich dankbar sein darf, und ich fühle mich körperlich und mental fit. *Für mich wurde der Weg zum Ziel.*

Natürlich waren zwischen diesen Höhepunkten auch zahlreiche Tiefpunkte. Leere Yogastunden, Kritik unter meinen Youtube-Videos, Leute, die sich öffentlich über mich lustig machten. Viele wollten mir anfangs meinen Traum ausreden und lachten über mich. Doch ich ließ mich nicht aufhalten. Im Gegenteil, das motivierte mich nur noch mehr.

Darüber könnte ich wahrscheinlich ein eigenes Buch schreiben. Doch jetzt ist erst mal Zeit für Yoga! Ich wünsche dir ganz viel Spaß und eine schöne Zeit mit diesem Buch und freue mich, dich hoffentlich irgendwann mal persönlich kennenzulernen!

*»Ich würde sagen,
wann immer du
bereit bist,
schnapp die Matte
und los geht's.«*

**MARCEL,
IN SO ZIEMLICH JEDEM
SEINER YOGAVIDEOS**

DIE GRÖSSTEN MYTHEN ÜBER YOGA, DIE MIR TÄGLICH BEGEGNEN

Die folgenden Aussagen sind eine Sammlung der Kommentare unter meinen Youtube-Videos, Ausschnitte aus Gesprächen bei meinen Yoga-Retreats und Unterhaltungen mit Leuten im alltäglichen Leben, die mich fragen: »Was machst du denn beruflich?«

Ich antworte mit einem freudigen Lächeln im Gesicht: »Yogalehrer« und warte gespannt auf die zweite Frage, die in 99 % der Fälle lautet »Wie? Hauptberuflich?«.

Hauptberuflich versuche ich, Menschen zu einem achtsameren und glücklicheren Leben zu inspirieren. Manche brauchen für eine Veränderung in ihren täglichen Routinen und Gewohnheiten nur Angebote wie Podcasts oder Online-Yoga-Videos. Andere sind etwas hartnäckiger und müssen ein wenig zu ihrem Glück »gezwungen« werden, wie beispielsweise durch Empfehlungen von Ärzt:innen und Physiotherapeut:innen oder sie werden von Freund:innen oder Partner:innen mitgeschleppt.

Ich lese fast täglich Aussagen wie »Ich dachte, Yoga wäre nichts für mich, bis ich deine Videos entdeckt habe.« Ich vermute, bei den meisten kommt diese Hemmung vor dem Yoga davon, dass sie noch nie im Leben eine Yogastunde ausprobiert haben und »Yoga« nur vom Hörensagen kennen. Wie kann ich ein Urteil über etwas fällen, das ich nicht kenne? Ich kann mich nicht mit Leuten über thailändisches Essen unterhalten, wenn ich es selbst noch nie probiert habe? Natürlich, wie wir alle aus unseren Bekanntenkreisen wissen, hindert das niemanden daran, seinen Senf dazuzugeben. So ist das auch beim Yoga und dadurch entstehen ganz viele falsche Glaubenssätze.

Diese Glaubenssätze möchte ich mir gerne gleich zu Beginn dieses Buches zur Brust nehmen, damit du und ich – ganz ohne Druck, dafür jedoch mit der richtigen Einstellung – mit unserer gemeinsamen Yogapraxis starten und sie auch genießen können.

1. »Yoga ist nichts für mich.«

Du gehörst noch zu denen, die vom Yoga noch nicht hundert Prozent überzeugt sind? Dann war vielleicht noch nicht der richtige Yogalehrer (das bin dann hoffentlich ich für dich) oder Yogalehrerin oder der richtige Yogastil dabei. Dabei sollte man stets bedenken, dass die einzige Konstante im Leben die Veränderung ist. Es kann sein, dass du an manchen Tagen total Lust hast, dich auszupowern. An anderen willst du einfach nur auf deiner Matte liegen und dich entspannen. Das ist total okay!

Ich traue mich an dieser Stelle zu behaupten, dass Yoga für JEDE:N etwas ist. Von der Führungskraft einer großen Firma, bis hin zu den gestressten Eltern mit drei Kindern – sogar auch für die drei Kinder! Ob Maurer:in, Friseur:in, Bankdirektor:in, Lektor:in ... wirklich jede:r kann von den körperlichen wie auch mentalen Vorteilen von Yoga profitieren.

Ich sehe es als meine Aufgabe, dich davon zu überzeugen! Wenn es mir gelingt, dich fürs Yoga zu begeistern, dann lass es mich gerne auf meinen Kanälen wissen. Ich freue mich auf den Austausch mit dir.

2. »Ich bin zu unbeweglich für Yoga.«

Mich bringt nicht viel aus meiner Ruhe. Doch diese Aussage höre ich leider ganz oft und muss mit voller Euphorie dagegen argumentieren. Achtung, bei diesem Punkt höre ich wirklich erst auf, wenn der- oder diejenige die Yogamatte ausrollt. Schauen wir uns diese Aussage gemeinsam an. »Ich bin zu unbeweglich/ungelenkig für Yoga.«

Das heißt also, ich kann nicht beginnen, Spanisch zu lernen, weil ich ja kein Spanisch beherrsche. Mein Spanisch ist also zu schlecht, um mit dem Üben zu starten. Und wenn ich das nächste Mal abends müde bin, dann trinke ich drei Espressi, weil zum Schlafen bin ich einfach zu müde.

Du verstehst, worauf ich hinauswill? Gut! Dann schnapp deine Yogamatte! Denn durch die Übungen wirst du ja beweglicher! Und das ist einer der ganz vielen Vorteile des Yoga. Der Weg vor dir entsteht beim Gehen. Schritt für Schritt, einer nach dem anderen.

3. »Ich muss diese Position können. Und zwar jetzt!«

Gerade, als ich diese Zeilen für dieses Buch schrieb, sagte jemand zu mir: »Wenn ich dann zu deinem Yoga-Retreat komme, möchte ich danach den Schneidersitz können.«

Von dieser Einstellung müssen wir uns beim Yoga ganz schnell lösen, denn das kann abträglich für deine Gesundheit sein. Versteh mich bitte nicht falsch, es ist schön, sich Ziele zu setzen. Wie wir auch in einigen Businessratgebern lernen, braucht ein Ziel, um effektiv erreicht zu werden, eine gewisse Deadline. Beim Yoga wäre diese Deadline meistens am besten »jetzt gleich«.

Ich persönlich habe aufgehört, Zielen hinterherzujagen, bei denen es nicht in meiner Hand liegt, ob ich sie erreiche oder nicht. Genauer gehe ich auf diesen Punkt gegen Ende des Buches ein. Wichtig ist, deinen Körper nicht in bestimmte Positionen zu zwingen, da du sonst das Risiko erhöhst, dich dabei zu verletzen. Keine Sorge, alle Übungen in diesem Buch und in meinen Videos sind so aufgebaut, dass du deine eigene Variante finden kannst.

Mir ist nur wichtig, dich daran zu erinnern, dass Yoga kein Wettkampf ist. Du darfst dir Pausen erlauben. Du darfst mal eine Übung aussetzen. Und du musst niemandem etwas beweisen – auch nicht dir selbst.

Ein beliebter Spruch im Yoga, der zwar schon sehr ausgelutscht ist, hier trotzdem sehr gut passt, lautet: »Es geht nicht darum, deine Zehen zu berühren, sondern um das, was du auf dem Weg dorthin lernst.«

Die Selbstreflexion, die Achtsamkeit und das bessere Verständnis für dich selbst (und somit auch für andere) sind viel wichtiger, als den Lotussitz oder einen Kopfstand zu beherrschen.

4. »Ein echter Yogi macht mindestens 90 Minuten Yoga am Tag.«

Manchmal glaubt man, keine Zeit für Yoga zu haben. Neben Arbeit, Erledigungen, Haushalt und Beziehungen finden wir oft keine Lücke für Yoga. Diese Zeit auf deiner Yogamatte, die wirst du auch nicht einfach plötzlich finden. *Diese Zeit musst du dir bewusst nehmen.* Und dafür braucht es nicht immer eine ganze Stunde oder gar länger. Um ganz ehrlich mit dir zu sein, praktiziere ich selbst seit Monaten »nur« 30 Minuten Yoga pro Tag. Und auch dieses »nur« möchte ich an dieser Stelle gleich wieder streichen.

Viel oder wenig ist immer relativ. Wichtig ist, eine Routine für dich zu finden, die in deinen Alltag passt. Falls du kleine Kinder hast, wirst du feststellen, dass es nicht immer so einfach ist, Yoga direkt nach dem Aufstehen zu praktizieren. Doch du findest sicher ein paar ruhige Momente für dich während deines Tages. Auch wenn es nur fünf oder zehn Minuten sind. Vielleicht während des Mittagsschlafes deines Kindes? Oder am Abend kurz vor dem Zubettgehen? Du musst dich damit wohlfühlen, ohne dir selbst Druck aufzubauen. Lieber machst du täglich 15 bis 20 Minuten Yoga, als nur einmal im Monat zwei volle Stunden. Somit profitierst du täglich von der Ruhe und Balance und es fällt dir viel leichter, am Ball zu bleiben. Finde eine Routine, die dir gefällt, oder variiere je nach Stimmung. Am besten vereinbarst du mit dir selbst eine Zeit, in der du bewusst dein Handy zur Seite legst und dich auf dich selbst konzentrierst. So wie wir Termine mit anderen in unseren Kalender eintragen, sollten wir uns auch an Termine mit uns selbst halten. Schenk dir diese Zeit. Alle anderen um dich herum werden von deiner Gelassenheit profitieren.

5. »Ich habe ein schlechtes Gewissen, dass ich seit X Tagen kein Yoga mehr gemacht habe.«

Auch hier sage ich dir die ungeschönte Wahrheit. Ich hatte vor knapp zwei Jahren eine Phase, in der ich für kurze Zeit jegliche Lust am Yoga verloren hatte. Weder das Unterrichten machte mir Spaß noch das eigene Praktizieren. Ich pausierte meine Praxis und nahm mir die Zeit, zu hinterfragen, woran das liegen konnte. Schließlich bin ich zu dem Entschluss gekommen, dass ich mir viel zu viel Druck gemacht hatte. Vor meinen Augen war ein bestimmtes Bild, wie meine Yogapraxis aussehen musste, entstanden. Meine persönlichen Einheiten bestanden aus zahlreichen kraftvollen Vinyasa-Flows, gepaart mit Handstandübungen und Arm-Balancen.

Ich stellte mir folgende Fragen: »Was möchte ich aus meiner Yogaroutine schöpfen? Warum mache ich überhaupt Yoga? Und am allerwichtigsten: Was macht mir wirklich Spaß?«

In Wirklichkeit powerte ich mich viel lieber beim Krafttraining aus als mit dynamischen Flows und wollte Yoga als Ausgleich, für Beweglichkeit, Ruhe und Meditation nutzen.

So änderte ich meine 90-minütige, kraftvolle Yogapraxis zu einer 30-minütigen Morgenroutine mit entspannten Dehnübungen, inklusive Atemübungen und Meditation.

Seitdem freue ich mich, meinen Körper so zu bewegen, wie ich es mir wünsche. Und wenn mal ein Tag dabei ist, an dem ich keine Lust habe, oder es aus einem anderen Grund nicht klappt, lass ich die Routine einfach sausen. Und das ohne ein schlechtes Gewissen.

Denk immer daran – du machst Yoga nur für dich. Es ist egal, wie es aussieht, wichtig ist, wie du dich dabei (und danach) fühlst. Mach dir keinen Druck.

Solltest du deinen Platz auf der Yogamatte für längere Zeit mal nicht finden, erinnere dich daran, warum du Yoga machen möchtest. Ruf dir ins Gedächtnis, wie es dir während deiner Praxis und im Anschluss daran geht. Denn eigentlich weißt du genau, was dir guttut und was nicht. Vertraue auf dieses Wissen und bring so mehr Achtsamkeit in deine Entscheidungen. Gestalte dein Leben so, wie es dich erfüllt. Denn die Entscheidungen, die du heute triffst, bestimmen über deine Zukunft.

6. »Yoga ist nur ein bisschen Dehnen.«

Yoga, beziehungsweise die Asana-Praxis (also die Haltungen, die wir im Yoga einnehmen), werden sehr oft unterschätzt. Meist von denen, die es noch nie wirklich ausprobiert haben. Neben Dehnübungen liegt der Fokus, je nach Yogastil, auch ganz klar auf Kraft und Balance. Damit wirkt Yoga auf körperlicher Ebene sehr ganzheitlich.

Da du dich beim Yoga auf deine Atmung konzentrierst und versuchst, im Moment zu bleiben, wird Yoga zur bewegten Meditation. Wenn du längere Zeit Yoga praktizierst, von den Körperübungen, bis hin zu den Atem- und Meditationstechniken, wirst du auch in vielen anderen Bereichen deines Lebens eine positive Veränderung spüren. Du wirst achtsamer im Alltag. Du kannst dich bei der Arbeit oder beim Lernen besser konzentrieren, es gelingt dir, deinem Partner oder deiner Partnerin zuzuhören, ohne gedanklich ständig abzuschweifen. Du kannst dir plötzlich Dinge besser merken, hast klarere Gedanken und bekommst weniger oft Herzrasen. Dir fallen Dinge auf, die dir vorher nie bewusst waren – bei dir und auch in deinem Umfeld. Somit wird aus »ein bisschen Dehnen« ein ganzer Lebensstil, der dir dabei helfen kann, mit mehr Zufriedenheit und Dankbarkeit durch dein Leben zu gehen.

Gib Yoga die Chance, dein Leben positiv zu beeinflussen, und du wirst nicht enttäuscht werden. Das verspreche ich dir.

7. »Yoga ist eine Religion. Außerdem will ich meine Currywurst nicht aufgeben.«

Manche Leute glauben, sie müssen ihr komplettes Leben verändern, nur weil sie beginnen, Yoga zu praktizieren. Natürlich kann es passieren, dass du viele Gewohnheiten deines täglichen Lebens hinterfragst, doch niemand wird dich zwingen, dein Leben zu verändern.

Ich kann dich beruhigen. Yoga ist keine Religion und Yogi:nis sind auch nicht in einer Sekte. Natürlich gibt es – wie in jeder »Bubble« – Fanatiker:innen, die in ein Extrem lenken. Doch nur, weil du mit Yoga beginnst, heißt das nicht, dass du ab sofort vegan leben und deine Jeans gegen Goahosen eintauschen musst. Du kannst also mit ruhigem Gewissen weiterhin deine Currywurst mit Pommes essen. Die einzige Frage, die du dir stellen darfst, lautet: »Genieße ich diese Currywurst bewusst oder unbewusst?«

Greifst du zu Fast Food und Süßigkeiten, um ein inneres Loch zu füllen oder von einem harten Arbeitstag abzulenken? Oder schmeckt es dir wirklich und du genießt den Moment?

Genießt du jeden Bissen deiner Mahlzeit, oder isst du einfach schnell oder vor dem Fernseher?

Du kannst bewusst zehn Minuten in der Sonne sitzen und die Wärme auf deiner Haut genießen. Du kannst auch unbewusst in der Sonne sitzen, gedanklich abschweifen und dabei völlig die Zeit vergessen und einen Sonnenbrand bekommen. Die Sonne an sich ist weder gut noch schlecht.

Es spricht also nichts dagegen, sich immer wieder mal etwas zu gönnen. Im Gegenteil, das gehört zum Leben dazu! Ich möchte dir nur dabei helfen, achtsamere Entscheidungen zu treffen und diese »Gönnung« auch wirklich bewusst zu genießen.

8. »Bei der/dem sieht diese Position aber viel schöner aus als bei mir.«

Theodore Roosevelt hat bereits gesagt: »Comparison is the thief of joy.« Das bedeutet so viel wie »Der Vergleich ist der Dieb der Freude«. Das gilt in allen Lebensbereichen, wie auch im Yoga.

Täglich werden wir bombardiert mit Instagram-Posts, Werbeanzeigen, Klatsch und Tratsch in Magazinen und Fernsehen. Wir sehen die Urlaubsfotos einer Kollegin, den schicken neuen Wagen unseres Chefs oder die steinharten, eingeölten Bauchmuskeln eines Fitness-Influencers auf Social Media. Und plötzlich genügt uns unser gemütlicher Urlaub nicht mehr und wir wollen auch nach Bali. Wir spielen aus heiterem Himmel mit dem Gedanken, unser Auto gegen ein neueres einzutauschen, und fühlen uns auf einmal nicht mehr ganz so wohl in unserer Haut wie noch wenige Minuten zuvor. Der Vergleich stürzt uns in die Unzufriedenheit.

Anstatt ständig nach links und rechts zu schauen, was alle anderen machen, ist es an der Zeit, mehr nach innen zu schauen. Yoga soll dir dabei helfen, deine persönlichen Antworten auf ein bewusstes, erfülltes und glückliches Leben zu finden. Deshalb ist es wichtig, aufzuhören, sich ständig mit anderen zu vergleichen. Es ist egal, wie beweglich oder unbeweglich du bist. Wichtig ist nur, dass du auf deinen Körper achtest. Miss dich nicht mit Fotos, die du irgendwo siehst. Nutze diese kostbare Zeit viel lieber für dich selbst. Lenke deine Konzentration auf all die Dinge, die gut sind und für die du dankbar bist. Niemand ist perfekt und niemand muss es sein. Sei einfach du selbst. Das ist genug.

9. »Bevor ich mit Yoga starte, brauche ich erst das richtige Outfit. Und das ist teuer!«

Kaufst du dir teure Bergschuhe, ohne jemals zuvor wandern gewesen zu sein? Hast du ein Surfbrett zu Hause, obwohl du noch nie surfen warst? Oder besorgst du dir zuerst die teuersten Pinsel, Farben und Leinwände, bevor du je nur einen Buntstift in die Hand genommen hast? Ich hoffe, deine Antwort lautet »Nein«, ansonsten wird auch Yoga nicht helfen können. Scherz! Aber ich hoffe, du verstehst, was ich meine.

Lass dir nicht von Werbeanzeigen einreden, wie du beim Yoga aussehen musst. Schnapp dir einfach dein gemütlichstes Outfit. Vielleicht eine alte Jogginghose, die so lange nicht gewaschen wurde, dass sie sich wie eine zweite Haut anfühlt. Oder du machst im Pyjama Yoga. Ganz egal! Das ist einer der großen Vorteile, zu Hause mit diesem Buch oder mit meinen Youtube-Videos Yoga zu machen. Niemand sieht dich! Zieh das an, worin du dich wohlfühlst.

10. »Beim Yoga darf man keinen Spaß haben.«

Ich hoffe, du merkst, dass ich versuche, dir Yoga mit Leichtigkeit und Spaß näherzubringen. Das Leben ist in so vielen Bereichen ernst genug. Mit Leichtigkeit funktioniert alles viel besser. Du brauchst weniger Disziplin, dich zum Yoga zu »überwinden«, freust dich auf die Zeit auf deiner Matte und genießt einfach. Ehrgeiz hat beim Yoga keinen Platz. Den kannst du beim Sport (gäbe es Punkt 11, wäre dieser: Yoga ist kein Sport!) oder in deiner Berufswelt verfolgen. Aber wir beide haben Spaß auf der Matte! Auch das verspreche ich dir!

Mir geht es bei meiner »Mission« viel mehr um einen achtsamen Lifestyle. Darum, dass du wieder lernst, dein Leben zu genießen, Momente bewusst wahrzunehmen und deine Gedanken auf das Positive zu lenken. Öfter mal einfach zu *sein*. An einem verregneten Tag auf der Couch zu liegen und den Regen zu beobachten. Den Geräuschen der Blätter im Wald zu lauschen. Die leckere Nachspeise mit geschlossenen Augen zu genießen. Die Sonne im Gesicht zu fühlen und dabei Dankbarkeit zu spüren. Tiefer einzuatmen. Und darum, einfach mal anzukommen. Wir alle haben verlernt, wie noch als Kind, Dinge einfach zu tun, weil wir so viel Freude daran haben. Alles ist darauf ausgelegt, Ziele zu verfolgen, um zu einem »Ergebnis« zu kommen. Dabei ist es so wichtig, uns immer öfter an das »absichtslose Tun« zu erinnern.

Auch und gerade dabei entstehen die »Good Vibes«.

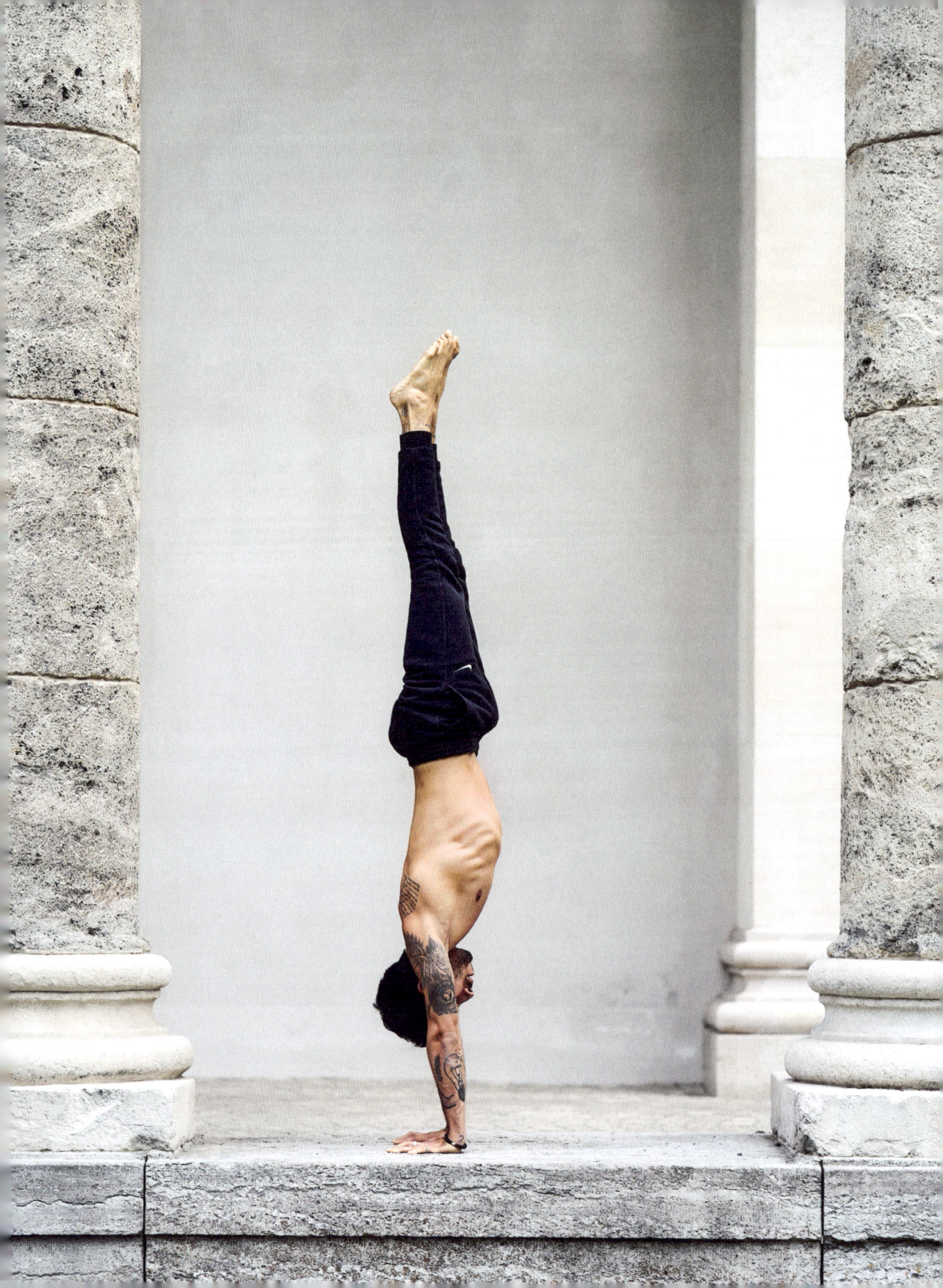

DEIN EINSTIEG INS YOGA

Um dir den Einstieg ins Yoga leicht zugänglich zu machen, habe ich mich für folgenden Aufbau entschieden:

Es erwarten dich drei unterschiedliche Yogastile – Hatha-, Yin- und Vinyasa-Yoga, mit jeweils drei meiner liebsten Übungsabfolgen.

Hatha-Yoga ist in meinen Augen der beste Einstieg, um mit Yoga zu beginnen. Bei diesem Yogastil hältst du die Asanas (Yogaposen) etwas länger und bekommst so die Möglichkeit, in deinen Körper hineinzuspüren. Dadurch gelingt es dir, dich auf den Moment zu konzentrieren und dich in Achtsamkeit zu üben. Die meisten meiner Yogis denken, ich würde täglich Power-Yoga praktizieren. Doch wie schon an anderer Stelle im Buch erwähnt, ist aus meinen damaligen »Power Flows« eine entspannte Hatha-Yoga-Praxis geworden, die ich (fast) jeden Morgen ausübe. Falls du nach einem sehr achtsamen, meditativen Yogastil suchst, der dir hilft, Verspannungen zu lösen und gleichzeitig beweglicher zu werden, dann empfehle ich dir, auf jeden Fall Hatha-Yoga auszuprobieren.

Yin-Yoga war für mich anfangs eine große Herausforderung. Ich bin mehr oder weniger in diesen Yogastil hineingestolpert, da ich nicht wusste, dass er Teil meiner zweiten 300h-Ausbildung in Goa sein würde. Mit der Zeit habe ich aber meine Liebe zum Yin-Yoga entdeckt und möchte auch dir in diesem Buch zeigen, wie wohltuend Yin-Yoga-Positionen sein können. Das Besondere bei diesem Yogastil ist, neben den wohltuenden entspannten Haltungen, die Ruhe und Ausgeglichenheit, die sich durch die Praxis einstellt. Besonders entspannt werden die Asanas, wenn du dabei unterstützende Hilfsmittel wie Bolster (ein spezielles langes, dickes Yogakissen) oder auch ganz normale Kissen nutzt.

Beim Yin-Yoga lernst du, dass es nicht immer darum geht, mehr anzuhäufen oder schneller als andere zu sein, sondern dass es manchmal viel wichtiger ist, diesen Druck und gewisse Erwartungen loszulassen. Je mehr du dich auf die zu Beginn vielleicht etwas ungewohnten Haltungen einlässt, desto einfach wird es. Das lässt sich ganz wunderbar aufs Leben übertragen. Dieser Yogastil ist die richtige Wahl, wenn du Stress abbauen möchtest und deinem Körper sowie deinem Geist etwas Ruhe schenken willst.

Vinyasa-Yoga ist der wohl bekannteste Yogastil in Europa und kann körperlich oft sehr fordernd sein. Dabei werden mehrere Positionen aneinandergereiht, um einen sogenannten »Flow« zu kreieren. Durch die fließenden Bewegungen in Kombination mit tiefer Atmung gelingt es dir, mit der Zeit in einen Flow-Zustand zu kommen und alles um dich herum zu vergessen. Ich baue bei meinen Yogastunden auch gerne ein paar Kraftübungen wie Liegestütze oder Kniebeugen ein, um daraus Power-Yoga zu machen und meine Yogis so richtig ins Schwitzen zu bringen. Und wer nun immer noch glaubt, »Yoga sei nur ein bisschen Dehnen«, der wird spätestens beim Vinyasa-Yoga vom Gegenteil überzeugt werden.

Wenn du nach einem herausfordernden, kraftvollen Yogastil suchst, ist dieser genau das Richtige für dich.

Für mich gehört zu einer ganzheitlichen und nachhaltigen Yogapraxis aber noch mehr als die Asanas:

Ich starte meine Yogastunden immer am liebsten mit einer **Atem-Technik** (auch *Pranayama* genannt). Aus diesem Grund findest du vor jedem Yogastil eine passende Atemtechnik, die du zu Beginn üben kannst.

Prana bedeutet auf Sanskrit »Lebensenergie«. Um deine täglichen Aufgaben meistern zu können, brauchst du Energie. Das kannst du dir wie bei einer Batterie vorstellen. Wenn die Batterie leer ist, geht nichts mehr. Ist die Batterie voll aufgeladen, dann funktioniert alles einwandfrei. Niemand von uns möchte immer müde und erschöpft sein. Deine Energie entscheidet darüber, wie du dich fühlst und mit wie viel Power du durch den Alltag kommst. Faktoren wie Schlaf, Ernährung, Bewegung und eben auch deine Atmung spielen dabei eine wichtige Rolle.

Ayama heißt »Steuerung«. Wir sprechen hier also von der Steuerung deiner Energie mithilfe deines Atems. Es gibt zahlreiche Atemtechniken, die unterschiedliche Wirkungen auf dich haben können. Manche bringen dir mehr Ruhe und Balance, andere schenken dir verbesserte Konzentration und machen dich wach.

In diesem Buch stelle ich dir drei meiner Lieblingsübungen vor, die Teil meiner persönlichen Routinen sind. Natürlich kannst du diese Übungen auch total unabhängig von den Asanas praktizieren. Setz die Atmung so ein, wie sie für dich am meisten Sinn macht und deine Yogapraxis sowie deinen Alltag unterstützt. Lass diese Pranayama-Techniken gerne auch Teil deiner täglichen Routine werden. Während den Körperübungen empfehle ich dir, gleichmäßig und tief durch deine Nase zu atmen. Versuche so, deinen Geist zu beruhigen, deinen Körper bewusst zu spüren und im Moment anzukommen.

Nach meinen Yogaeinheiten bei Yoga-Retreats oder Events beende ich die Yogastunde immer gerne mit einer geführten **Meditation.** Deshalb wartet auf dich auch in diesem Buch nach jedem Yogastil eine Meditation oder Visualisierung. Natürlich kannst du diese Meditationen auch zu Beginn deiner Yogapraxis machen, oder immer dann, wenn du mal Zeit für dich brauchst.

Damit es dir leichter gelingt, im Moment zu bleiben, ohne beim Lesen vielleicht abgelenkt zu werden, habe ich alle drei Meditationen für dich als Audiodatei aufgezeichnet. Du kannst sie dir hier jederzeit anhören.

https://marcelclementiyoga.com/good-vibes-yoga-bonus/

Damit dein Geist wirklich zur Ruhe kommen kann, braucht er manchmal zuerst Bewegung. Daher fällt dir die Meditation am Ende deiner Anstrengung (das kann auch eine Wanderung, ein Work-out oder eine Radtour sein) meist leichter. Es gelingt dir so, dich mehr mit deinem

Unterbewusstsein zu verbinden. »Kreativität braucht Raum«, sage ich oft im Podcast. Du wirst überrascht sein, wie viele gute Ideen und spannende Gedanken auftreten, wenn du dir mal genügend Zeit nimmst, um zu meditieren und zu reflektieren.

Damit diese Gedanken nicht verloren gehen, empfehle ich dir, sie aufzuschreiben. Ich trage seit dem Gespräch mit André, dem Millionär, mein **Journal** immer bei mir. Immer dann, wenn mir eine neue Idee kommt oder ich etwas lese, das ich nicht vergessen möchte, trage ich meine Gedanken in mein Journal ein. Das muss kein schickes Tagebuch sein, ein kleines, einfaches Schulheft ist völlig ausreichend. Besonders dann, wenn ich mal das Gefühl habe, dass mir alles zu viel wird, hilft mir mein Journal, die Gedanken zu sortieren. Journaling fühlt sich für mich an, als würde ich kurz meinen Kopf öffnen, ihn umdrehen und alle Gedanken herausschütteln, um sie dann auf meinem weißen Blatt Papier sortieren zu können. Wünsche für die Zukunft, besondere Momente und persönliche Ziele, um eine Richtung zu haben, halte ich so für mich fest. Anschließend fühle ich mich immer besser als zuvor.

Die besten Ideen kommen mir direkt nach der Meditation. Nimm dir auch gerne nach deiner Yogapraxis Zeit, um kurz deine Gedanken zu Papier zu bringen. Falls du kein Journal zur Hand hast, reichen natürlich auch ein Blatt Papier und ein Stift aus. Wenn du mal keine Lust zum Schreiben hast, ist das völlig okay. Doch ich möchte dich ganz bewusst auffordern, dem Journaling eine Chance zu geben, dein Leben positiv zu verändern. Ich wünsche mir für dich, dass es denselben Effekt auf dein Glücks- und Wohlbefinden hat, wie es mir dabei half, mehr im Moment und letztendlich in meinem bestmöglichen Leben anzukommen.

Eine kleine Gebrauchsanweisung für deine Yogapraxis

Du kennst das Buch nach dem fünften Mal Lesen in- und auswendig, machst täglich mit den Übungen aus diesem Buch Yoga und möchtest aus meinen bestehenden Übungsabfolgen deine eigene Routine bauen?

Nein – das darfst du leider nicht. Scherz! Natürlich ist das möglich!

Aus diesem Grund habe ich alle Übungen mit kleinen Piktogrammen markiert. Diese helfen dir dabei, die Vorteile herauszufiltern und dir so eine sinnvolle, eigene Routine zu basteln. Als kleiner Tipp: Wähle für deine Routine immer alle vier Bewegungen der Wirbelsäule aus. Das bedeutet eine Vorbeuge, eine Rückbeuge, eine Dehnung zu beiden Seiten und eine Drehung in beide Richtungen. Dazu gerne noch ein bis zwei Hüftöffner, eine schöne Dehnung für deine Beinrückseiten, eine Umkehrhaltung und Entspannungsübungen. Dann steht deiner persönlichen Yogaroutine nichts mehr im Weg!

Der große Vorteil dabei ist, dass du die Dauer deiner Yogaeinheit komplett selbst bestimmen kannst.

An einem Tag, an dem du mehr Zeit hast, baust du vielleicht mehr Yoga-Asanas in deine Praxis ein und genießt mehr Zeit auf deiner Matte. Dann gibt es Tage, an denen du nur ein paar Minuten findest oder dich auf einen bestimmten Schwerpunkt wie Rückenschmerzen, Beweglichkeit in deinen Beinen oder bessere Balance konzentrieren möchtest.

Die Ausrede, dass dir für Yoga leider die Zeit fehlt, gilt ab hier also nicht mehr!

Kraft, Balance, Beweglichkeit und Entspannung

Jede Übung im Yoga hat ihre gewissen Vorteile. Welche das sind, möchte ich dir mithilfe dieser kleinen Bilder auf den ersten Blick deutlich machen. Um dir das Gestalten deiner eigenen Routine zu vereinfachen, habe ich die Übungen in vier Kategorien eingeteilt: Kraft, Balance, Beweglichkeit und Entspannung. Du findest diese Zeichen neben dem Namen der einzelnen Übungen. Eine Asana kann auch mehrere dieser vier Kategorien unterstützen.

KRAFT

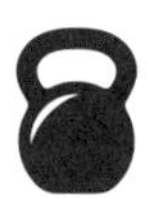

Du möchtest richtig starke »Muckis« aufbauen? Dann sind die Übungen mit diesem Zeichen die richtige Wahl für dich. Denke stets daran – um Muskeln aufzubauen, brauchen sie neue Reize. Hältst du beispielsweise deine Chair Pose in der ersten Woche für 5 Atemzüge, dann steigere dich in der nächsten Woche auf 6 oder 7 Atemzüge. Diese Übungen helfen dir dabei, deine Komfortzone zu verlassen und dich so körperlich wie auch mental zu fordern. Beobachte, welche Gedanken in den anstrengenderen Asanas auftreten und wie du mit Herausforderungen umgehst. Forderst du dich genug? Überforderst du dich? Erlaube dir auch hier genügend Pausen, während du deine Grenzen austestest.

BALANCE

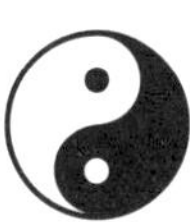

Dir fällt es an manchen Tagen besonders schwer, auf einem Bein zu stehen? Dann fehlt dir vielleicht ein bisschen die Balance. Diese Übungen helfen dir dabei, deine Konzentration zu verbessern und deine Mitte zu finden. Um dich hier noch mehr herauszufordern, kannst du auch immer versuchen, ein Auge oder gar beide Augen zu schließen. Die Balance auf deiner Yogamatte wird dir auch im Alltag helfen, mit mehr Ruhe und Gelassenheit durchs Leben zu gehen. Denn was du dabei lernst, ist, dass es egal ist, wie oft du umfällst. Wichtig ist nur, dass du immer wieder aufstehst.

BEWEGLICHKEIT

Für alle meine eher unbeweglichen Yogis da draußen habe ich extra dieses Bildchen gewählt. Flexibilität ist etwas, das man verbessern kann – körperlich wie mental. Sag deinen Rückenschmerzen ade und begrüße lieber deine Zehenspitzen (zu Beginn vielleicht noch etwas aus der Ferne). Diese Übungen helfen dir dabei, deine Beweglichkeit zu verbessern und dich so wohler in deiner Haut zu fühlen. Wir wollen ja kein steifes Brett werden, sondern auch im Alter schön geschmeidig bleiben. Die beste Zeit, um mit diesen Übungen zu starten, war vor vielen Jahren. Die zweitbeste Zeit ist heute.

ENTSPANNUNG

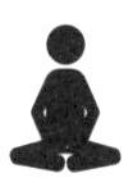

Stressiger Tag? Dir wird mal wieder alles zu viel? Dann warten diese Entspannungsübungen nur darauf, von dir geübt zu werden. Hier geht es – wie nirgendwo im Leben – nicht darum, jemandem etwas zu beweisen. Gönn dir eine Auszeit. Dimm das Licht oder zünde ein paar Kerzen an. Spiel angenehme Musik im Hintergrund und lass den Alltag hinter dir. Freu dich auf entspannte Übungen für Körper, Geist und Seele.

Info für dich: Asanas haben die unterschiedlichsten Bezeichnungen, denn man kann sie auf Deutsch, Englisch oder in der Originalsprache Sanskrit anleiten. Ich habe mich in diesem Buch für meine ganz persönliche Mischung entschieden, so wie ich es auch in meinen Stunden halte, um es für dich möglichst authentisch zu gestalten.

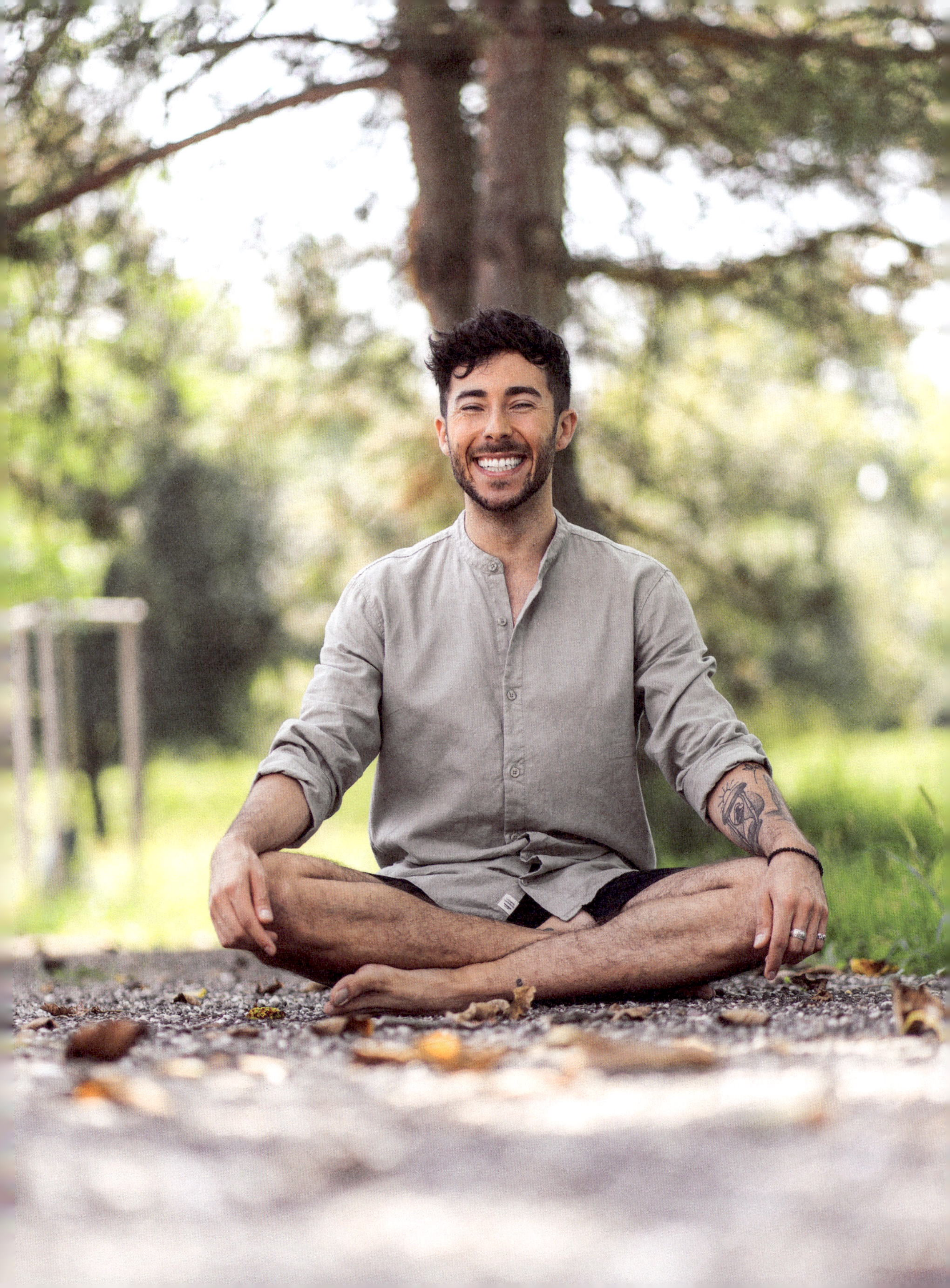

HATHA-YOGA

IM MOMENT ANKOMMEN

Mit Achtsamkeit den Stress ausschalten

Stress ist eines der größten Probleme in unserer heutigen, schnelllebigen Zeit und kann eine Vielzahl von Krankheiten wie Burn-out oder Schlafstörungen verursachen. Dauerhaft gestresste Menschen haben auch ein erhöhtes Risiko, einen Herzinfarkt oder Schlaganfall zu erleiden.

Stress entsteht häufig dann, wenn sich unser Körper und unser Geist nicht an derselben Stelle befinden. Du kannst dir das so vorstellen, als wärst du gerade körperlich in einem schönen Wald spazieren, mit deinen Gedanken bist du aber schon in der Zukunft oder hängst noch in der Vergangenheit. Du grübelst während deines Spazierganges über all die Erledigungen, die dir in den nächsten Tagen noch bevorstehen, denkst an deine To-do-Liste, die zu Hause schon sehnsüchtig auf dich wartet, schmiedest Pläne, was du heute zu Abend essen könntest, oder fragst dich, ob dein Verhalten deiner Arbeitskollegin gegenüber angemessen war. Somit verliert der Spaziergang, der dir eigentlich Ruhe bringen sollte, den Großteil seiner Wirkung. Natürlich bist du trotzdem an der frischen Luft und in Bewegung, was schon mal super für deine Gesundheit ist. Doch Zeit, um den Moment zu genießen und mal herunterzukommen, nimmst du dir dabei nicht wirklich.

Kennst du auch jemanden (oder bist sogar der- oder diejenige), der/die auf die Frage »Wie geht es dir?« immer sehr hektisch mit derselben Floskel antwortet: »Gut, aber im Moment ist alles echt stressig.«?

Zu dieser Gruppe habe ich auch viele Jahre gehört. Gerade am Anfang meiner Selbstständigkeit fehlte mir noch das nötige Selbstbewusstsein und womöglich auch das Gefühl für meinen Selbst»wert«. Ich wollte meinem Gegenüber und vor allem auch mir selbst um jeden Preis vermitteln, ich sei sehr wichtig. »Ich bin so hart am Arbeiten, ständig fleißig und auch immer richtig gut gebucht«, war meine versteckte Aussage dahinter. Doch eigentlich wollte ich damit nur meine Unsicherheit überspielen. Denn wenn du mit dir im Reinen bist, musst du anderen nichts mehr beweisen. Es ist völlig ausreichend, wenn du zufrieden mit dir selbst bist.

Wir alle haben viel zu tun. Doch es gibt keinen Grund, das jemandem beweisen zu müssen. Und beschäftigt zu sein hat auch nichts mit deinem Wert als Mensch zu tun. Ein vielbeschäftigter Mensch ist nicht unbedingt erfolgreicher als jemand, der weniger zu tun hat. Die Frage, die du dir an dieser Stelle mal stellen darfst, ist, wie *deine* persönliche Definition von »Erfolg und einem glücklichen Leben« denn überhaupt aussieht? Und das ist womöglich nicht die Definition, die uns in Filmen, Zeitschriften oder auf Social Media eingetrichtert wird. Was ist deine persönliche Vorstellung von deinem Traumleben?

Brauchst du, um glücklich zu sein, drei Urlaube pro Jahr in einem schönen Hotel? Oder möchtest du mit dem Rucksack um die Welt reisen? Erfüllt es dich, in einem neuen Auto zu sitzen, oder legst du Wert auf hochwertige Kleidung?

Gehst du gerne schick essen oder möchtest du die Zeit haben, um täglich zu kochen?

Ich möchte nichts davon abwerten, im Gegenteil – du kannst dein Leben so gestalten, wie du es dir wünschst. Solange du dich dabei nicht nur von äußeren Faktoren beeinflussen lässt.

Eines sollte uns aber immer bewusst sein: Unsere Zeit und unsere Energie sind begrenzt. Wie du beides nutzt, ist dir überlassen. Du kannst von einer Aufgabe zur nächsten hetzen, in der Hoffnung, im »Glück« anzukommen. Oder du nimmst dir gezielt mehr Raum für die Dinge, die dir wirklich wichtig sind. Doch dafür braucht es Achtsamkeit. Denn mithilfe von Achtsamkeit gelingt es dir, die richtigen Entscheidungen zu treffen. **Die Entscheidungen, die du heute triffst, bestimmen über dein Morgen.** Es liegt in deiner Hand, den Druck rauszunehmen und dein Leben mehr zu genießen.

Wenn mich heute Leute bei meinen Yoga-Events ansprechen und fragen, ob ich denn sehr gestresst sei, bei all dem, was ich zu tun hätte, antworte ich bewusst: »Ja, ich habe zum Glück viel zu tun. Doch gestresst bin ich deshalb nicht.«

Vielleicht fragst du dich jetzt, wie ich das geschafft habe? Arbeite ich weniger? Nein. Ich bediene meine Social-Media-Kanäle und mache noch immer meine Youtube-Videos, Podcast-Aufnahmen, die Organisation für meine Yoga-Retreats und Yogalehrer-Ausbildungen sowie alles hinter den Kulissen selbst. *Was sich aber geändert hat, ist meine Einstellung zu meiner Arbeit.* Beschäftigt zu sein bedeutet nämlich nicht immer, auch produktiv zu sein. Ich kann zwar stundenlang vor meinem Laptop sitzen, um an diesem Buch zu arbeiten. Doch wenn ich nach fünf Stunden nur eine Seite geschrieben habe, dann war ich nicht wirklich produktiv.

Der erste Schritt, um weniger gestresst durch das Leben zu gehen, ist es, Stress nicht mehr als Statussymbol anzusehen.

Wenn dein Gegenüber total gestresst und ausgelaugt von seiner Arbeit ist, dann ist das in meinen Augen nicht etwas, das man bewundern sollte. Im Gegenteil, diese Person schadet ihrer Gesundheit, und lieber möchte ich ihr helfen, diesen Stress loszuwerden. Anstatt durch dein Leben zu hetzen, ist es doch viel schöner, immer wieder mal bewusst schöne Momente zu genießen. Wenn ich merke, dass ich im Alltag oder auch mit meinen beruflichen Aufgaben zu hetzen beginne, stelle ich mir immer selbst die Frage: »Wo willst du denn hin?«

Und genau mit dieser Frage komme ich wieder im Moment an.

Natürlich ist es wichtig, Ziele zu haben. Natürlich müssen wir alle unsere To-do-Liste abarbeiten. Meine Frage an dich lautet nur: Müssen wir dafür immer hetzen? Oder sollten wir einen Gang zurückschalten, in dem Wissen, dass die To-do-Liste nie endet? Vielleicht sollten wir stattdessen öfter mal Dinge auf unsere *To-be-Liste* schreiben.

Meine To-do-Liste:

- E-Mails beantworten
- Youtube-Video vorbereiten
- Kapitel in diesem Buch fertig schreiben
- Im Fitnessstudio trainieren
- Einkaufen und kochen
- Mit meinen Hunden spazieren gehen

Meine To-be-Liste:

- Den Spaziergang mit den Hunden bewusst genießen, ohne Handy
- Spaß an der Bewegung haben und dankbar für meinen Körper sein
- Genug Pausen bei der Arbeit einplanen und mir eine Tasse Kaffee gönnen
- Mit Achtsamkeit das selbst gekochte Essen genießen und mich dabei mit meiner Freundin über positive Dinge in unserem Leben austauschen
- Stolz auf mich sein für das, was ich alles leiste

Wie sieht deine To-be-Liste heute aus? Vielleicht magst du auch einmal deine To-do-Liste und deine To-be-Liste aufschreiben und sie gegenüberlegen. Worin unterscheiden sie sich? Vielleicht startest du klein und fängst an, ab morgen jeweils einen oder zwei Punkte der To-be-Liste mit oberster Prioriät auf deine To-do-Liste zu setzen?

Jede Zeit hat ihren Nutzen. **Die Vergangenheit ist da, um aus ihr zu lernen und zu wachsen. Die Zukunft ist da, um dir eine Richtung zu weisen.** Denn ohne eine Richtung ist es schwierig, den richtigen Weg zu finden. Doch der gegenwärtige Moment ist da, um das Leben zu genießen und um zu leben.

Erst wenn wir lernen, im Moment anzukommen, können wir glücklich sein. Du kannst zwar gestern glücklich gewesen sein, doch der Moment ist vorbei. Du kannst auch für morgen eine schöne Aktivität planen und dich darauf freuen, in dem Wissen, dass du morgen glücklich sein wirst. Doch glücklich sein, das Glück wirklich spüren – das kannst du nur im Moment. Genauso, wie du nur im Moment dankbar sein kannst. Die Dankbarkeit ist für mich ein weiterer Schlüssel zum Glück.

»Glücklich sein kannst du nur im Moment.«

Das Schöne an der Dankbarkeit ist ja, dass man sie ganz leicht trainieren kann. Gewöhne dir einfach an, täglich vor dem Einschlafen fünf Dinge aufzuschreiben, für die du an diesem Tag dankbar bist. Das kann ein leckeres Essen gewesen sein, ein nettes Gespräch, ein schöner Spaziergang, eine Yogaeinheit oder auch ein Dach über dem Kopf zu haben, in einem warmen Bett zu liegen, in einem gesunden Körper zu leben oder für einen ganz besonderen Menschen. **Manchmal sehen wir den Wert von Dingen erst, wenn wir sie verlieren.** Lass es nicht so weit kommen und mach dir immer wieder bewusst, wie gut es dir geht. Somit trainierst du dich selbst, deine Aufmerksamkeit auf positive Dinge zu lenken. Viele Menschen konzentrieren sich immer auf all die Dinge, die sie nicht haben. Diese Gedanken führen zu Ungeduld und Unzufriedenheit. Stattdessen legen wir lieber den Fokus auf die Fülle in unserem Leben. Auf all die kleinen und großen Dinge, die unser Leben tagtäglich bereichern.

Gehe diese wertvollen Punkte noch mal in Gedanken durch und versuche dabei, die Dankbarkeit in Form von Emotionen zu spüren. Später im Buch findest du noch eine eigene Meditation zu diesem Thema.

Hatha-Yoga, um den Körper zu spüren

Hatha-Yoga kann dir dabei helfen, im Moment anzukommen. Das längere Halten der einzelnen Asanas (Sanskrit für »Körperstellung«) ermöglicht es dir, deinen Körper wirklich zu spüren und dir deiner oftmals sehr wilden Gedanken bewusst zu werden. Gleichzeitig hilft dir eine tiefe Atmung dabei, deine Gedanken zu beruhigen. In den Yogasutras von Patanjali, dem zentralen Standardwerk des Yoga, steht auch die Bedeutung von Yoga beschrieben. *Citta vritti nirodha* bedeutet, Yoga ist das zur Ruhe Bringen der Gedanken im Geist. Es geht also nicht nur um körperliche Aspekte, wie mehr Beweglichkeit in deiner Muskulatur oder deine Rückenschmerzen zu lindern. Das sind natürlich schöne Effekte, die Yoga mit sich bringt. Doch vielmehr geht es darum, deinen Kopf, in dem ständig die Gedanken kreisen, zur Ruhe zu bringen.

Diese Ruhe, die du auf deiner Yogamatte lernst, kannst du dann auch mit in deinen Alltag nehmen. Das nächste Mal, wenn dich jemand im Straßenverkehr schneidet, wo du normalerweise vor Wut brodeln würdest, nimm fünf tiefe Atemzüge. Jemand drängt sich im Supermarkt in der Schlange vor dich. Ist das wirklich so schlimm? Nimm fünf Atemzüge und denk dir: »Dieser Typ ist wohl gestresst. Mich kann das nicht aus der Ruhe bringen.«

Beim nächsten Gespräch mit deinem Partner oder deiner Partnerin hörst du aktiv zu, während dein Gegenüber spricht, statt bereits im Kopf zu planen, was du als Nächstes sagen könntest.

Hatha-Yoga ist für den Anfang besonders gut geeignet, da du bei diesem Yogastil genug Zeit bekommst, um die Positionen zu halten, und nicht sofort in die nächste Asana wechselst. Das ermöglicht es dir, deinen Körper und auch deinen Geist bewusst zu beobachten.

- Welche Gedanken treten bei den unterschiedlichsten Positionen auf?
- Wie verändert sich deine Atmung?
- Welche Muskeln werden in dieser Position angespannt?

Atemtechnik: Ujjayi-Atmung

Diese Atemtechnik habe ich das erste Mal in Indien während meiner Ausbildung kennengelernt. Die Ujjayi-Atmung wird vor allem beim Ashtanga-Yoga, einem sehr dynamischen Yogastil, praktiziert. Ich persönlich habe durch diese Atmung das tiefe Ein- und Ausatmen gelernt. Durch sie ist es mir gelungen, mehr Ruhe zu finden und leichter im Moment präsent zu sein.

Viele Menschen atmen sehr flach und somit auch viel zu oft. Dadurch bleibt der Körper – und auch der Geist – im ständigen Stresszustand. Der dafür zuständige Teil unseres vegetativen Nervensystems, der Sympathikus, wird dauerhaft aktiviert, und es fällt uns sehr schwer, herunterzufahren.

Die Ujjayi-Atmung soll dir dabei helfen, tiefere Atemzüge zu nehmen und völlig im Hier und Jetzt anzukommen. Das Geräusch, welches bei der Ausatmung entsteht, hilft dir einerseits, Kraft zu tanken und mehr Konzentration zu finden, andererseits wirkt es auch sehr beruhigend auf Körper und Geist.

Lass deinen Alltag für die nächsten 10 Minuten hinter dir und konzentriere dich einfach mal auf *dich.*

1. Finde dafür eine angenehme Sitzposition. Das kann ein Schneidersitz sein, ein Fersensitz oder alternativ kannst du dich auch auf einen Block setzen. Diese Pranayama-Technik kann aber auch im Liegen praktiziert werden.
2. Platziere deine Hände ganz entspannt auf deinen Oberschenkeln, statt sie zum Beispiel vor deinem Oberkörper zu verschränken, das schafft dir mehr Platz zum Atmen.
3. Schließ deine Augen und beginne, ganz natürlich durch deine Nase zu atmen. Anfangs noch, ohne viel an deiner Atmung zu verändern und ohne groß darüber nachzudenken. Gib dir erst mal Zeit, um im Raum, im Hier und Jetzt anzukommen.
4. Beginne nun langsam, nur in deinen Bauch zu atmen. Wenn es dir hilft, kannst du dabei gerne eine Hand auf deinen Bauch legen und die zweite Hand auf deine Brust. Spür, wie sich die Bauchdecke mit jeder Einatmung hebt und mit deiner Ausatmung wieder entspannt. Versuche, für die nächsten 2 Minuten nur in den Bauch zu atmen und dich auf die Bewegung zu konzentrieren. Die Hand auf deiner Brust bleibt dabei ganz ruhig. Gewöhne dir von Anfang an an, nur durch deine Nase zu atmen.
5. Atme nun etwas tiefer, vom Bauch bis hinauf in deine Brust. Beobachte, wie sich nicht nur dein Bauchraum, sondern auch dein Brustkorb mit jeder Einatmung weitet. Beide Hän-

de bewegen sich nun mit der Einatmung weg von dir. Mit jeder Ausatmung entspanne deine Brust und deinen Bauch. Finde auch hier einen angenehmen Rhythmus für die nächsten 2 Minuten.

6. Deine Atmung wird an dieser Stelle noch tiefer. Atme die Luft tief von deinem Bauch, über deine Brust, hinauf bis zu deinen Schultern. Zieh mit der tiefen Einatmung deinen Rücken mehr in die Länge. Entspann mit jeder Ausatmung deine Schultern, deine Brust und deinen Bauch. Versuch hier jegliche Spannung aus deinem Körper fließen zu lassen. Deine Gesichtszüge sind weich. Diese Art zu atmen nennt man auch 3-Stufen-Atmung. Bleib in dieser Stufe für 2 weitere Minuten.
7. Um deine 3-Stufen-Atmung in eine Ujjayi-Atmung zu verwandeln, fügen wir nun noch den Klang des Ujjayi – oder auch Klang des Meeres – hinzu.
   Stell dir vor, du würdest einen Spiegel anhauchen, um ein lachendes Gesicht auf eine Scheibe zu malen. Mit genau dieser Anspannung, die beim Anhauchen im Hals entsteht, formen wir den Klang dieser Atemtechnik. Nur bleibt hier dein Mund geschlossen. Atme wie auch bei der 3-Stufen-Atmung tief in deinen Bauch, über die Brust, hinauf zu deinen Schultern. Beim Ausatmen spann deinen Hals leicht an, als würdest du den Spiegel nun mit geschlossenem Mund anhauchen, und atme mit einem rauschenden Geräusch aus. Das Geräusch sollte so laut sein, dass eine Person, die neben dir sitzt, dich beim Ausatmen hören kann.
   Wiederhole diese Atmung für 4 Minuten.
8. Öffne langsam deine Augen. Wie fühlst du dich?
   Nimm diese Ruhe, Konzentration und Kraft mit in den Rest deines Tages.

Du kannst diese Atmung gerne auch während den nächsten Hatha-Übungsabfolgen praktizieren. Ansonsten versuche, gleichmäßig und tief zu atmen, um so deinen persönlichen Rhythmus zu finden.

Abfolge 1: Deine Wohlfühl-Routine

Bei meinen Yoga-Retreats werde ich oft gefragt, wie ich in meinen Morgen starte bzw. wie meine persönliche Yogaroutine denn so aussieht. Die meisten vermuten, dass ich mit einem kraftvollen Power Flow in den Tag starte. Doch in Wirklichkeit beginne ich meinen Tag für gewöhnlich mit der folgenden ruhigen Wohlfühl-Routine. Mithilfe der Übungen dehne ich meinen ganzen Körper, tue dabei meinem Rücken etwas Gutes und fühle mich danach bereit für den Tag. Je nach Tempo brauchst für diese Übungsabfolge 20 bis 30 Minuten. Daher eignet sie sich perfekt als Teil deiner (vielleicht ganz neuen) Morgenroutine. Natürlich kannst du sie auch abends praktizieren oder wann immer du Lust hast.

1. Schneidersitz: Atmung

Wir beginnen in einem Schneidersitz. Sollte der Schneidersitz für dich unangenehm sein, geht natürlich auch eine andere Sitzposition, wie beispielsweise der Fersensitz. Gerne kannst du dich auch auf einen Yogablock setzen, damit es dir leichter fällt, deinen Rücken gerade zu halten und dein Becken leicht nach vorne zu kippen. Sollte aufgrund der Höhe, die du mit dem Block bekommst, zu viel Druck und leichter Schmerz in deinen Knien auftreten, leg den Block lieber zur Seite und roll deine Matte zusammen, um nur minimal erhöht zu sitzen.

Wenn du eine angenehme Sitzposition gefunden hast, in der du für ein paar Minuten still sitzen kannst, beginn dich auf deine Atmung zu konzentrieren. Schließe dafür gerne deine Augen und leg deine Hände bequem auf den Oberschenkeln ab. Atme durch die Nase ein und langsam auch wieder über die Nase aus. Nimm hier ein paar Atemzüge, die mit jeder Wiederholung etwas länger und tiefer werden.
Versuche, mit deinen Gedanken im Moment zu bleiben – ganz bei dir und deiner Atmung.
Immer dann, wenn deine Gedanken zu wandern beginnen, kehre langsam in den Moment zurück. **Es geht hier nicht darum, perfekt zu sein und an nichts zu denken, sondern dich selbst immer wieder dabei zu ertappen, wie du den Moment verlässt, und dann ganz sanft zurückzukehren.**

Du wirst sehen, im Moment anzukommen und auch zu bleiben wird mit jedem Mal einfacher. Nach ein paar Minuten, wenn du wieder so weit bist, öffne deine Augen.

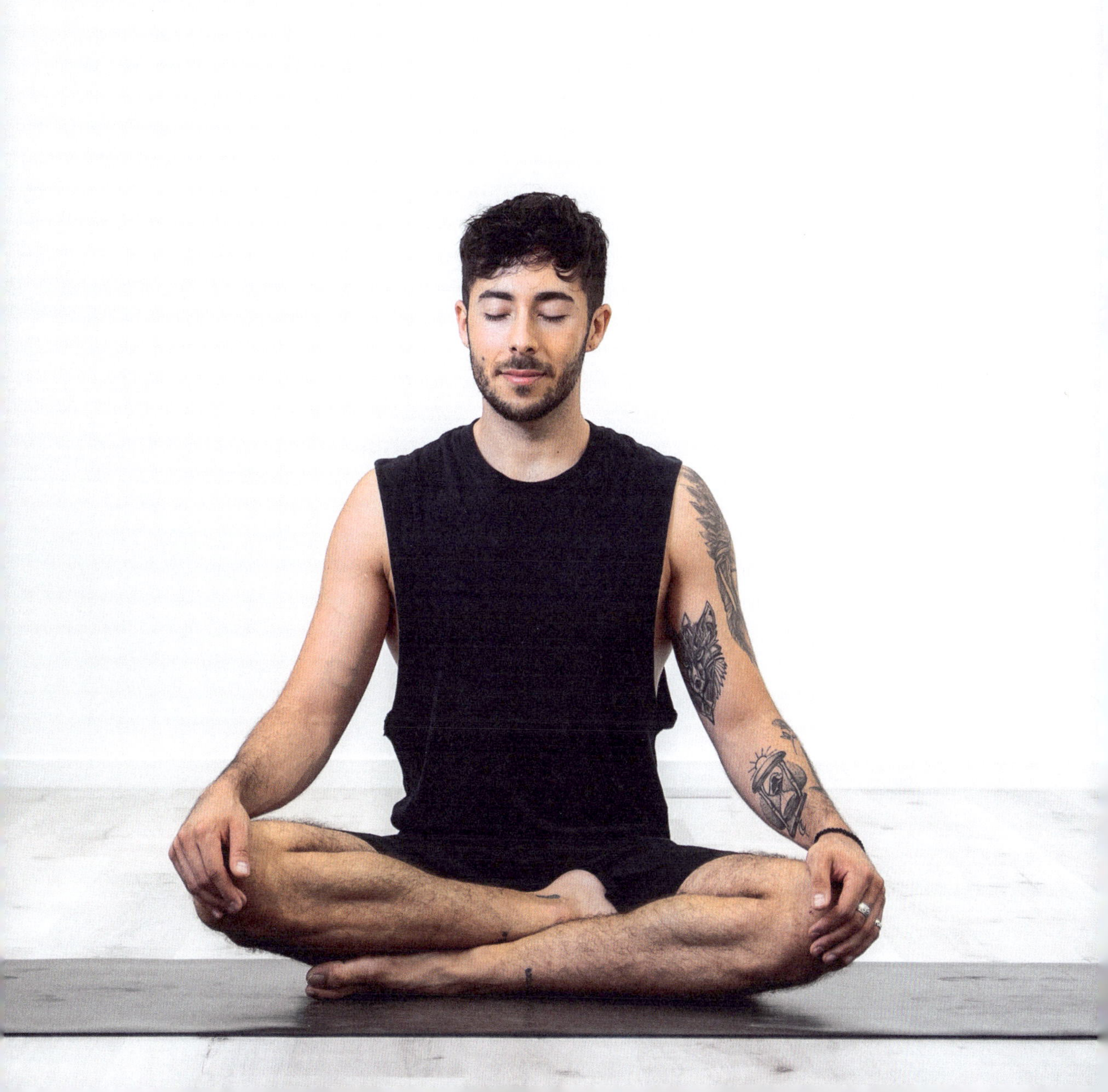

2. Schneidersitz: Drehung

Mit der Einatmung hebe deine Arme weit nach oben. Mit der Ausatmung platziere die rechte Hand am linken Knie, deine linke Hand hinter deinem Rücken auf dem Boden. Wir beginnen mit der ersten Bewegung für deine Wirbelsäule – eine Drehung nach links.

Achtung, die Drehung beginnt nicht beim Kopf mit dem Blick über die Schulter, sondern startet wirklich am unteren Rücken und Bauch. Atme dafür mal so tief wie möglich durch die Nase ein, zieh dabei deine Wirbelsäule in die Länge, und mit der Ausatmung beginne, deinen Bauch nach links zu drehen.

Nächste Einatmung, der Rücken wird wieder schön lang, doch du bleibst in deiner gedrehten Position, mit der Ausatmung dreh deine Brust so weit wie angenehm auf die linke Seite. Wiederhole diese Abfolge. Tief einatmen, mit der Ausatmung drehe deine Schultern nach links. Tief einatmen, mit der Ausatmung folgt nun der Blick über deine linke Schulter. *Halte hier für 5 Atemzüge und wechsle dann die Seite.*

Tipp

Während meiner Ausbildung in Indien habe ich gelernt, immer zuerst auf die linke Seite zu drehen, denn die Verdauung wird durch Bewegungen im Uhrzeigersinn optimal unterstützt. Auch in meiner Massageausbildung auf Bali wurde mir beigebracht, den Bauch im Uhrzeigersinn zu massieren. Diese sanften, kreisenden Bewegungen mit einer Hand helfen übrigens auch bei Bauchschmerzen.

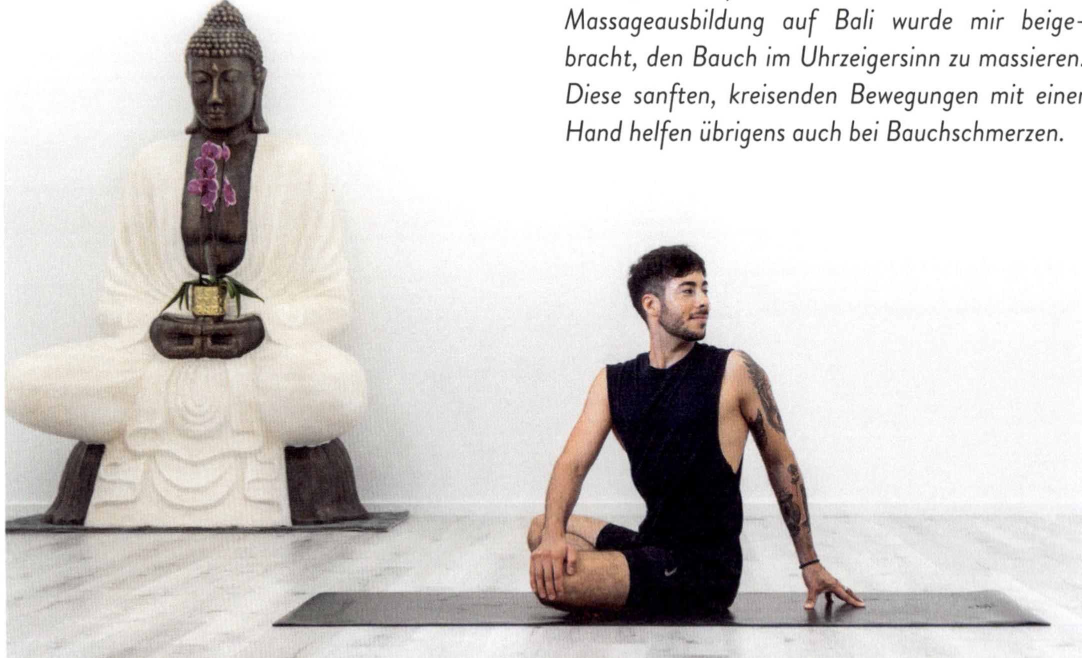

3. Schneidersitz: Sidestretch

Komm wieder zurück in deinen natürlichen Schneidersitz. Platziere nun deine rechte Hand neben dir flach auf der Matte. Mit der Einatmung zieh deinen linken Arm weit nach oben, mit der Ausatmung bringst du deinen Arm über deinen Kopf auf die rechte Seite. Spür die angenehme Dehnung in deiner linken Seite und versuch, mit jeder Ausatmung ein kleines Stück tiefer zu gehen. Alternativ könntest du sogar deinen rechten Unterarm auf der Matte ablegen. Achte dabei aber darauf, dass dein Gesäß gleichmäßig auf der Matte bleibt und sich nicht vom Boden löst. Dein ausgestreckter Arm sollte auch wirklich schön durchgestreckt sein, um diese Dehnung richtig gut zu spüren.

Bleib in dieser Asana für 5 bis 10 Atemzüge und wiederhole auf der zweiten Seite.

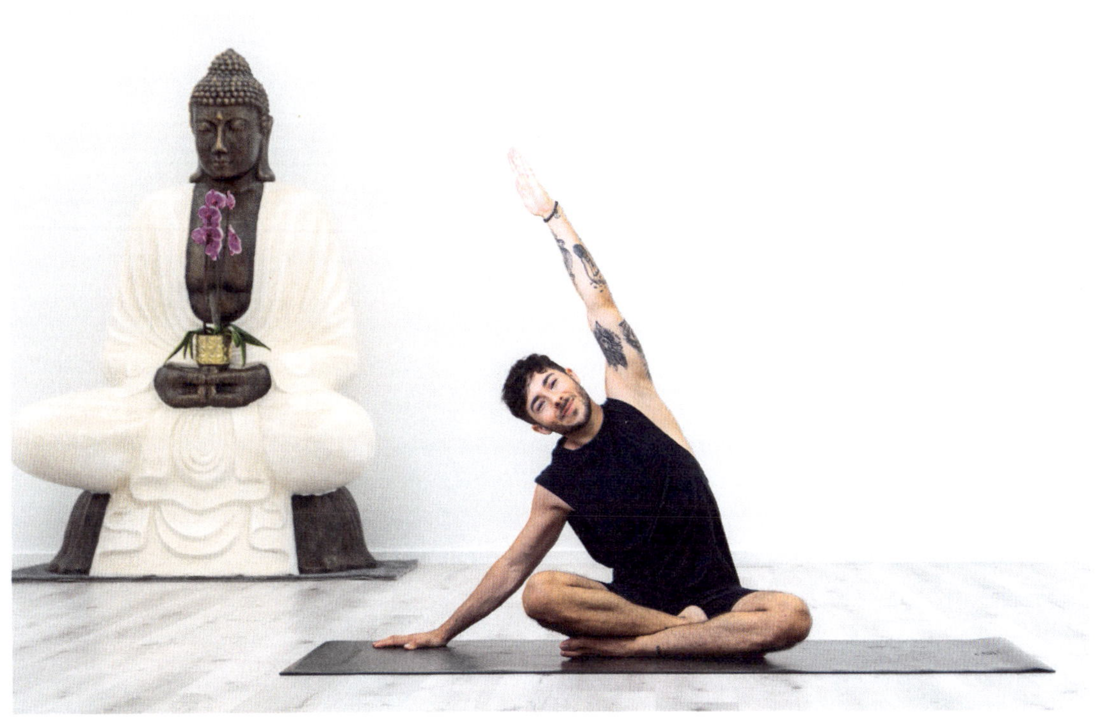

4. Katze-Kuh

Komm aus deinem Schneidersitz nach vorne in einen Vierfußstand. Deine Arme sind schulterbreit voneinander platziert, deine Beine hüftbreit geöffnet. Achte darauf, dass deine Schultern über deinen Handgelenken ausgerichtet sind. Sollten Schmerzen in den Knien auftreten, kannst du jederzeit eine Decke darunterlegen.

Ich empfehle dir, immer deine Finger aufzuspreizen, wenn sie die Matte berühren, um das Gewicht gleichmäßig auf deinen Händen zu verteilen. Deine Finger sollten dabei nicht komplett auf der Matte aufliegen, versuche stattdessen, deine Fingerspitzen etwas mehr in die Matte zu drücken.

Mit der Einatmung beginne, dein Becken nach hinten zu kippen, sodass ein Hohlkreuz entsteht. Gleichzeitig öffnest du deine Brust, dein Blick geht nach oben.

Mach mit deiner Ausatmung deinen Rücken so richtig rund und drück dich aus den Schulterblättern heraus. Stell dir dabei vor, meine Hand würde zwischen deinen Schulterblättern liegen und du möchtest sie wegdrücken. Gerne kannst du dabei dein Kinn zur Brust bringen. *Wiederhole diese Bewegung 10-mal und versuche, dich dabei bewusst auf die Ein- und Ausatmung zu konzentrieren.* Um etwas Abwechslung in deine Routine zu bringen, kannst du zusätzlich zu Katze-Kuh auch gerne weitere Bewegungen einbauen. Zusätzlich zur Bewegung deiner Wirbelsäule nach vorne und hinten, kannst du hier beginnen, deine Schultern, deinen Kopf und deine Hüften zu kreisen. Mach hier das, was sich für dich gut anfühlt und dein Körper gerade braucht.

Tipp

Aus meiner Zeit im Obstgeschäft meiner Eltern möchte ich dir einen kleinen Tipp für deine Yogapraxis – und auch für das Shoppen deiner Avocados – mitgeben. Wenn du testen möchtest, ob eine Avocado reif ist, drück nicht einfach mit einem Finger hinein, bis sie an dieser Stelle matschig wird. Wenn du prüfen willst, ob sie reif ist, umfasse die Frucht mit deiner gesamten Hand und drück gleichmäßig von allen Seiten. Gibt sie gleichmäßig nach, ist sie reif.

Dieselbe Position deiner Hände möchtest du auch auf deiner Yogamatte haben. Platziere deine Hände unter deinen Schultern und teste, »ob die Avocado reif ist«. Nur so kannst du dich bei Armbalancen, Down Dog oder auch dem Vierfußstand besser ausbalancieren und entlastest somit gleichzeitig dein Handgelenk.

Benefit

Diese Übung ist ideal gegen Rückenschmerzen und bietet sich gerade am Morgen an, um deine Wirbelsäule zu lockern. Nebenbei lernst du, deine Atmung mit deiner Bewegung zu kombinieren. Denk immer daran: Zuerst kommt die Atmung – sie gibt das Tempo vor –, die Bewegung folgt. Wie bei einem Paartanz muss eine Person den Takt angeben und führen. Beim Yoga ist das immer deine Atmung. Sie ist für deinen Rhythmus verantwortlich.

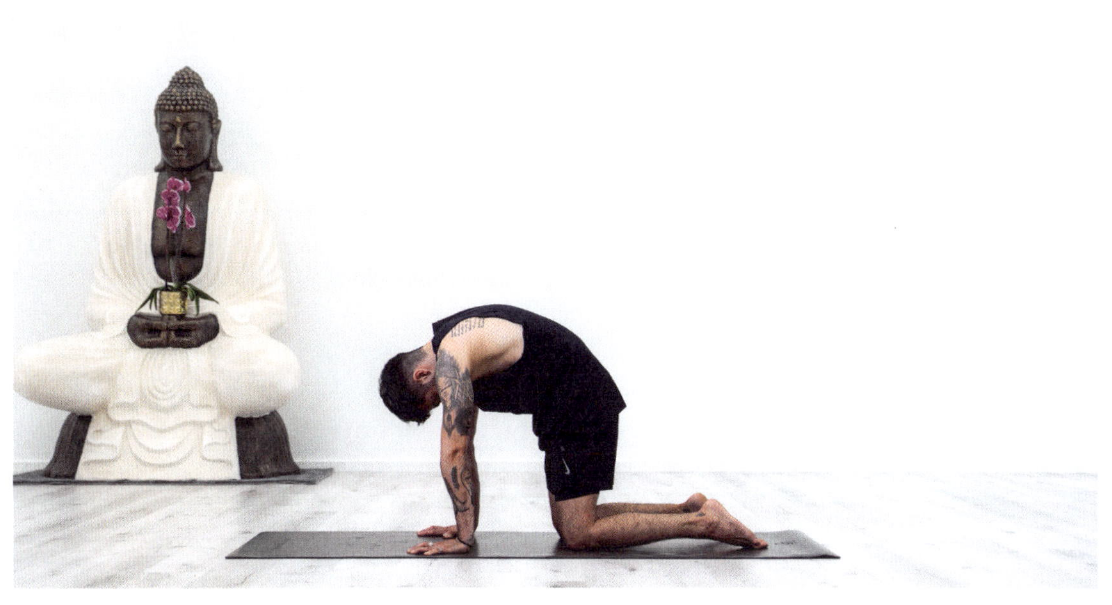

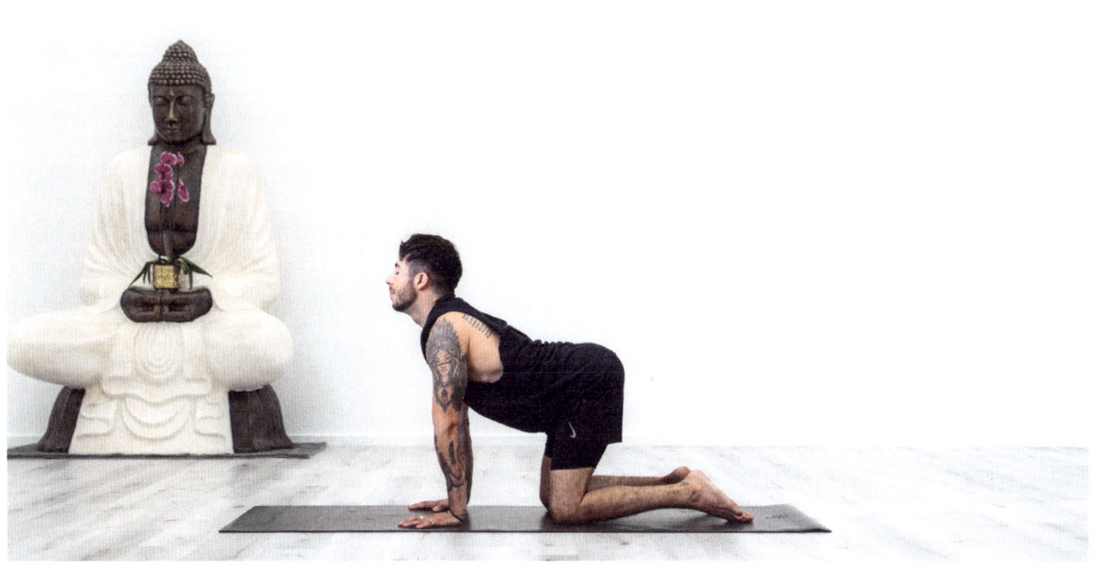

5. Herabschauender Hund (Down Dog)

Von deinem Vierfußstand kommen wir nun in den herabschauenden Hund. Wandere dafür mit deinen Händen ein kleines Stückchen weiter nach vorne, lass die Hände dabei aber schulterbreit voneinander platziert. Stell deine Zehen auf und schieb dein Gewicht nach hinten hoch. Die Arme werden durchgestreckt, dein Blick geht nach hinten zu deinen Zehen für einen langen Nacken. Achte hier darauf, dass deine Füße noch hüftbreit und vor allem auch parallel zueinander ausgerichtet sind, um eine gleichmäßige Dehnung in deinen Oberschenkelrückseiten zu garantieren. Lass anfangs gerne deine Knie gebeugt (oder auch immer – meine Knie sind heute noch gebeugt). Es geht nicht darum, die Fersen auf die Matte zu bringen, sondern vielmehr darum, deinen Rücken in die Länge zu ziehen.

In dieser Position kräftigst du deine Schultern und Arme und dehnst deinen Rücken sowie deine Oberschenkelrückseiten. Sollte dir der herabschauende Hund zu viel werden, kannst du auch jederzeit in deine Child's Pose (s. S. 53) wechseln. *Bleib hier für mindestens 10 Atemzüge, gerne länger.*

Tipp

Ich habe mal einen witzigen Spruch gehört: »Stell dir vor, du hast zwei Taschenlampen am Hintern und möchtest die Decke anleuchten.« Das beschreibt die Bewegung ganz gut, finde ich.

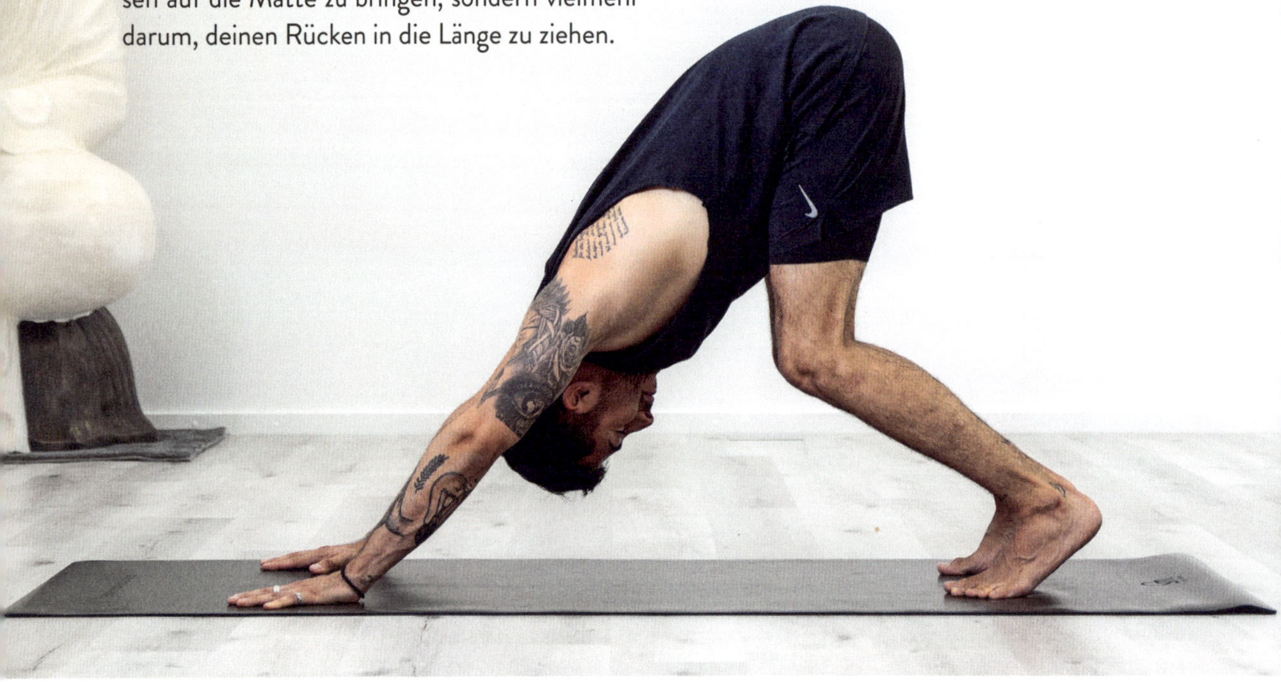

6. Alternative: Child's Pose

Diese Position ist ideal, um dir immer wieder mal eine Pause zu gönnen. Sollte dir eine Yogaeinheit zu viel werden oder eine Asana zu fordernd, kannst du jederzeit in diese Haltung wechseln. Dafür kommst du in eine kniende Position, setzt dich nach hinten auf deine Fersen und legst deine Stirn auf der Matte ab. Deine Arme kannst du ganz gemütlich nach vorne legen oder seitlich neben dir platzieren. Sollte es dir unangenehm sein, deine Stirn auf die Matte zu legen, kannst du auch einen Yogablock verwenden oder alternativ in einen Fersensitz wechseln und für ein paar Atemzüge rasten.

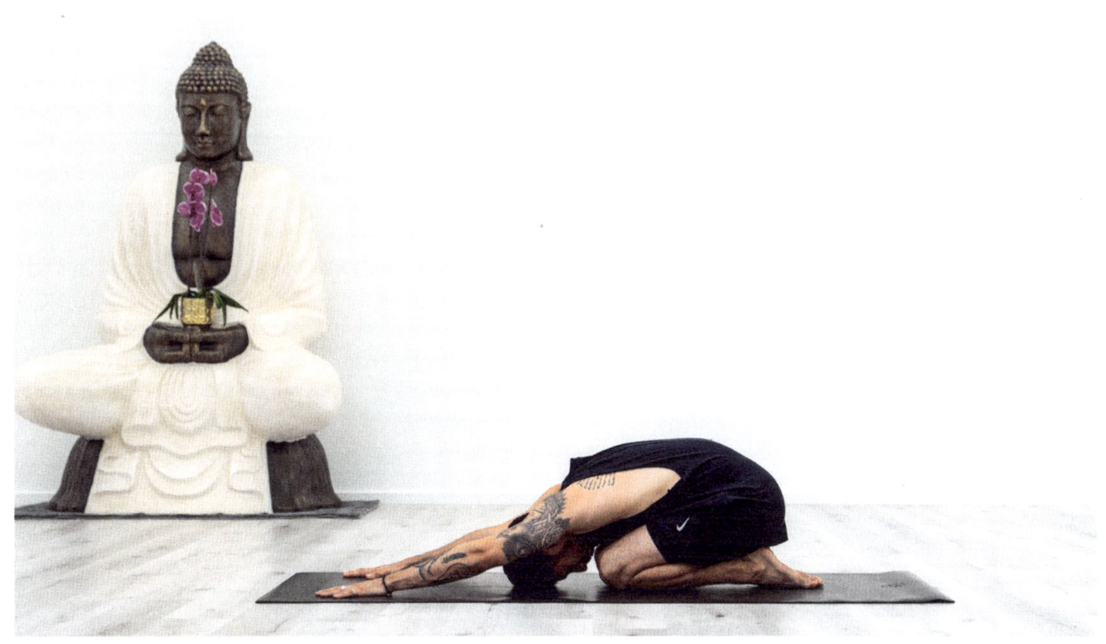

7. Low Lunge

Versuche nun, aus deinem herabschauenden Hund mit dem linken Fuß nach vorne zu steigen, sodass dein linkes Knie über deinem linken Fußgelenk ausgerichtet ist. Sollte es dir mit einem großen Schritt nach vorne nicht möglich sein, ist das überhaupt kein Problem. Leg dein hinteres Knie auf der Matte ab, oder mach ganz einfach ein paar Zwischenschritte, bis du deinen linken Fuß weit genug nach vorne gebracht hast. Dein rechtes Knie ist in der fertigen Position auf der Matte platziert. Solltest du hier Schmerzen haben, kannst du deine Matte einrollen oder eine Decke darunterlegen. Mit deiner nächsten Einatmung hebst du deine Arme weit nach oben Richtung Decke. Mit deiner nächsten Ausatmung schiebst du dein ganzes Gewicht nach unten und vorne, sodass du eine angenehme Dehnung in deiner Hüfte spüren kannst. Wichtig ist hierbei, dass dein linker Fuß fest auf der Matte bleibt. Dein Knie kann gerne auch etwas über dein Fußgelenk hinausgehen. Das verbessert die Beweglichkeit. Solltest du das Gefühl bekommen, dass sich deine linke Ferse von der Matte löst, dann stell deinen linken Fuß noch etwas weiter nach vorne. *Bleib hier für 5 Atemzüge.*

Tipp

Manchmal bin ich morgens zu faul, um die Arme nach oben zu strecken. Dann lasse ich sie einfach gemütlich auf dem Oberschenkel liegen. Die Dehnung des Oberkörpers geht dabei zwar verloren, doch ich kann länger im Low Lunge bleiben, dabei die Hüfte lockern und mehr in die Position und mich selbst hineinspüren. Ich nenne das immer den »faulen Low Lunge«.

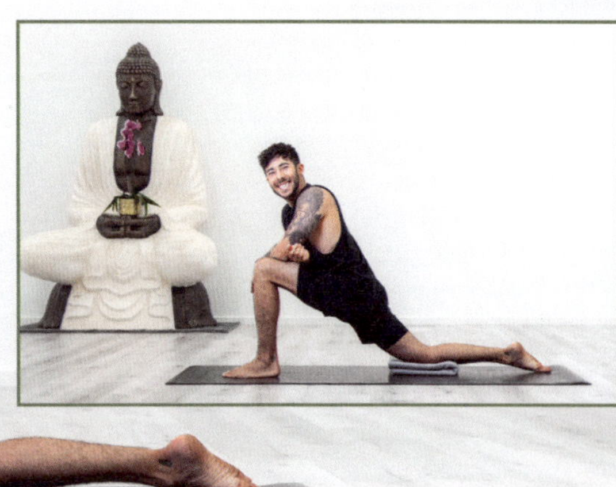

8. Half Split

Verlagere aus deinem Low Lunge das Gewicht langsam nach hinten, streck dein linkes Bein gerade nach vorne aus und platziere deinen linken Fuß auf der Ferse. Mit der Einatmung richtest du deinen Oberkörper noch mal mehr auf. Mit deiner nächsten Ausatmung beugst du dich mit einem anfangs möglichst geraden Rücken nach vorne. Dass dein Rücken in der Vorbeuge etwas rund wird, ist ganz normal. Versuche nur, dass du zu Beginn deiner Vorbeuge nicht sofort deinen Rücken rundest.

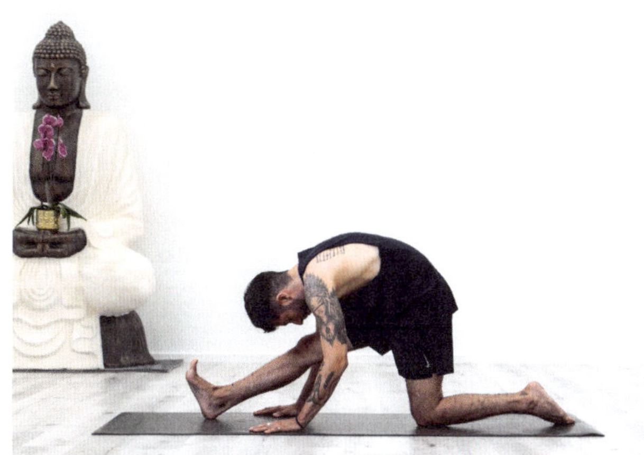

Deine Hände kannst du auf der Matte platzieren, auf zwei Blöcken links und rechts neben dir oder alternativ einfach in deine Hüfte geben. Zur Stabilisierung kannst du auch gerne einen Block unter dein Bein stellen. Achte hier darauf, dass dein vorderes Bein wirklich gerade nach vorne geht und nicht leicht nach links oder rechts. Das Bein darf natürlich gerne gebeugt bleiben, mit der Zeit kannst du aber versuchen, es mehr und mehr durchzustrecken. In dieser Position dehnst du deine komplette Beinrückseite. Diese Asana eignet sich besonders gut nach dem Laufen, dem Radfahren oder einer Wanderung.

Entspanne in dieser Position deine Schultern sowie auch dein Gesicht, lass deinen Kopf gerne etwas hängen und genieße hier 10 tiefe Atemzüge.

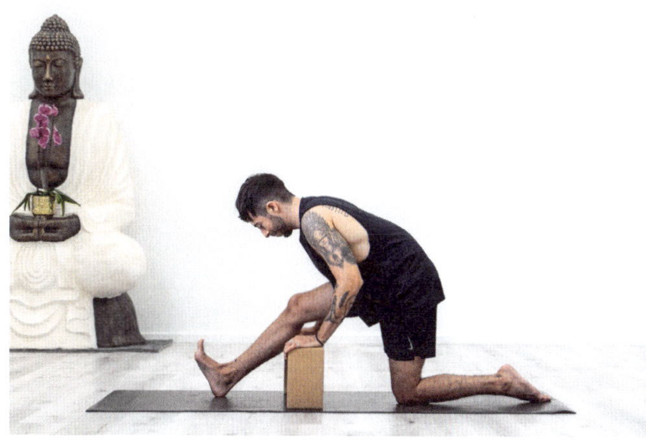

Info

Damit die Ausführung der Übung möglichst gut sichtbar für dich ist, habe ich auf dem Foto die andere Seite dargestellt.

9. Twist

Von deinem Half Split bringst du nun dein Gewicht wieder nach vorne. Ähnlich wie beim Low Lunge ist dein linkes Knie über deinem Fußgelenk platziert und dein hinteres Knie auf der Matte abgelegt. Bring deine rechte Hand direkt unter deiner Schulter auf die Matte. Solltest du die Matte hier nicht erreichen, verwende gerne einen Block. Mit der nächsten Einatmung kommt dein linker Arm über die Seite nach oben. Solange es angenehm bleibt, kann dein Blick gerne zu deiner linken Hand gehen. Versuche hier, deinen linken Arm so weit wie möglich nach oben zu strecken und dabei deinen Oberkörper aufzudrehen. Falls du hier etwas mehr Anstrengung wünschst, kannst du deinen hinteren Fuß auf die Zehenspitzen stellen und versuchen, dein rechtes Bein durchzustrecken. Dadurch wird diese Position zu einer größeren Herausforderung für deine Kraft und Balance. Vor allem hilft diese Drehbewegung gegen Rückenschmerzen. *Bleib hier für 5 bis 10 Atemzüge.*

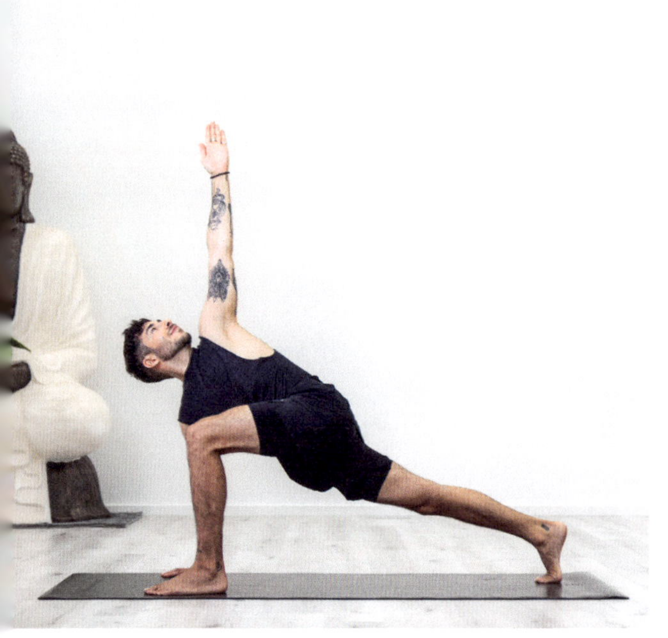

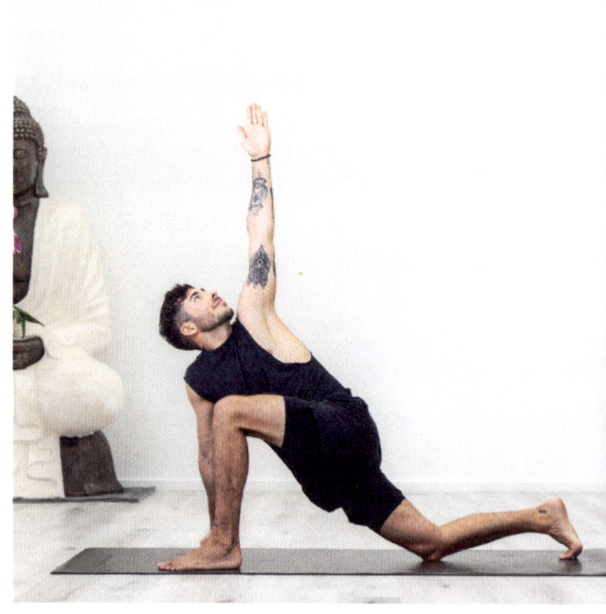

10. Kick & Twist

Solltest du dein hinteres Knie von der Matte gelöst haben, kannst du es nun wieder langsam auf deiner Matte ablegen. Deine rechte Hand bleibt weiterhin direkt unter deiner rechten Schulter platziert. Greif nun mit deinem linken Arm über die linke Seite nach hinten und versuche dabei, deinen rechten Fuß zu schnappen und an dich heranzuziehen. Verwende gerne einen Gurt, wenn dein Arm nicht ausreicht. Auch hier sollte kein Schmerz im Knie entstehen. Nimm ansonsten gerne wieder eine Decke oder roll deine Matte ein. Wie der Name dieser Übung verrät, geht es darum, deine Ferse näher zu dir zu »kicken«, um deine Oberschenkelvorderseite zu dehnen, gleichzeitig aber auch deinen Oberkörper zu »twisten«, also über deine linke Schulter zu drehen. Versuche mit jeder Einatmung, Länge im Rücken zu finden, und mit jeder Ausatmung, ein kleines Stück tiefer zu drehen. *Auch hier empfehle ich dir 5 bis 10 tiefe Atemzüge.*

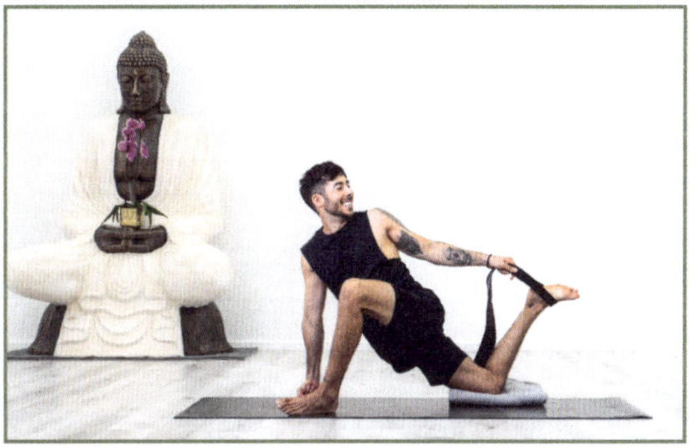

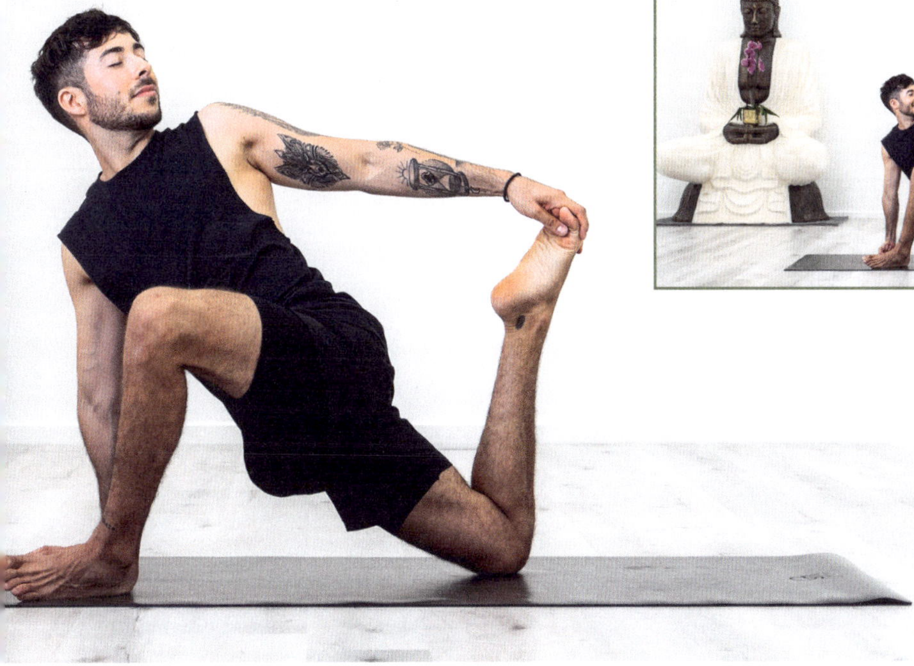

11. Stütz (Plank)

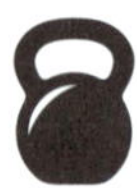

Lös deine Kick & Twist–Position langsam wieder auf und bring deine beiden Hände schulterbreit an den Anfang deiner Matte. Steig nun mit beiden Füßen nach hinten und versuche dabei, deine Arme durchgestreckt zu lassen. Die Hände bleiben weiterhin direkt unter deinen Schultern platziert, deine Finger gespreizt. In deinem Stütz ist es wichtig, dass dein unterer Rücken nicht durchhängt, da du sonst deiner Lendenwirbelsäule schadest. Spann hier deinen Bauch sowie dein Gesäß fest an und drück dich kraftvoll aus deinen Schulterblättern heraus, um deinen gesamten Körper zu kräftigen. Dein Blick geht Richtung Matte für einen entspannten, langen Nacken.

Sollte diese Position in deinen Handgelenken Schmerzen verursachen, kannst du alternativ auf die Unterarme oder auf deine Fäuste wechseln. Je länger du diese Position hältst, desto mehr arbeitest du an deiner Kraft. *Vergiss auch hier nicht 5- bis 10-mal gleichmäßig und tief zu atmen.*

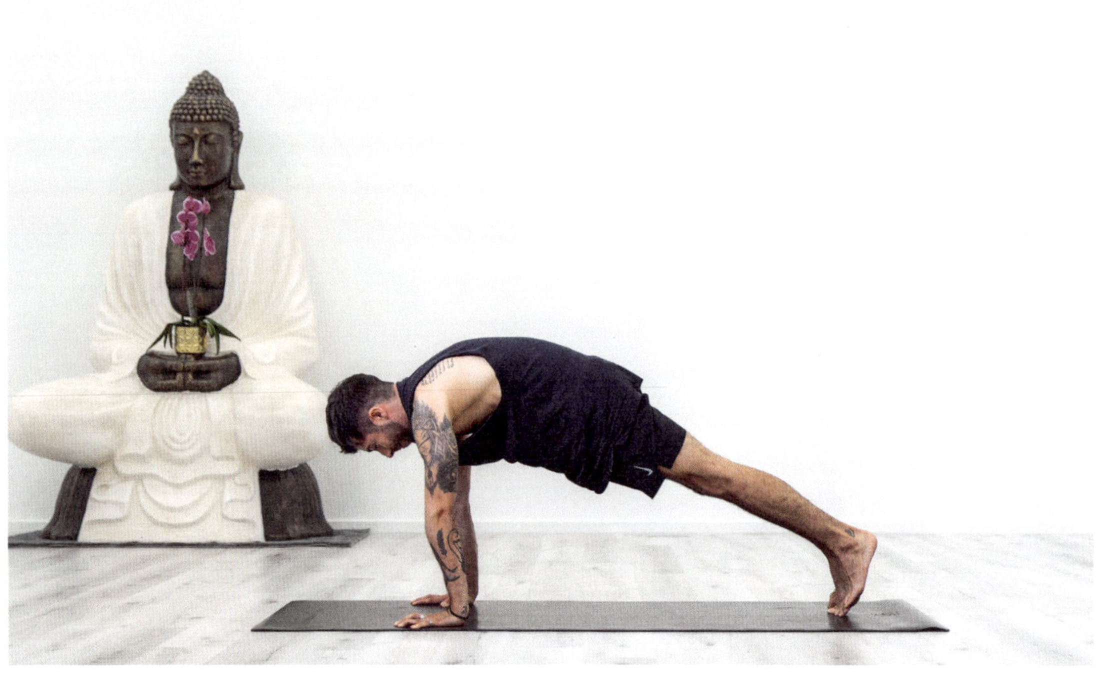

12. Chaturanga mit Knie

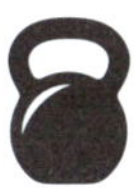

Die nächste Position wird leider sehr oft falsch ausgeführt. Starte daher gerne mithilfe deiner Knie.

Aus deinem Stütz verlagerst du nun mit der Einatmung dein Gewicht etwas nach vorne. Mit deiner Ausatmung legst du deine Knie auf der Matte ab und versuchst, dich langsam und kontrolliert Richtung Matte zu bewegen. Achte dabei darauf, dass deine Ellbogen nahe bei dir bleiben und nicht nach links und rechts zur Seite zeigen. Nur so garantierst du zunehmende Kraft in deinen Armen, vor allem im Trizeps. Wichtig ist hier auch, dass deine Brust zuerst die Matte berührt, bevor du deine Hüfte auf der Matte ablegst. Konzentriere dich auf deine Körperspannung.

Sollte es dir mit der Zeit leichter fallen, dich mithilfe deiner Knie langsam auf den Bauch zu legen, kannst du es ohne das Ablegen der Knie probieren. Auch hier sollte dein Oberkörper in einer Linie bleiben und deine Hüfte nicht als Erstes die Matte berühren.

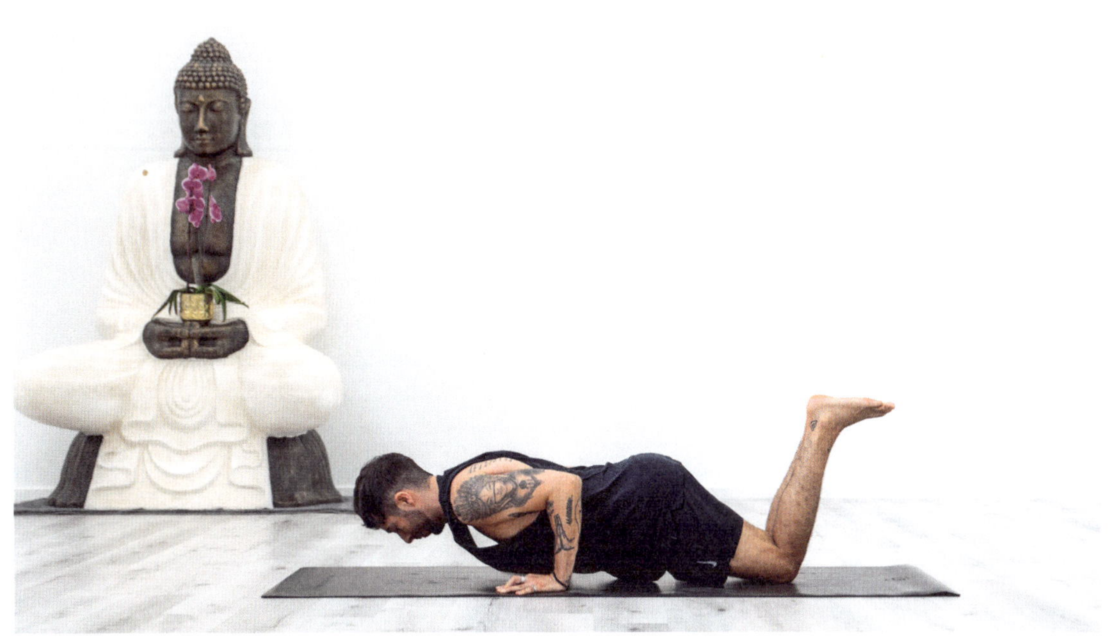

13. Kleine Kobra

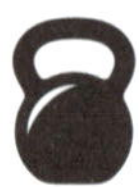

In deiner Bauchlage bringst du nun beide Hände links und rechts neben dich auf Höhe deiner Brust. Achte auch hier darauf, dass die Ellbogen ähnlich wie beim Chaturanga nahe bei dir bleiben. Deine Zehen legst du ab und drückst sie fest nach unten in die Matte, um so deine Oberschenkel anzuspannen und den Rücken bei dieser kraftvollen Übung zu unterstützen. Mit der nächsten Einatmung hebst du deine Brust so weit wie möglich von der Matte, ohne dabei deine Arme zur Unterstützung zu nehmen.

Gerne kannst du hier mal versuchen, deine Hände von der Matte zu lösen, um zu testen, ob wirklich die gesamte Kraft aus deiner Rückenmuskulatur stammt. Den Blick senkst du nach unten auf die Matte, um auch hier wieder deinen Nacken in einer entspannten Position zu halten.

Die kleine Kobra ist eine ideale Asana, um deinen Rücken für weitere Rückbeugen aufzuwärmen und vorzubereiten. Gleichzeitig kräftigst du vor allem den unteren Rücken.

Halte hier 5 bis 10 tiefe Atemzüge. Gerne kannst du zwischendurch immer wieder mal deine Brust auf der Matte ablegen und diese Übung wiederholen.

Tipp

Denk daran: Eine gestärkte Muskulatur hilft gegen Schmerzen im jeweiligen Bereich. Ein gestärkter Rücken ist also wichtig. Eine starke Muskulatur in deinen Oberschenkeln hilft gegen Schmerzen im Knie. Kraftvolle Unterarme unterstützen dein Handgelenk. Daher sind Kraftübungen ein wichtiger Bestandteil deiner Routine.

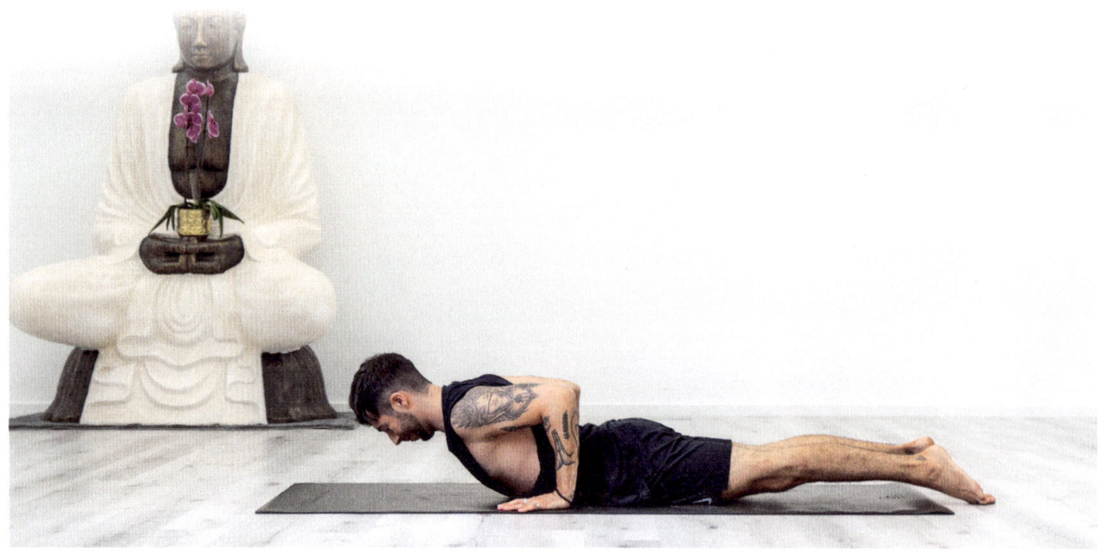

14. Child's Pose

In deiner kleinen Kobra legst du die Brust wieder auf der Matte ab und schiebst dein Gewicht nach hinten in die Child's Pose. Verweile hier für ein paar Atemzüge oder schieb dich direkt in deinen nächsten herabschauenden Hund.

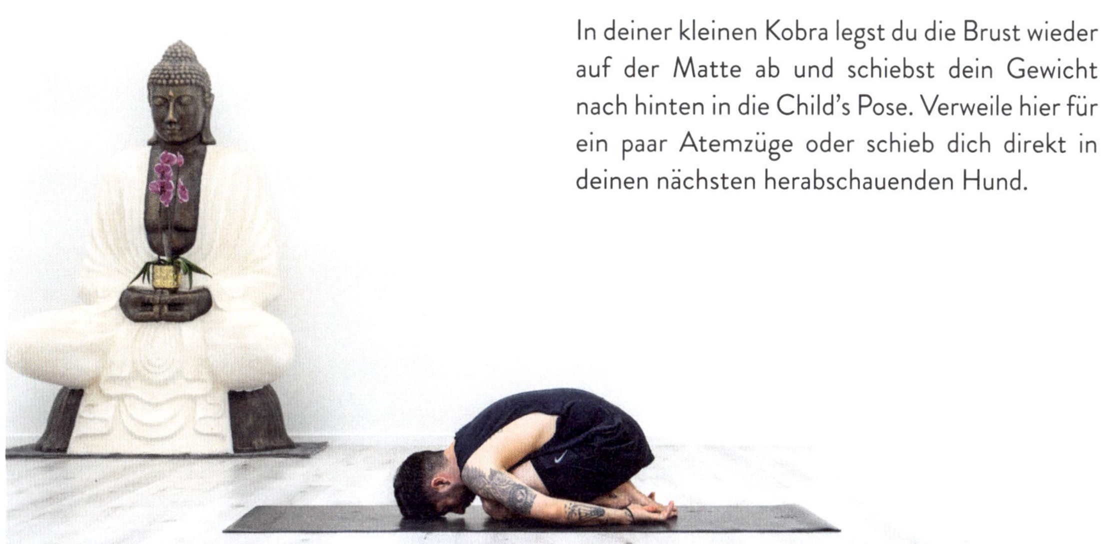

15. Herabschauender Hund (Down Dog)

Wiederhole diesen Flow (Übung 7 bis Übung 15) auf der anderen Seite, bis du wieder im herabschauenden Hund angekommen bist.

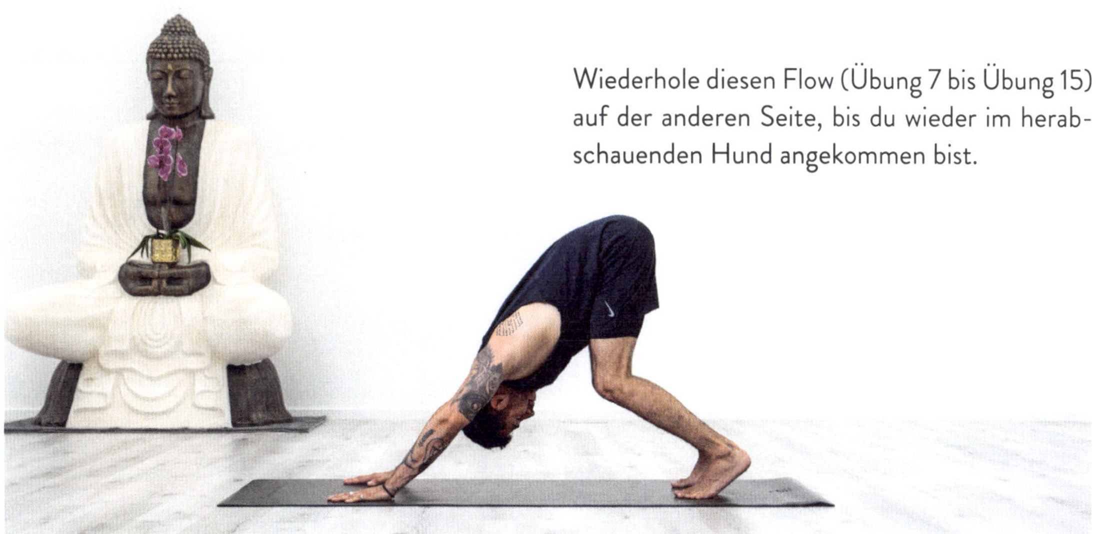

16. Happy Baby

Nachdem du beide Seiten abgeschlossen hast und dich wieder im herabschauenden Hund befindest, kannst du nun deine Knie auf der Matte ablegen, dein Gewicht zur Seite verlagern und dich gemütlich auf den Rücken legen.

Um deine Beininnenseiten noch etwas zu dehnen und gleichzeitig deine Beine zu entspannen, kommen wir zum Abschluss noch in ein Happy Baby. Deine Ausgangsposition ist die Rückenlage. Streck nun beide Beine nach oben und versuche, mit deinen Händen innerhalb deiner Beine die Außenkanten deiner Füße zu greifen.

Dabei sollte dein unterer Rücken unbedingt auf der Matte bleiben und deine Wirbelsäule sollte sich nicht runden. Kipp dafür dein Becken nach hinten, sodass keine Hand mehr zwischen unteren Rücken und Matte passt.

Falls sich das im Moment zu intensiv anfühlt oder du zu viel Druck auf deiner Wirbelsäule spürst, empfehle ich dir, lieber zu deinen Schienbeinen zu greifen. Das nimmt den Druck aus dieser Asana, die vielen Vorteile bleiben jedoch dieselben.

Genieße hier ein paar tiefe Atemzüge, entspanne dabei bewusst dein Gesicht, Kiefer und Stirn, und nutze die Zeit, um an Dinge zu denken, für die du besonders dankbar bist.

Benefit

Durch das Hochlagern deiner Beine rinnt gleichzeitig mehr Blut in den oberen Teil deines Körpers. Das fördert die Durchblutung und entspannt deine Beinmuskulatur.
Mein Lehrer in Indien hat bei dieser Übung immer gerufen: »Anti-Aging, Anti-Aging«, also lassen wir die Beine hier gerne etwas länger in der Luft.

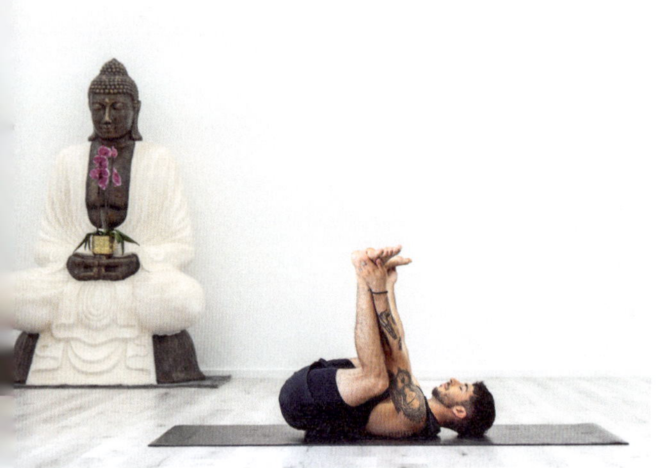

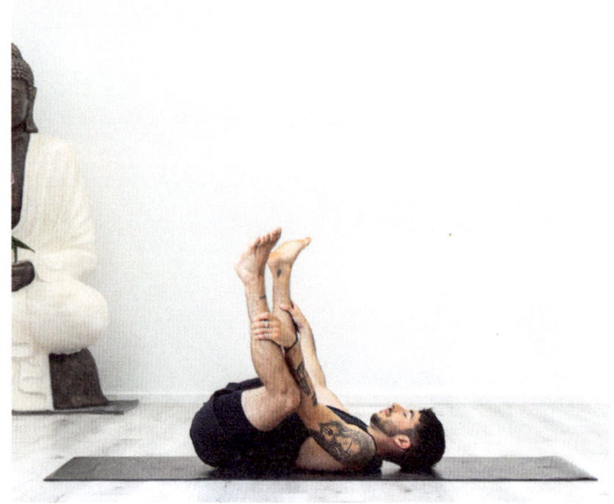

17. Shavasana

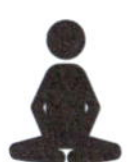

Zum Abschluss kommst du in dein wohlverdientes Shavasana. Wobei ich an dieser Stelle betonen möchte, dass man sich Entspannung niemals *verdienen* muss. Entspannung brauchen wir, um überhaupt hohe Leistung erbringen zu können. Gönn dir also gerne mehr Entspannung und Pausen.

Leg hierfür deine Beine ganz gemütlich zu den unteren Ecken deiner Matte ab. Deine Arme legst du neben dich und machst es dir richtig bequem. Schließ gerne deine Augen.

Du kannst auch nochmal so tief wie möglich einatmen, durch den Mund ausatmen und dabei deine gesamte Muskulatur entspannen. *Bleib hier für mindestens 3 Minuten, gerne aber auch länger, liegen.* Beobachte, welche Gedanken und Gefühle auftreten, ohne aktiv nachzudenken. Einfach nur beobachten und die Stille genießen.

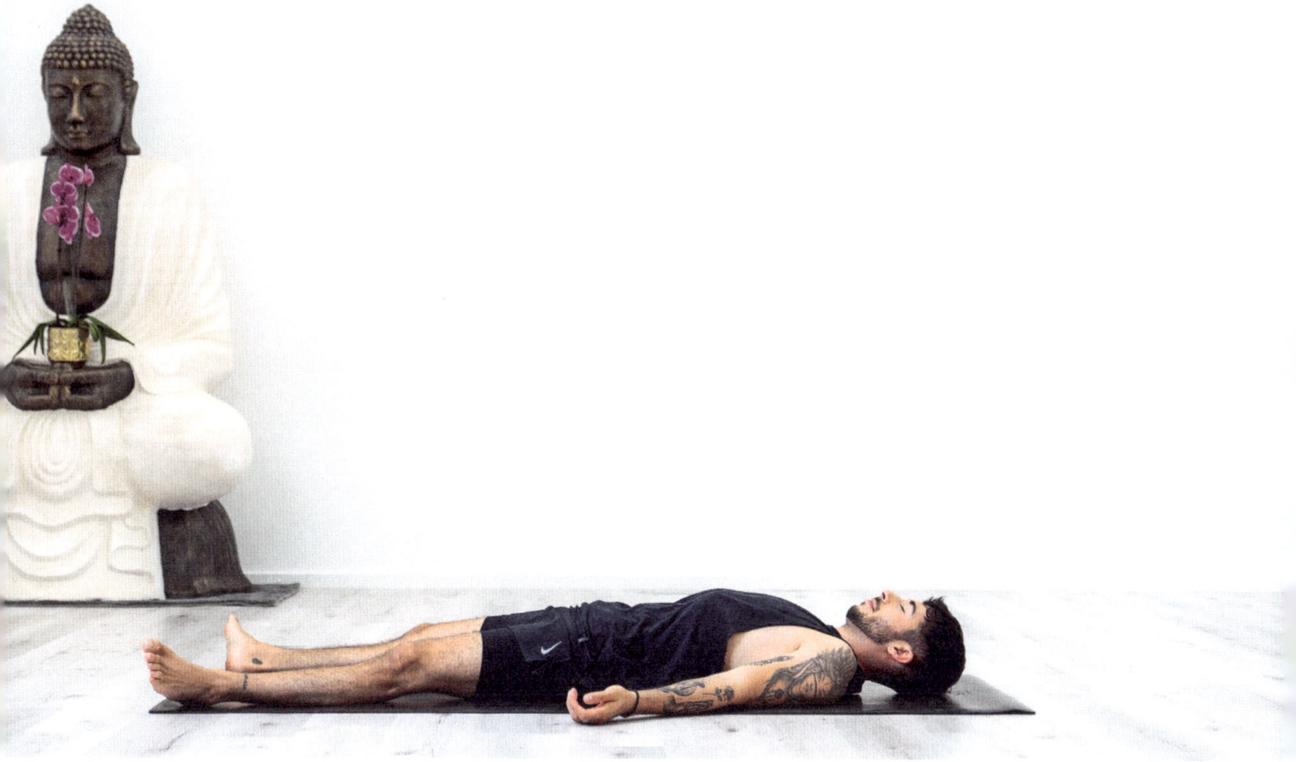

Reflexion und Nachspüren

Bevor du deine Matte wieder zusammenrollst und den Rest deines Tages genießt, nimm dir noch ein paar Atemzüge Zeit zum Reflektieren und Nachspüren. Setz dich hierfür in eine angenehme Position wie den Schneider- oder Fersensitz und lass deine Augen weiterhin geschlossen. Achte auf einen geraden Rücken. Leg deine Hände entspannt ab. Mit der nächsten Ausatmung entspanne deine Schultern. Versuch dich nur auf deine Atmung zu konzentrieren.

Stell dir dabei folgende Fragen:

- Wie fühlt sich dein Körper nach den Übungen an?
- Welche Muskeln in deinem Körper wurden gestärkt? Welche Bereiche wurden gelockert?
- Spürst du eine Veränderung im Rücken? In deinem Nacken?
- Was hat sich an deiner Stimmung verändert? Fühlst du dich ruhiger und in mehr Balance?
- Hast du neue Ideen bekommen? Neue Inspiration? Wenn ja, welche?

Damit deine Antworten nicht verlorengehen, empfehle ich dir, deine Antworten in dein Journal zu schreiben. Wenn du das nächste Mal keine Motivation für deine Yogapraxis findest, kannst du deine Antworten noch mal durchlesen, um dich an das schöne Gefühl im Nachhinein zu erinnern.

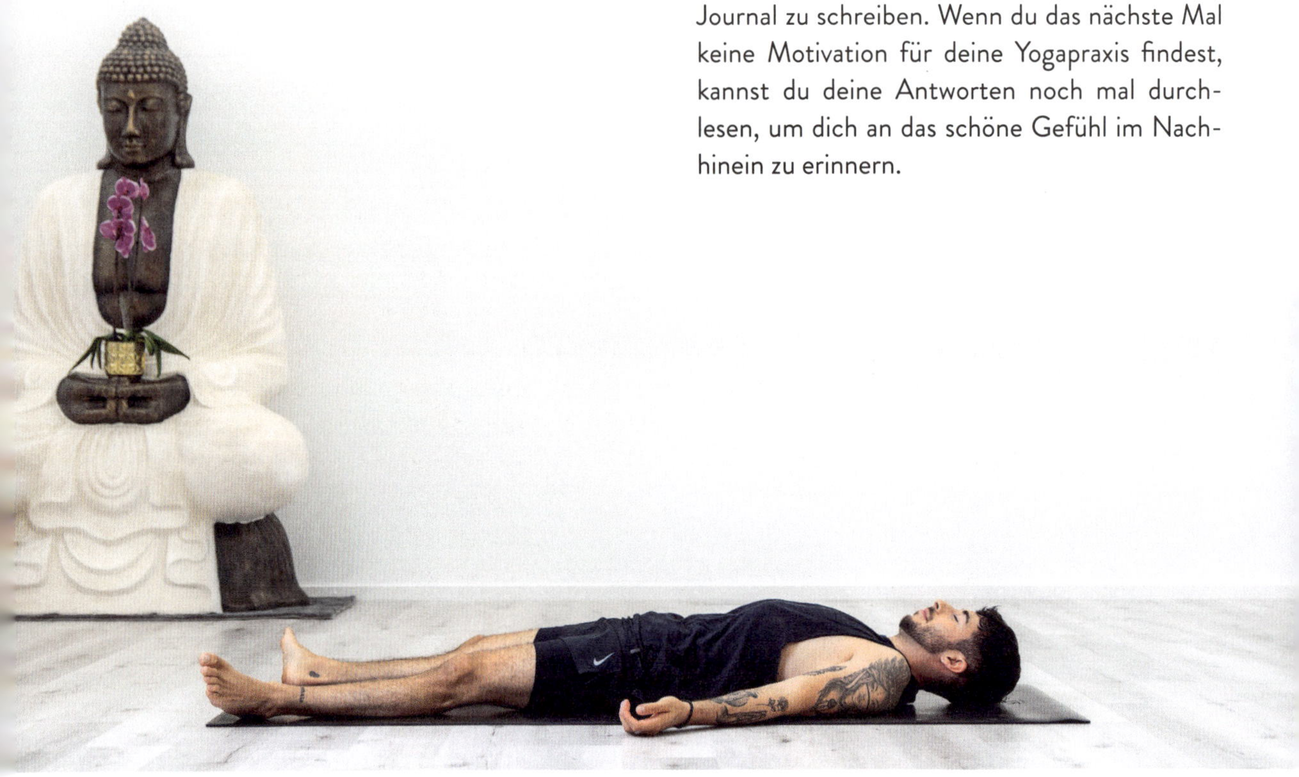

Meine 5 Tipps für mehr Good Vibes

Deine Zeit und deine Energie sind begrenzt. Deshalb ist es wichtig, sorgsam darauf zu achten, *wie* und *mit wem* du sie verbringst. Dass ich es gut hinbekomme, meine Projekte und mein Privatleben unter einen Hut zu bekommen, liegt weniger daran, *was* ich mache, und mehr daran, was ich *nicht* mache. Für mich war es entscheidend, zu lernen, »Nein« zu sagen. Nein zu Einladungen, auf die ich keine Lust habe. Nein zu Menschen, die mich nur nach unten ziehen. Nein zu Gewohnheiten, die mir mehr schaden als mich weiterbringen. So bleibt mir mehr Zeit und Energie, mich auf die Dinge zu konzentrieren, die mir wirklich wichtig sind.

Manchmal suchen wir im Außen nach Bestätigung. Wir möchten niemanden enttäuschen und natürlich von so vielen Menschen wie möglich gemocht werden. Aus diesem Grund sagen wir manchmal Ja zu Dingen, auf die wir bereits im ersten Moment keine Lust haben. Kaum rutscht dir deine Zusage aus dem Mund, bereust du sie. Du musst dich nicht verstellen, um gemocht zu werden. Das heißt natürlich nicht, dass man unfreundlich sein oder einen schlechten Tag bei anderen rauslassen soll.

Doch die wirklich wichtigen Menschen in deinem Leben werden dich verstehen und akzeptieren, genau so wie du bist. Und dafür muss man nicht zu jeder Einladung, jedem Meeting und jeder Gelegenheit Ja sagen.

So bleibt dir mehr Zeit und Energie für deine Prioritäten, die jeder für sich selbst herausfinden muss.

Deshalb möchte ich meine 5 wichtigsten Tipps für mehr Good Vibes mit dir teilen:

1. Vermeide negative Menschen (so gut wie möglich)

Das heißt natürlich nicht, dass du sofort kündigen musst oder deine Familie nie mehr sehen darfst. Doch achte mal darauf, welche Wirkung die Menschen um dich herum auf dich und deine Stimmung haben. Egal, wie gut gelaunt du bist. Verbringst du nur einen halben Tag mit jemandem, der ständig über alles nörgelt und über jeden jammert, wirst du früher oder später selbst genervt sein und jammern. Hast du allerdings einen schlechten Tag und triffst dich mit Menschen, die dir guttun, dir zuhören, dich aufmuntern und beflügeln, dann wirst du deine Probleme leichter vergessen und selbst eine bessere Stimmung bekommen.

Oft fühlen wir uns nach einem Treffen mit bestimmten Leuten ausgelaugt und leer. Das können Menschen sein, die über deine Träume lachen und dich davon abhalten, dich weiterzuentwickeln. Sie projizieren ihre Niederlagen und Enttäuschungen auf dein Leben. Halte dich also von negativen Menschen so gut wie möglich fern. Sollte es nicht möglich sein, den Kontakt komplett einzustellen, dann versuche ihn zumindest so weit wie möglich zu reduzieren.

2. Hör auf zu lästern

»Ich habe kürzlich ein Buch von einer Yogalehrerin gelesen und es war so schlecht geschrieben.«

Welches Bild werfe ich mit so einer Aussage auf mich? Mit Sicherheit kein Gutes. Deshalb habe ich schon lange aufgehört, schlecht über andere zu reden. Stell dir vor, du triffst dich mit einer Freundin, die negativ über eine gemeinsame Freundin spricht. Das färbt auf dich und deine Meinung über diese Freundin ab, obwohl du keine schlechten Erfahrungen mit ihr gemacht hast. Gleichzeitig kannst du davon ausgehen, dass du wahrscheinlich die nächste Person bist, über die gelästert wird. Anstatt deine kostbare Zeit damit zu verbringen, andere Menschen zu analysieren, nutz diese Zeit und Energie lieber und gestalte dein eigenes Leben interessanter.

Leider fällt uns gar nicht mehr auf, wie oft wir über andere sprechen oder nachdenken. Vor allem Menschen, deren eigenes Leben zu langweilig ist, lenken sich gerne mit Klatsch und Tratsch ab.

In unserer Gesellschaft ist es völlig normal geworden, dass man sich über Promis, Sportler:innen und anderen Personen der Öffentlichkeit unterhält – oft auch negativ.

Athlet:innen werden für ihre Niederlagen in den Medien häufig richtig auseinander genommen. Dass diese Menschen ihr gesamtes Leben für diese Karriere opfern, vergessen wir dabei völlig. Lass dir hier kein falsches Bild eintrichtern. Über andere zu sprechen ist immer eine leichtere Ablenkung, als sich mit seinen eigenen Problemen und Herausforderungen zu beschäftigen. Versuch mal die nächsten 30 Tage kein schlechtes Wort über andere zu verlieren, um diese negative Gewohnheit für immer loszuwerden.

3. Sei vorsichtig mit Social Media

Soziale Medien wie Instagram und Co sind wie ein Messer. Du kannst damit dein Brot streichen oder dir selbst den Finger abschneiden. Nutze Social Media, um dir neue Inspiration zu holen, dich mit Freunden zu connecten oder dir eine persönliche Marke aufzubauen. Nutze Social Media nicht, um dich ständig mit anderen zu vergleichen.

Selbst wenn du glaubst, es beeinflusst dich nicht, wenn du ständig während der Arbeit Urlaubsfotos von anderen siehst, dringen diese Bilder in dein Unterbewusstsein ein. Ohne es zu bemerken, ziehst du Unzufriedenheit in dein Leben und wünschst dir, an einem anderen Ort zu sein. Was wir auf Social Media zu sehen bekommen, ist meist nur die halbe Wahrheit (wenn überhaupt). Die wenigsten Menschen teilen dort authentisch auch die Schattenseiten und Probleme, mit denen sie zu kämpfen haben. Somit entsteht die Illusion einer »perfekten Welt«.

Ich selbst nutze Social Media zu 95 % nur beruflich und bin sehr achtsam, wem ich auf diesen Apps folge. Wenn es Profile gibt, deren Fotos und Beiträge dich negativ beeinflussen, solltest du ihnen entfolgen. Entscheide dich nur noch für inspirierende Inhalte, die dich auf deinem Weg unterstützen.

Es ist erschreckend, wie viel Zeit wir täglich auf Social Media verbringen. Schau dir gerne mal auf deinem Smartphone deine Screentime der letzten Tage an. Ein paar Minuten auf Instagram, ein bisschen auf TikTok und nur kurz etwas auf Facebook ansehen und plötzlich sammeln sich hier fünf Stunden täglich zusammen, die man hätte sinnvoller gestalten können.

4. Sei achtsam mit Schlagzeilen

Ich persönlich habe mich vor vielen Jahren dazu entschieden, nur noch sehr wenige und ausgewählte Nachrichten zu konsumieren. Manche Menschen, denen ich das erzähle, können das überhaupt nicht verstehen. »Man muss doch informiert sein, was in der Welt passiert, du darfst doch die Augen nicht verschließen …«, sagen sie zu mir. Und darum geht es ja auch nicht. Es geht nicht darum, unwissend durch die Welt zu laufen und Unangenehmes zu ignorieren. Ich möchte dir lediglich empfehlen, dabei achtsam zu sein. Was glaubst du, welchen Einfluss es auf deine Energie hat, wenn du den gesamten Tag über jede Schlagzeile, jede Push-Nachricht oder Ähnliches auf dich einprasseln lässt? Ist das vielleicht auch eine Gewohnheit, um dich von deinen eigenen Problemen abzulenken?

Ich habe für (sehr) kurze Zeit beim Radio gearbeitet. Das Motto dort hieß »only bad news are good news«. Je schlimmer die Schlagzeile, desto besser für den Mediensender.

Dass auf der Welt aber täglich so viele schöne Dinge passieren, geht dabei völlig unter. Es liegt an dir, deinen Fokus und somit deine Energie auf das auszurichten, was du dir wünschst. Die Dosis macht das Gift.

Von dieser Angewohnheit, sich auf die negativen Dinge zu konzentrieren, möchten wir uns doch eigentlich fern halten, richtig? Versuch dich auch immer wieder im Alltag auf all die positiven Dinge zu konzentrieren, anstatt an kleinen Problemen festzuhalten.

5. Ausreichend Schlaf und gesunde Ernährung

Dieser Tipp sollte eigentlich selbstverständlich sein, und doch fällt es uns nicht immer leicht, ihn zu befolgen. Du kannst den ganzen Tag auf dein Handy verzichten, Yoga machen, meditieren und dich mit den positivsten und freundlichsten Menschen umgeben, doch wenn du zu wenig schläfst oder nur Fast Food in dich reinstopfst, wird dir deine Energie früher oder später ausgehen. Es gibt zahlreiche Studien über Schlaf und ich bin sicherlich kein Experte dafür. Am besten probierst du selbst aus, mit wie vielen Stunden du dich am produktivsten fühlst. Für manche Menschen sind es 7,5 Stunden, für manche 9.

Wenn du sagst, du hast zu viel zu tun, um ausreichend zu schlafen, dann ist das, als würdest du verweigern, dein Auto aufzutanken, obwohl du siehst, dass der Tank leer ist – du wirst unweigerlich auf der Strecke bleiben. Wenn du einen teuren Sportwagen hättest, würdest du ihn wahrscheinlich so gut wie nur möglich pflegen. Du würdest nur das beste Öl verwenden, regelmäßig zum Service fahren und darauf achten, was du in das Auto hineingibst.

Genauso solltest du auch auf deinen Körper achten.

Das heißt natürlich nicht, dass du dir nie etwas gönnen darfst. Ich esse hin und wieder sehr gerne eine Pizza. Ich weiß aber auch, dass ich mich nach der Mahlzeit (und oft auch am Tag danach) schlapper fühle als sonst. Das, was du in deinen Körper hineingibst, entscheidet über deine Energie. Das sollte dir einfach bewusst sein.

Abfolge 2: Ruhe und Balance-Routine

Diese Abfolge beinhaltet viele meiner Lieblings-Asanas und deckt wirklich den gesamten Körper ab. Es erwarten dich sanfte Dehnübungen, genauso wie die Möglichkeit, deine Balance zu testen, aber auch die eine oder andere kleine Kraftübung. Wenn ich morgens noch sehr müde bin, starte ich immer gerne mit Übungen in Rückenlage, um mir und meinem Körper Zeit zu geben, so richtig wach zu werden. Das steigere ich mit Übungen im Stehen und einer (oder mehreren) Runden Boot zur Kräftigung der Bauchmuskulatur. Diese Übungen kombiniert mit tiefer, bewusster Atmung gehören definitiv zu meinen größten Energielieferanten und sorgen dafür, dass ich im Alltag ruhig, fokussiert und ausbalanciert bleibe. Ähnlich wie bei der »Wohlfühl-Routine« (s. S. 46) hängt die Dauer davon ab, wie lange du die einzelnen Positionen halten möchtest. Ich würde etwa 30 bis 45 Minuten einplanen. Such dir ein »schönes Platzerl« und genieße diese Abfolge – deine Zeit für dich.

Tipp

Für ein paar der folgenden Übungen könnte ein Yogablock (alternativ ein Buch) und ein Yogagurt (alternativ ein Handtuch) hilfreich sein.

1. Shavasana

Die erste Übung dieser Abfolge ist dein Shavasana. Das fängt doch schon mal gut an, oder?

Leg dich bequem auf den Rücken, öffne deine Arme und Beine zur Seite und gib dir Zeit, um im Moment anzukommen. Sollten dich noch Gedanken aus der Vergangenheit oder der Zukunft begleiten, lass deine Atemzüge tiefer werden und konzentriere dich auf den Rhythmus deines Atems.

Bleib hier gerne für ein paar Minuten liegen, bis du ein angenehmes Atemtempo gefunden hast und sich dein Körper entspannt anfühlt.

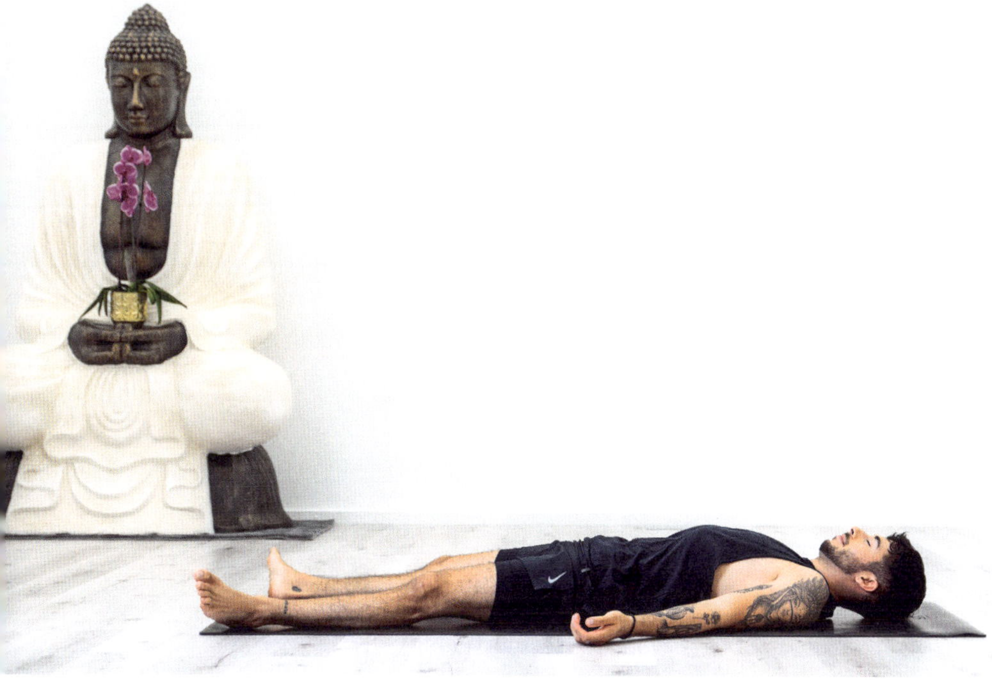

2. Supine Twist

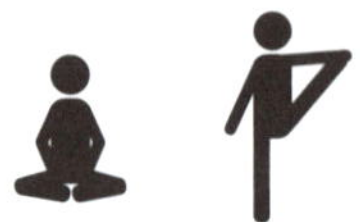

Leg als Nächstes deine Arme links und rechts auf Schulterhöhe neben dir ab. Deine Handflächen zeigen dabei nach oben. Mit der nächsten Einatmung winkle dein linkes Knie zur Brust an. Mit deiner nächsten Ausatmung leg dein linkes Knie auf der rechten Seite ab. Es ist egal, ob dein Bein die Matte berührt oder nicht. Wichtiger ist, dass deine Schultern gleichmäßig auf der Matte bleiben. Gerne kannst du auch einen Block unter deinem linken Knie platzieren, um es dir angenehmer zu machen. Der Blick geht über die linke Schulter.

Achte darauf, dass dein unterer Rücken etwa in einer Linie mit dem oberen Rücken bleibt und du nicht zu schief liegst. Ansonsten rutsch einfach mit deinem Gesäß nochmals in das Zentrum deiner Matte.

Bleib hier für 5 bis 10 Atemzüge und wechsle dann auf die zweite Seite.

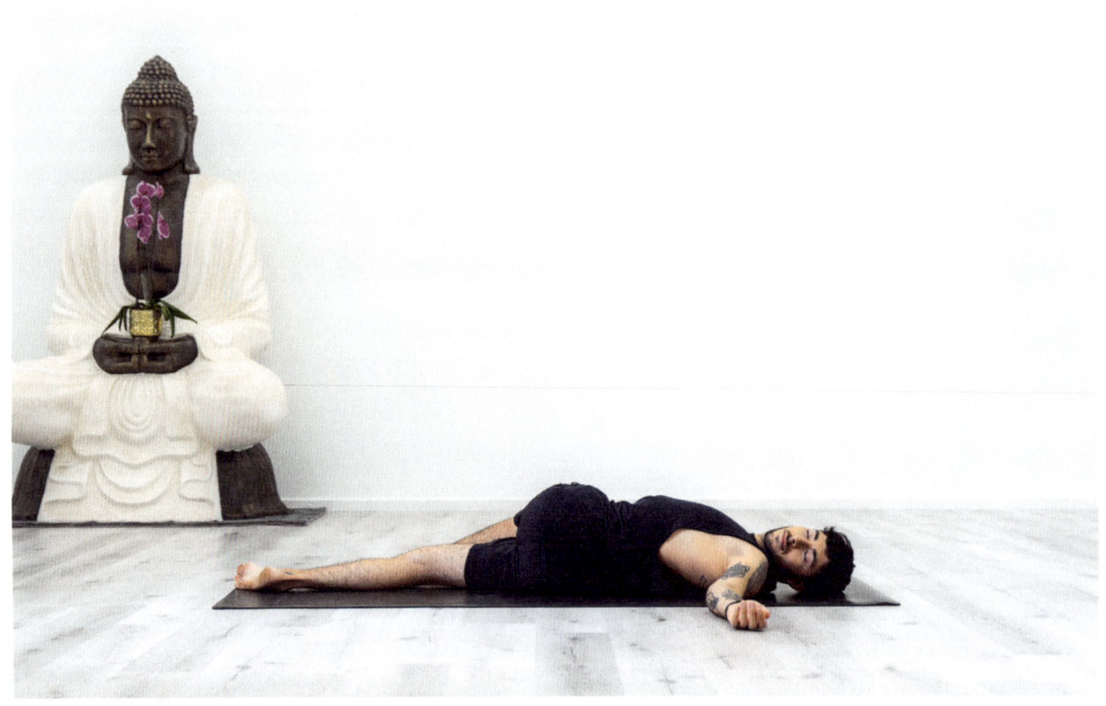

3. Hamstring Stretch

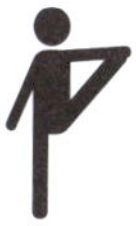

Komm nach deiner Drehung wieder zurück in Rückenlage. Stell beide Füße hüftbreit voneinander entfernt auf der Matte auf. Streck nun dein linkes Bein Richtung Decke. Je nachdem wie intensiv die Dehnung sein soll, gibt es mehrere Variationen für dich zur Auswahl. Du kannst deine Hände hinter deinem Oberschenkel verschränken und versuchen, dein linkes Bein näher zu dir heranzuziehen. Wenn es deine Beweglichkeit im Moment zulässt (was von Tag zu Tag unterschiedlich sein kann), greif gerne auch deine Waden oder deine Zehenspitzen. Alternativ kannst du hier auch den Gurt verwenden. Schling diesen dafür einfach um deinen Fuß und versuch dein Bein auszustrecken. Sollte der Druck zu hoch sein, kannst du dein Knie natürlich auch gebeugt lassen. Je weiter du den anderen Fuß von dir wegbewegst, desto intensiver wird diese Asana. Der letzte Schritt wäre dann, das Bein auf der Matte komplett auszustrecken.

Bleib hier für 10 tiefe Atemzüge und wechsle dann die Seite.

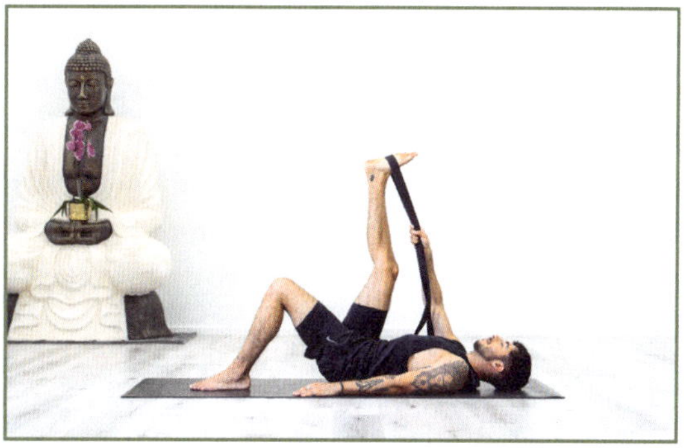

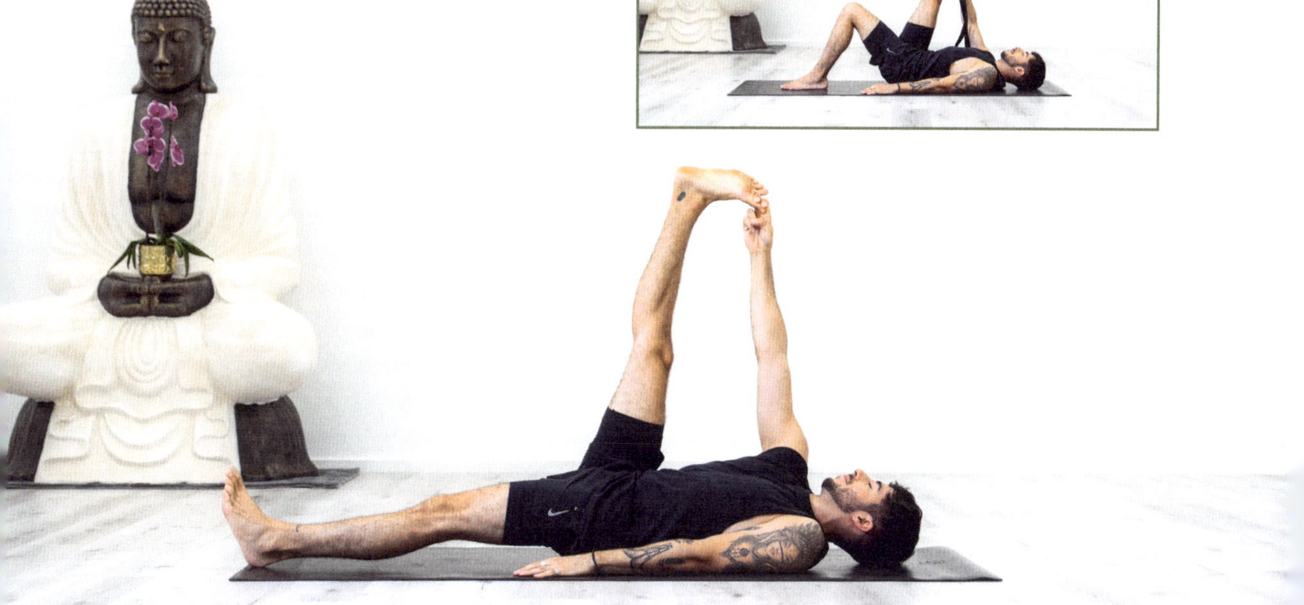

4. Liegende Taube

Stell auch für die nächste Übung deine Füße wieder hüftbreit voneinander auf. Winkle dein linkes Knie zur Brust an und platziere dein linkes Fußgelenk am rechten Oberschenkel. Um dein Knie in dieser Position zu schützen, empfehle ich dir, die Zehen des linken Fußes zu dir zu strecken (Dorsalflexion).

Versuch nun, dein linkes Knie aus eigener Kraft etwas von dir wegzudrücken. Versuch als nächstes den Unterschenkel deines rechten Beines zu greifen und deine Finger zu verschränken. Sollte sich das im Moment noch nicht ausgehen, kannst du alternativ gerne auch die Oberschenkelrückseite greifen. Achte hier – ähnlich wie beim Happy Baby – darauf, dass dein Rücken weiterhin flach auf der Matte aufliegt und nicht zu rund wird. Es sollten dabei keine Schmerzen im Rücken entstehen.

Bleib in dieser Position für 5 bis 10 Atemzüge und wechsle dann die Seite.

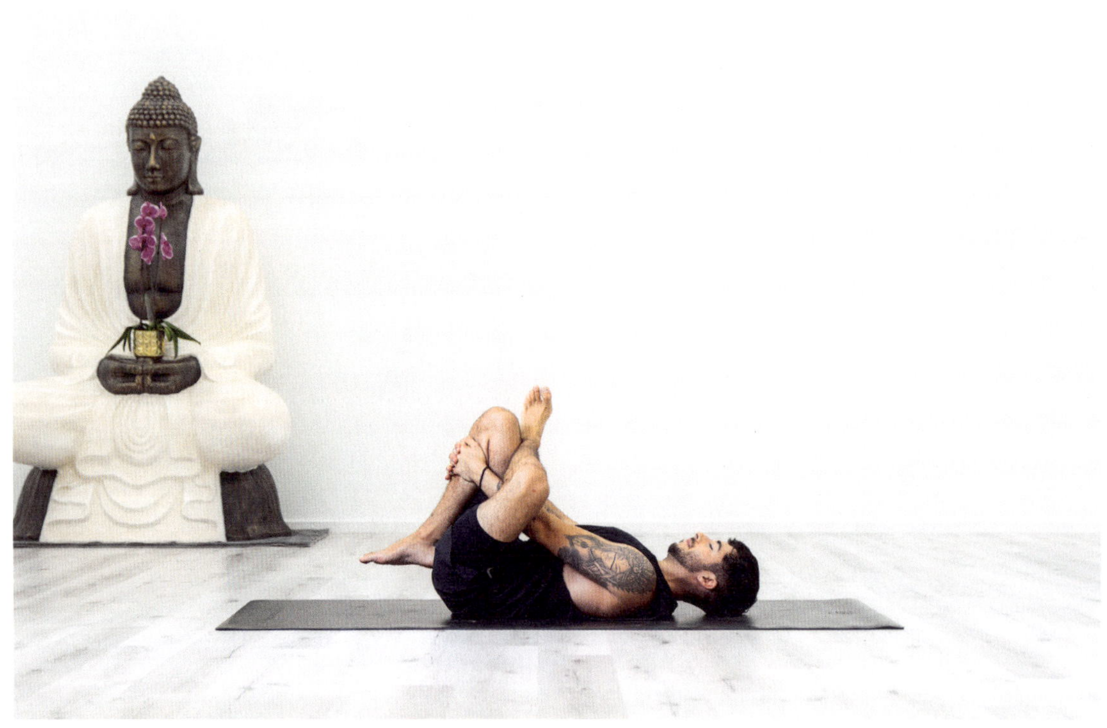

5. Katze-Kuh

Eine meiner liebsten Übungen für eine schmerzfreie Wirbelsäule darf natürlich auch in dieser Abfolge nicht fehlen. Komm in den Vierfußstand und mach ein paar Wiederholungen Katze-Kuh (wie bereits in der »Wohlfühl-Routine« beschrieben, s. S. 46). Konzentriere dich hier ganz bewusst auf deine Atmung. Synchronisiere Atmung und Bewegung und finde dein eigenes, persönliches Tempo.

Wenn du am Morgen nur wenige Minuten Zeit hast und deiner Wirbelsäule doch etwas Gutes tun willst, dann ist diese Bewegung sicherlich die beste Wahl. Gerade nach dem langen Liegen ist diese Mobilitätsübung Gold wert.

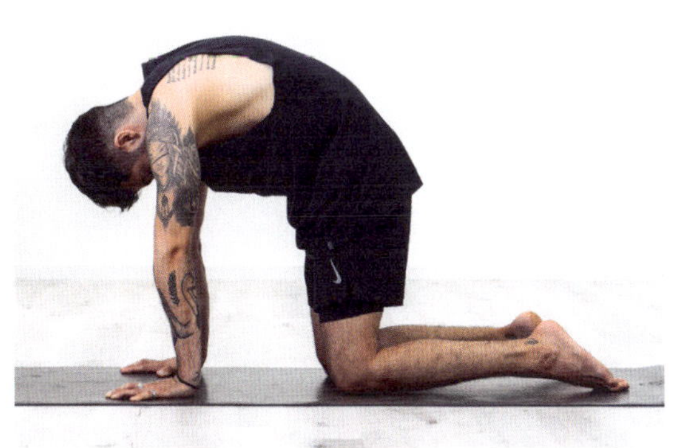

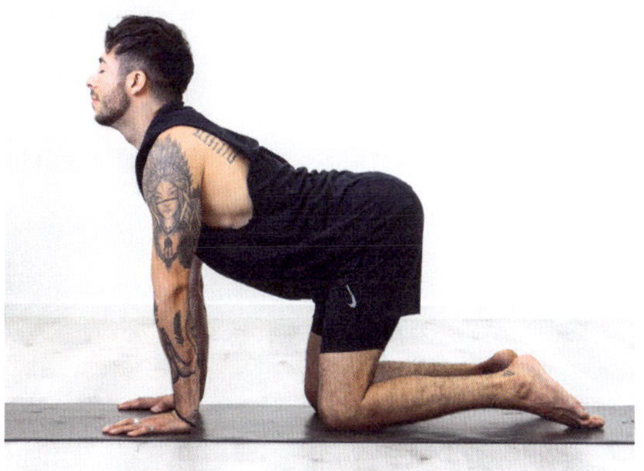

6. Herabschauender Hund (Down Dog)

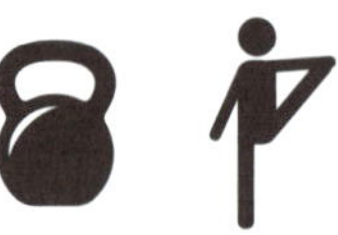

Platziere deine Hände, von deinem Vierfußstand aus, ein kleines Stück weiter vorne, stell deine Zehen auf und finde in deinen herabschauenden Hund. *Bleib hier für ein paar Atemzüge.* Konzentriere dich auf die Kraft in deinen Armen und Schultern, achte auf einen langen Rücken und versuche, deine Fersen gleichmäßig Richtung Matte zu drücken. Natürlich kannst du deine Knie etwas gebeugt lassen.

Um etwas Bewegung in diese sonst statische Position zu bringen, kannst du auch gerne abwechselnd ein Knie beugen. Dadurch entsteht auf der Seite des durchgestreckten Beines etwas mehr Druck. Du könntest sogar versuchen, mit der rechten Hand zur Außenseite deines linken Fußes zu greifen und so in eine Drehung zu kommen und gleichzeitig deine Kraft und Balance herauszufordern. Das selbe wiederholst du auf der zweiten Seite. Das sind natürlich nur Vorschläge. Hör hier auf deinen Körper und erlaube dir jederzeit Pausen.

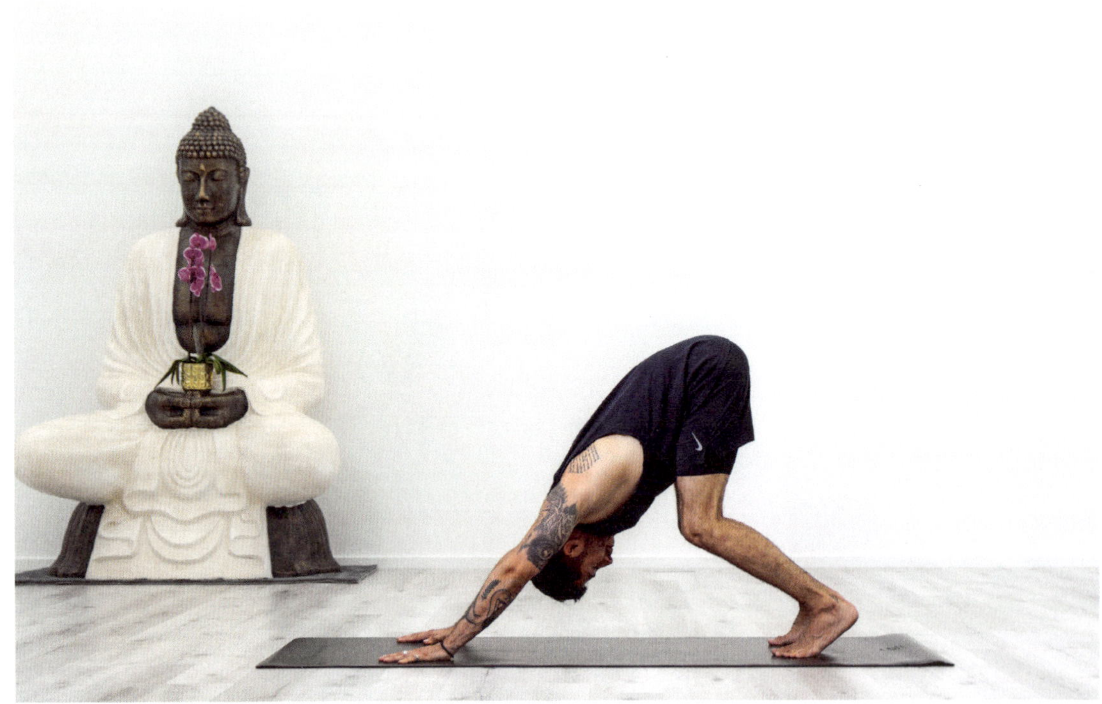

7. Vorbeuge

Wandere nun Schritt für Schritt mit deinen Füßen nach vorne in Richtung deiner Hände, bis du in eine Vorbeuge kommst. Beug deine Knie, um Spannung aus deinen Oberschenkeln und deinem Rücken zu nehmen. Lass deine Arme gerne hängen oder greif deine Ellbogen, um hier deinen gesamten Oberkörper zu lockern. Du kannst gerne auch deinen Kopf nach links und rechts bewegen, um Verspannungen im Nacken zu lösen.

Atme hier so tief wie möglich ein und durch den Mund aus. Entspanne mit der Ausatmung dein Gesicht, deinen Kiefer und deine Stirn. *Bleib hier für 5 bis 10 tiefe Atemzüge.*

Nachdem du deinen Oberkörper, Nacken sowie dein Gesicht gelockert hast, beug deine Knie noch ein kleines Stückchen mehr, bring dein Kinn zur Brust und rolle ganz langsam – Wirbel für Wirbel – in eine stehende Position.

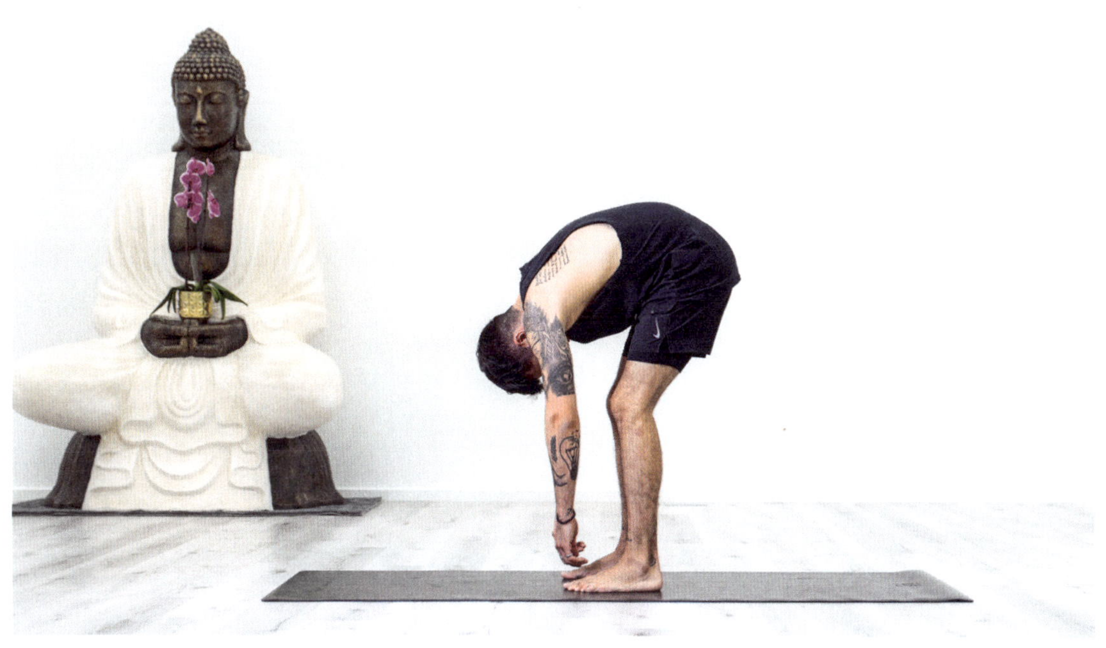

8. Baum

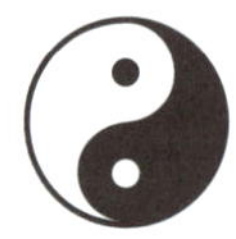

Finde hier einen stabilen Stand. Gerne kannst du dein Gewicht ein kleines bisschen nach vorne und hinten verlagern, um ein besseres Gefühl für deine Balance zu bekommen. Um Balance geht es nämlich in dieser Asana.

Drück deinen linken Fuß fest in die Matte und verlagere dein Gewicht auf dein linkes Bein. Lös nun deinen rechten Fuß von der Matte und komm in deinen Baum.

Hier gibt es wieder ein paar Variationen für dich. Die erste Option ist es, deine rechten Zehenspitzen noch auf der Matte zu lassen und nur deine rechte Ferse am linken Bein abzulegen. Der nächste Schritt ist, deinen rechten Fuß an der linken Unterschenkelinnenseite zu platzieren und sanft dagegen zu drücken. Lass dabei dein Standbein komplett durchgestreckt.

Wenn sich das gut anfühlt, kannst du versuchen, den rechten Fuß auf der Oberschenkelinnenseite zu platzieren. Übe auch hier sanften Druck aus. Achte darauf, dass du den Fuß nicht auf deinem Knie ablegst, sondern entweder darüber oder darunter.

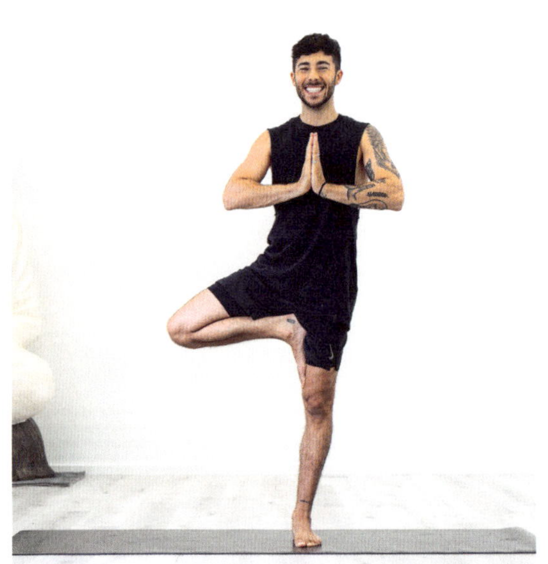

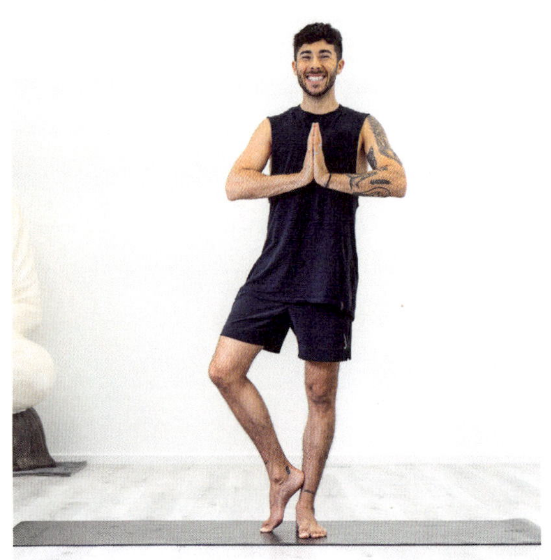

Tipp

Um noch einen kleinen Schwierigkeitsgrad daraufzusetzen, kannst du probieren, ein Auge oder beide Augen zu schließen, und so deine Balance herauszufordern.

9. Schulteröffner

Stell dich für die nächste Übung in einen hüftbreiten Stand. Verschränke die Finger hinter deinem Rücken. Mit der Einatmung ziehe deine Arme weit nach hinten und versuche, deine Handballen beieinander zu lassen (sollte das nicht möglich sein, auch kein Problem). Die erste Option ist es, stehen zu bleiben und in dieser Position deine Brust zu öffnen. Denk daran, die Arme nicht nach unten Richtung Boden zu ziehen, sondern mehr nach hinten – also weg von dir.

In der zweiten Option beugst du deine Knie und versuchst, deine Arme weit über den Kopf zu bringen. Lass auch hier, wenn möglich, die Handballen beieinander. Atme tief ein und bring mit jeder Ausatmung deine Arme ein kleines Stück weiter Richtung Matte, ohne dabei zu reißen oder zu wippen. Mit der Zeit kannst du gerne versuchen, deine Beine durchzustrecken, um zusätzlich deine Beinrückseite zu dehnen.

Bleib in deiner Position für 5 bis 10 Atemzüge und komm mit einer Einatmung wieder zurück in einen stabilen Stand.

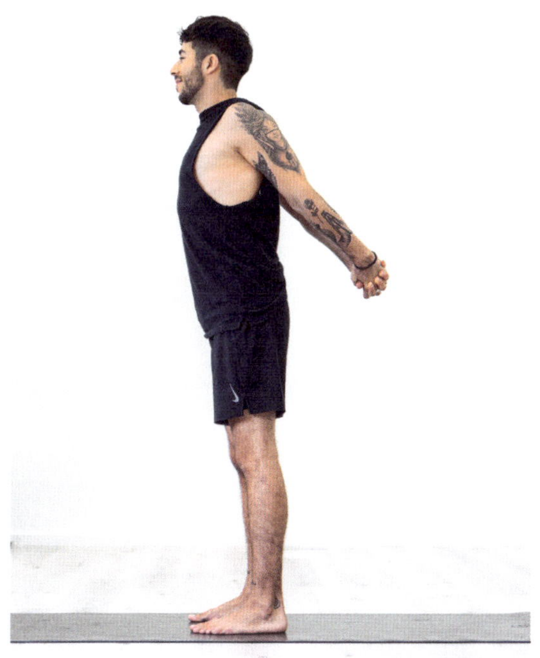

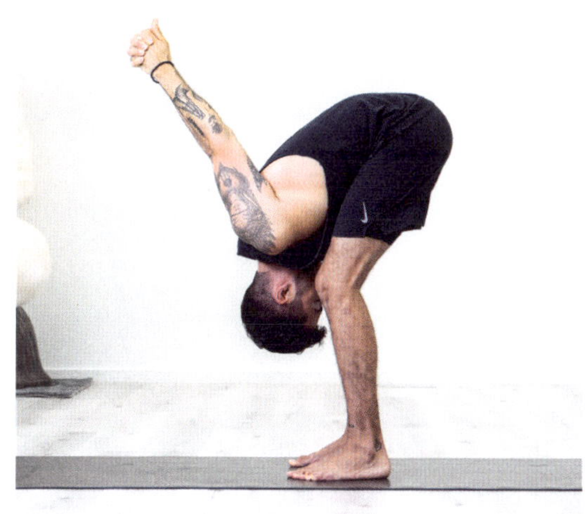

10. Trikonasana

Steig mit deinem linken Fuß entlang deiner Matte nach hinten. Die Füße sind etwa einen Meter voneinander entfernt. Dein linker Fuß ist parallel zur kürzeren Mattenseite, dein rechter Fuß zeigt nach vorne. Dreh deine Hüfte zur längeren Seite auf, sodass dein Bauchnabel auch in diese Richtung zeigt. Heb deine Arme auf Schulterhöhe an, deine Handflächen zeigen dabei nach unten. Mit der nächsten Einatmung verlagere dein Gewicht nach vorne. Mit der Ausatmung platzierst du deine rechte Hand am Schienbein, Fußgelenk oder auf einem Block. Achte darauf, dass deine linke Schulter auf der Höhe deiner Hüfte bleibt und nicht zu weit nach vorne zieht. Dein linker Arm ist zur Decke gestreckt. Versuche, deine Hüfte mehr aufzudrehen, lass deine Beine dabei durchgestreckt. Wenn es angenehm im Nacken ist, kannst du nach oben zu deiner linken Hand schauen.

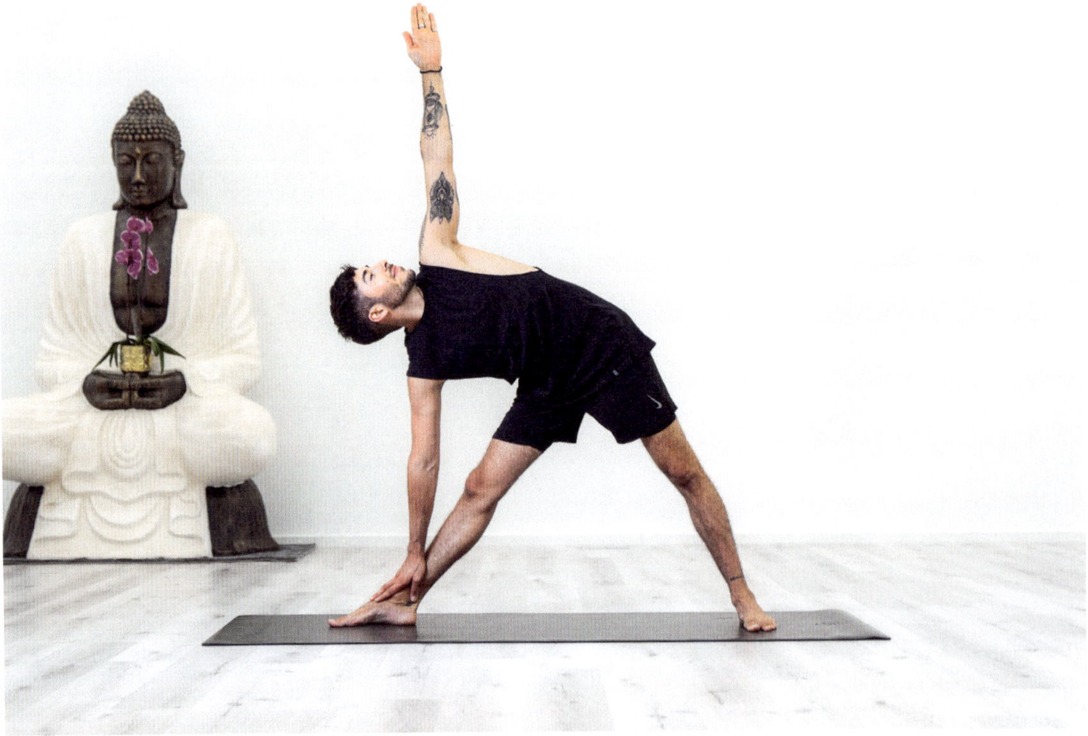

Drück den vorderen Fuß fest in die Matte, um dein Knie zu unterstützen.

Sollte dir diese Asana in dieser Ausführung noch zu viel sein, dann kannst du natürlich immer auch dein vorderes Knie beugen. Alternativ lässt du beide Beine durchgestreckt, legst deinen rechten Arm an deine Hüfte, streckst deinen linken Arm weit über deinen Kopf und spürst auch so die Dehnung auf der linken Oberkörperseite. *Halte hier für 5 bis 10 Atemzüge und wechsle im Anschluss die Seite.*

Tipp

Beug beim Verlassen dieser Position dein vorderes Bein, um dein Kniegelenk zu schützen.

In dieser Haltung sehe ich sehr oft bei meinen Yogis, dass sie versuchen, den Boden zu berühren, die Asana dadurch aber falsch ausgeführt wird. Achte darauf, dass deine obere Schulter auf der Höhe deiner Hüfte bleibt. Lass hier dein Ego auf der Seite und greif hier »nur« bis zum Schienbein oder verwende gerne einen Block, bis deine Beweglichkeit eine tiefere Variante zulässt.

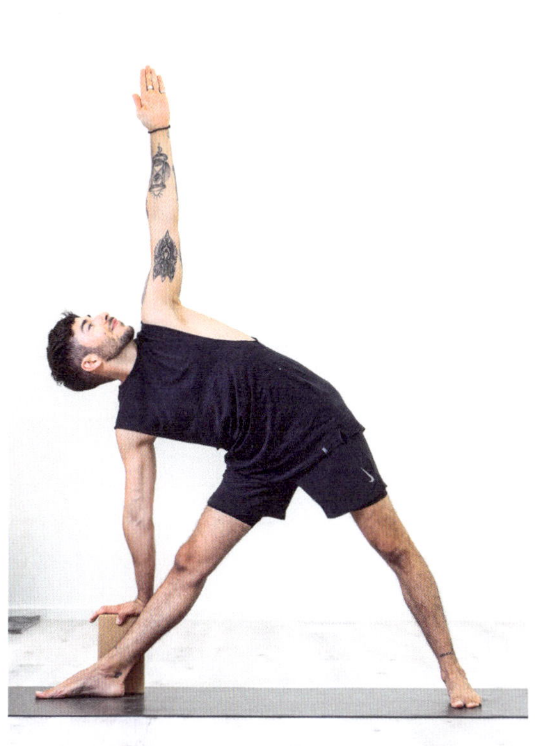

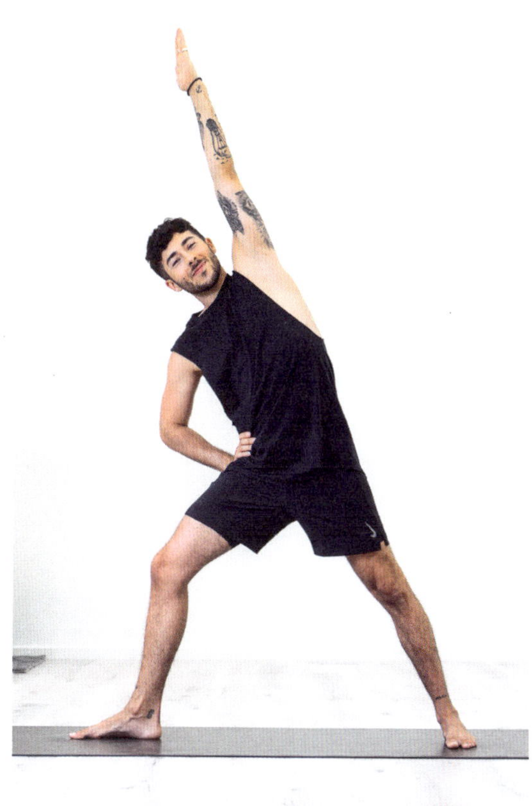

11. Gegrätschte Vorbeuge

Komm in eine weite Grätsche. Beide Füße sind parallel zueinander aufgestellt. Achte darauf, dass deine Zehen nicht nach innen gedreht sind. Platziere beide Hände links und rechts auf deinen Hüften. Atme tief ein, zieh dabei deine Schultern nach hinten und öffne so deine Brust. Beug dich mit der Ausatmung nach vorne und versuche, deine Zehen, Fußgelenke oder Schienbeine zu greifen. Zieh mit der nächsten Einatmung deinen Rücken noch mal mehr in die Länge. Mit deiner nächsten Ausatmung ziehst du dich tiefer nach unten in deine gegrätschte Vorbeuge. Versuche, deine Beine durchgestreckt zu lassen und mit jeder Ausatmung ein kleines Stück tiefer zu gehen. Lass deinen Kopf dabei hängen, damit dein Nacken entspannt bleibt. Konzentriere dich auf deine tiefe Atmung und versuche hier, bis 10 zu zählen. Um die Position wieder zu verlassen, platziere deine Hände auf deinen Hüften und komm mit einer Einatmung wieder hoch in die Grätsche.

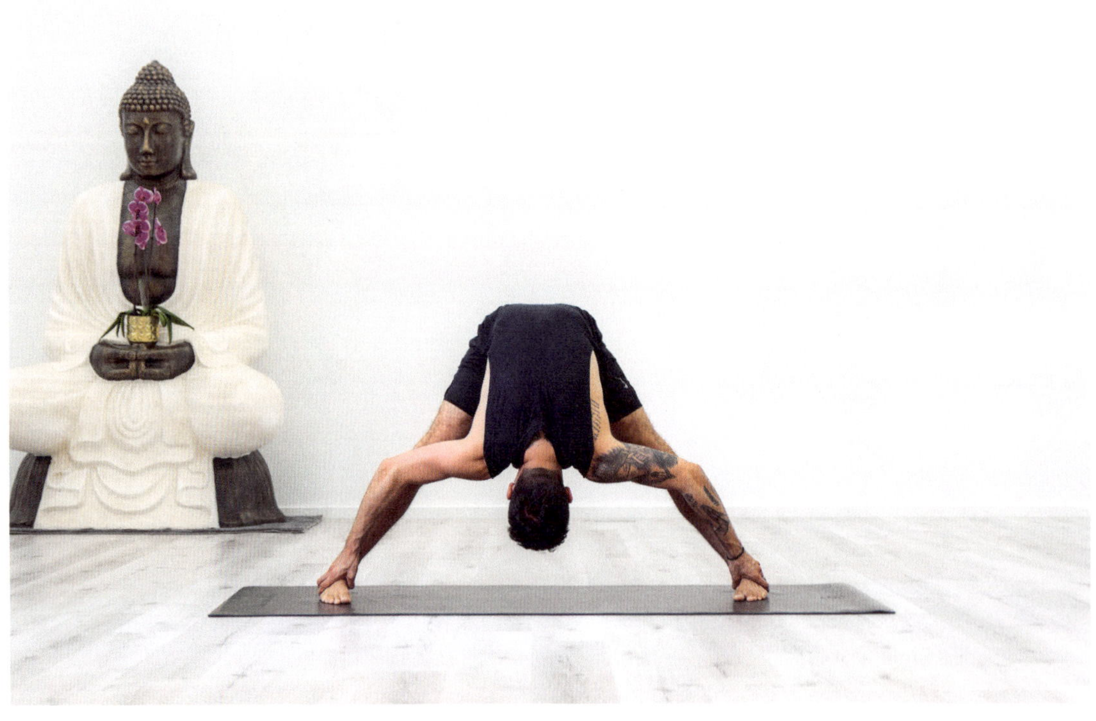

12. Yogi Squat

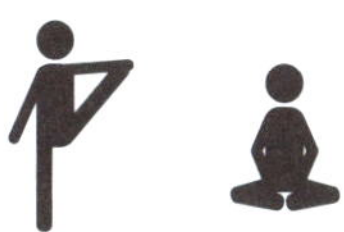

Tipp

Solltest du Probleme mit deinen Knien haben, ist der Yogi Squat nicht so gut für dich geeignet. Bleib alternativ in einem »normalen Squat« (oder Chair Pose), um deine Muskulatur zu kräftigen.

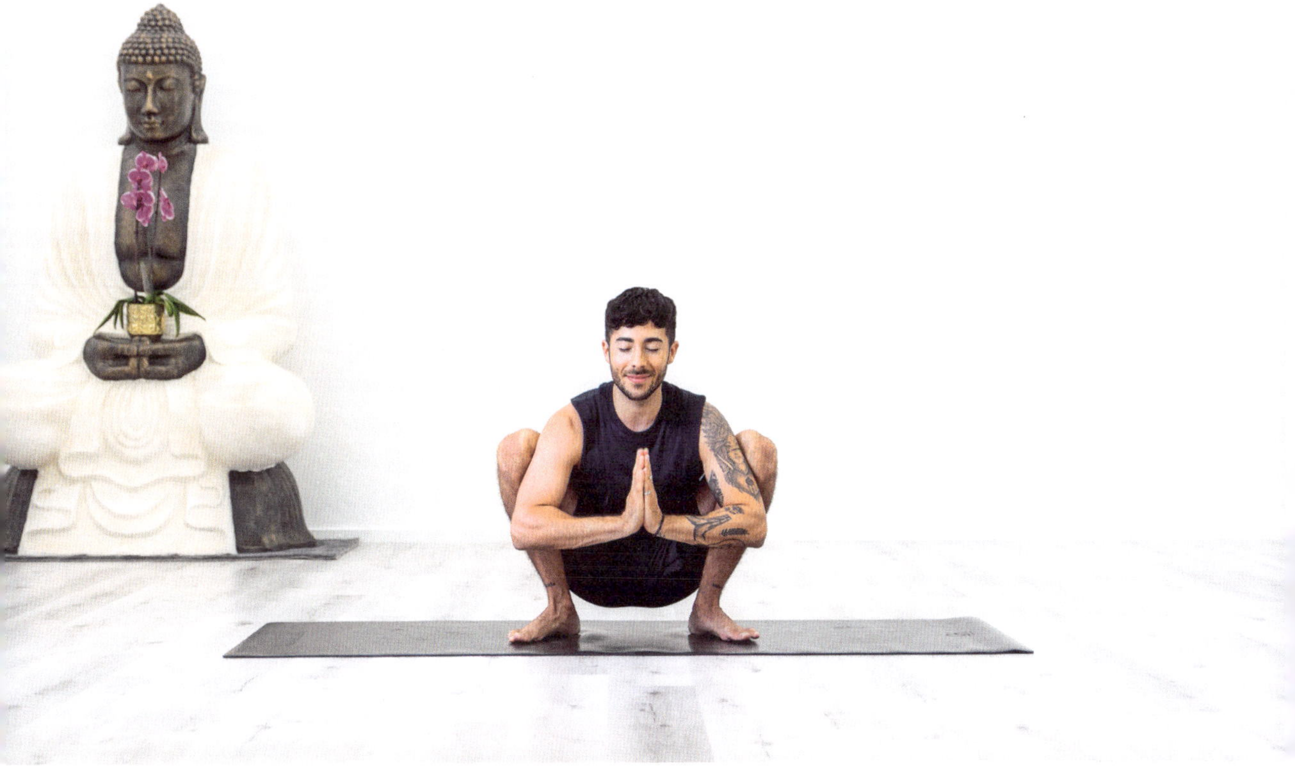

Stell deine Füße hüftbreit voneinander entfernt auf und drehe deine Füße so nach außen, dass deine Zehen zu den Ecken deiner Yogamatte schauen. Atme tief ein und bring deine Arme weit nach oben. Mit der nächsten Ausatmung beug deine Knie und setz dich tief nach unten in deinen Yogi Squat. Versuch deine Fersen dabei auf der Matte zu lassen. Sollte das noch nicht möglich sein, roll gerne deine Matte ein und leg sie unter deine Fersen, um dich in dieser Position zu unterstützen. Bring deine Hände vor deiner Brust in eine Namaste-Haltung. Um die Dehnung in der Hüfte zu verstärken, kannst du versuchen, mit deinen Ellbogen gegen deine Oberschenkel zu drücken. Gleichzeitig drückst du mit deinen Beinen gegen deine Ellbogen und aktivierst so deine Muskulatur mehr. Lass deine Schultern dabei locker hängen. *Bleib hier so lange, wie es für dich angenehm ist, und setz dich dann auf die Matte.*

Tipp

In allen Asanas, in denen du deine Hände vor dein Herz bringst, finde ich es immer schön, kurz innezuhalten und an fünf Dinge zu denken, für die du dankbar bist.

Benefit

Diese Position ist, wenn sie richtig ausgeführt wird, eine Entspannungsposition. Ihr wird nachgesagt, dass sie deine Verdauung unterstützt und durch ihre Nähe zum Boden dabei hilft, dich zu erden und zu entspannen. Körperliche Vorteile sind unter anderem die Erhöhung deiner Beweglichkeit in deinen Fußgelenken und Hüften sowie die Linderung von Schmerzen im Rücken.

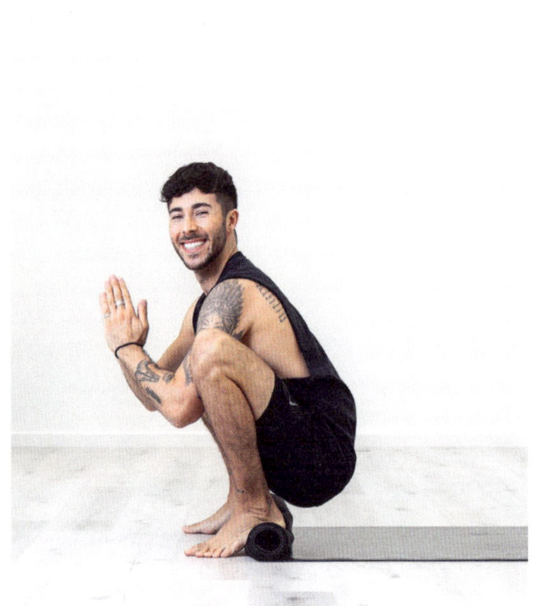

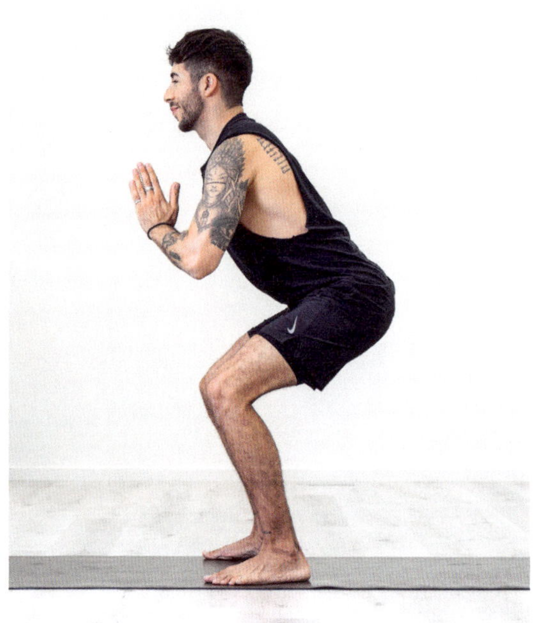

13. Boot

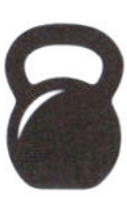

Benefit

Für einen gesunden Körper ist Kraft genauso wichtig wie Flexibilität. Gerade deine Rücken profitiert davon, wenn er von starken Bauchmuskeln gestützt wird. Die nächste Übung hilft dir, deine Körpermitte zu kräftigen.

Starte im Sitzen. Heb deine Beine von der Matte und lass deine Knie zu Beginn um 90 Grad gebeugt. Achte hier auf einen geraden Rücken. Zieh deine Brust dafür etwas nach oben. Sollte es dir anfangs sehr schwerfallen, deine Beine in der Luft zu halten, stütz dich gerne seitlich auf deinen Händen ab. Mit der Zeit kannst du versuchen, deine Beine komplett durchzustrecken, ohne aber im Rücken rund zu werden.

Um deine Bauchmuskulatur hier wirklich zu fordern, empfehle ich dir, mindestens drei Runden von dieser Asana durchzuführen. Stopp dabei gerne die Zeit und versuch mit jedem Mal ein paar Sekunden länger zu halten. Damit ein Muskel wachsen kann, braucht er neue Reize. So wie auch wir immer wieder Veränderung brauchen, um zu lernen und zu wachsen. Wenn deine Beine dabei etwas zittern, ist das ganz normal. Versuche, tief zu atmen und über deine Grenzen hinauszugehen. Nur so wirst du dich verbessern.

Ich möchte dir hier keine Zeit vorgeben, da jeder von uns einen anderen Fitnesslevel hat. Es geht hier nicht darum, länger zu halten als alle anderen, sondern deine Gesundheit und deine Kraft zu verbessern. Yoga ist kein Sport und erst recht kein Wettkampf. Yoga ist eine Einstellung zum Leben.

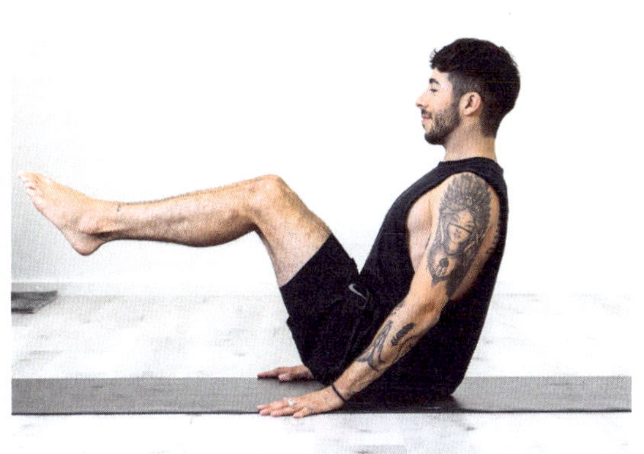

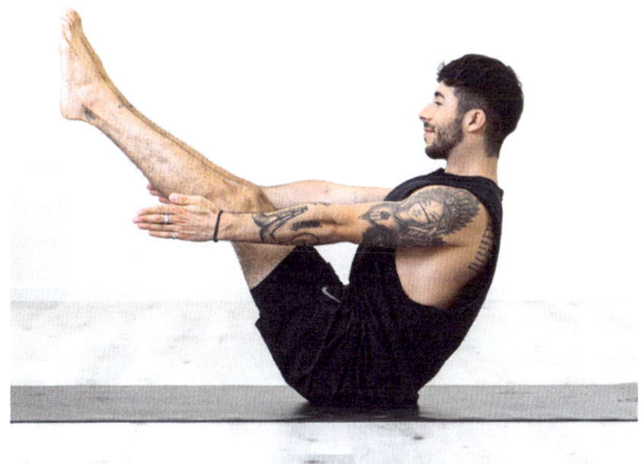

14. Vorbeuge im Sitzen

Streck deine Beine aus und komm in einen Langsitz. Achte hier auf einen geraden Rücken. Sollte es sehr herausfordernd sein, mit gestreckten Beinen gerade zu sitzen, empfehle ich dir, einfach mal hier zu bleiben und diesen Sitz zu üben. Wichtig ist, dass du eine Dehnung in den Oberschenkelrückseiten spürst.

Die Vorbeuge im Sitzen wird leider sehr oft falsch gemacht, daher empfehle ich dir, zunächst einen Gurt zu verwenden. Schling den Gurt um deine Füße und halte die beiden Enden in der jeweils linken und rechten Hand. Atme tief ein und versuche, deinen Rücken noch mehr in die Länge zu ziehen. Spann dabei deine Oberschenkel fest an und flexe deine Füße, sodass deine Zehen zu dir schauen. So aktivierst du zusätzlich die Wadenmuskulatur.

Mit der Ausatmung beugst du dich nach vorne, ohne dabei im oberen Rücken rund zu werden. Geh nur so tief in deine Vorbeuge, wie dein Rücken gerade bleibt. *Entspanne deine Schultern sowie dein Gesicht und halte hier für 10 bis 15 tiefe Atemzüge.* Komm mit deiner Einatmung und einem geraden Rücken wieder aus deiner Position.

Wenn du deine Zehen gut erreichst, kannst du den Gurt natürlich auch weglassen. Die Vorbeuge bleibt komplett gleich. Achte hier besonders darauf, deinen Rücken so gerade wie möglich zu halten.

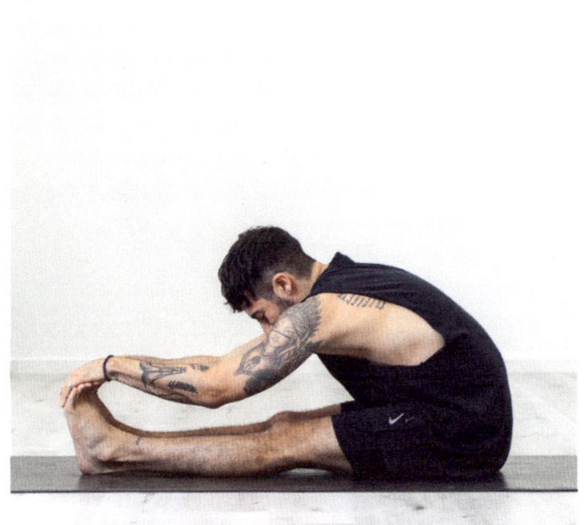

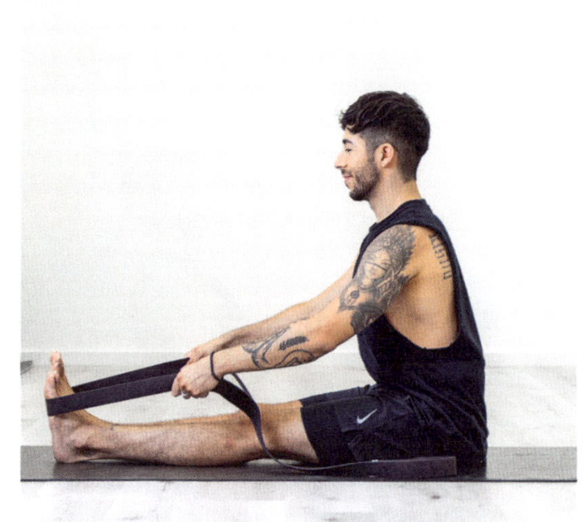

15. Rückbeuge Schulterbrücke

Um die letzte Vorbeuge auszugleichen, kommst du als Nächstes in eine Rückbeuge. Leg dich dafür auf deinen Rücken. Platziere deine Arme nah am Körper neben dir mit den Handflächen auf die Matte gerichtet. Beug deine Beine und stell deine Füße parallel voneinander auf der Matte ab. Deine Fersen sollten dabei direkt unter deinen Knien platziert sein. Mit der nächsten Einatmung hebst du deine Hüfte so weit wie möglich hoch zur Decke. Wippe hier gerne mit deinem Gewicht etwas nach links und rechts, um das Gewicht auf deine Schulterblätter zu bringen. Wenn du möchtest, kannst du die Finger unter deinem Rücken verschränken und fest in die Matte drücken. Lass deinen Kopf dabei gerade, um deinen Nacken zu schonen. Drück die Hüfte wirklich so weit wie möglich nach oben. Das ist eine super Übung für den Beckenboden und die Kräftigung deiner Gesäßmuskulatur. *Halte hier für 10 bis 15 tiefe Atemzüge und leg den Rücken dann wieder ganz achtsam auf der Matte ab.*

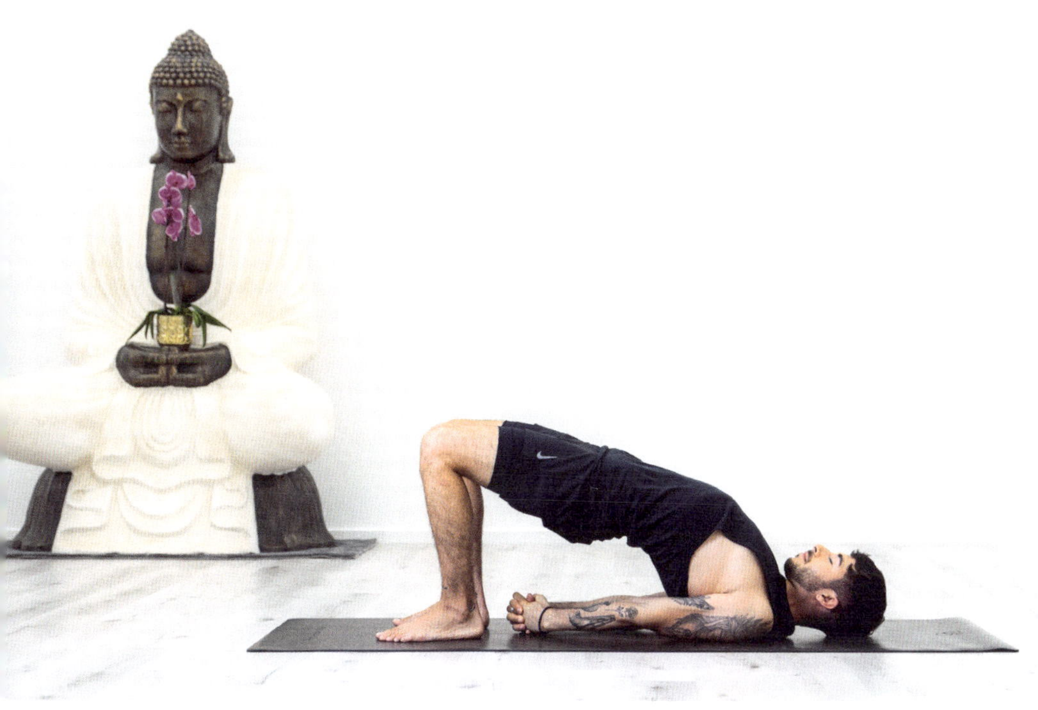

16. Shavasana

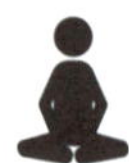

Der Kreis schließt sich und du gehst zurück in deine Entspannungsposition, Shavasana. Streck dafür deine Beine entlang der Matte aus, leg deine Arme seitlich neben dir ab und genieß ein paar tiefe Atemzüge sowie Zeit für dich.

- Welche Gedanken sind während dieser Yoga-Einheit aufgekommen? Hast du neue Ideen gesammelt?
- Wie fühlt sich dein Körper nach dem Yoga an? Wie ist deine Stimmung?
- Fühlst du dich entspannter als vorher? Oder vielleicht voller Energie?
- Nimm dieses Gefühl mit in den Rest deines Tages.

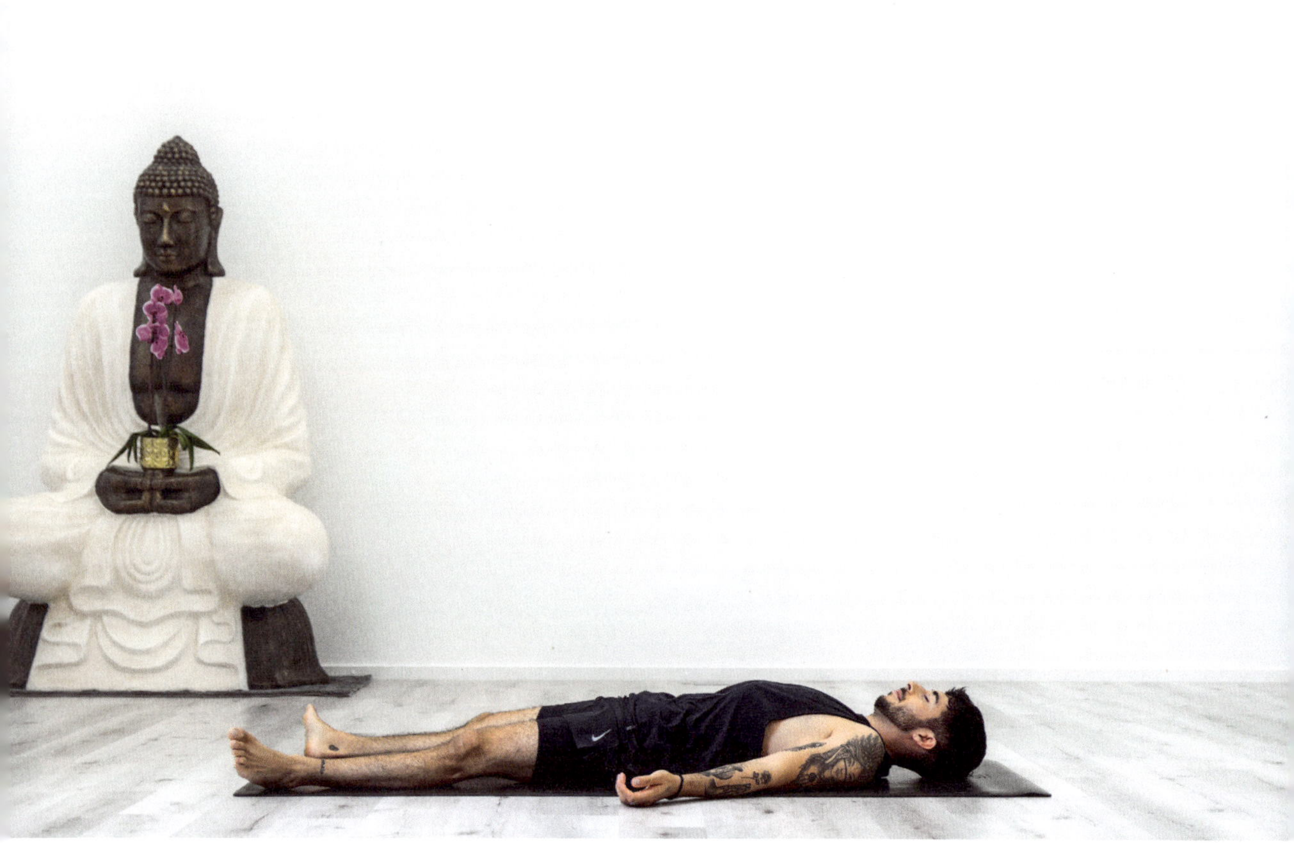

Meine 5 Tipps für mehr Ruhe im Alltag

Fühlst du dich manchmal überfordert und unter Druck gesetzt? Damit bist du nicht allein! Hier kommen 5 meiner liebsten Gewohnheiten, mit deren Hilfe es mir gelingt, die meiste Zeit des Tages ruhig und gelassen zu bleiben. Manchmal sind es nur kleine Dinge, die aber einen großen Unterschied machen. Seit ich sie befolge, fühle ich mich mehr in Balance, und ich hoffe, dass sie auch dir guttun:

1. Kreiere (d)eine Morgen- und Abendroutine

Ideen für deine Morgenroutine:

- Starte deinen Tag mit Ruhe und Zeit für dich (auch wenn es nur wenige Minuten sind)
- Geh raus an die frische Luft, um aufzuwachen
- Lies etwas Inspirierendes in einem Buch
- Roll deine Yogamatte aus und mach ein paar Übungen
- Meditiere
- Mach ein kurzes Work-out
- Bereite achtsam eine Tasse Kaffee zu
- Schreib in dein Journal

Ideen für deine Abendroutine:

- Kein Handy nach 18 Uhr
- Genieß ohne Fernseher im Hintergrund eine Tasse Tee
- Sprich mit deinem/deiner Partner:in über den Tag
- Roll deine Yogamatte aus und mach Yin-Yoga
- Massiere dich (und deine:n Partner:in) mit einer Massagepistole
- Lass dir ein heißes Bad ein
- Meditiere

Eine Gewohnheit ist etwas, das du automatisch machst, ohne darüber nachzudenken. Und mehrere Gewohnheiten aneinander gereiht bilden eine Routine. Je länger du deine Routine regelmäßig verfolgst, desto einfach wird es, sie durchzuführen. Das heißt du brauchst nach einigen Tagen beispielsweise weniger Disziplin und Willenskraft, um deine Matte auszurollen und Yoga zu machen.

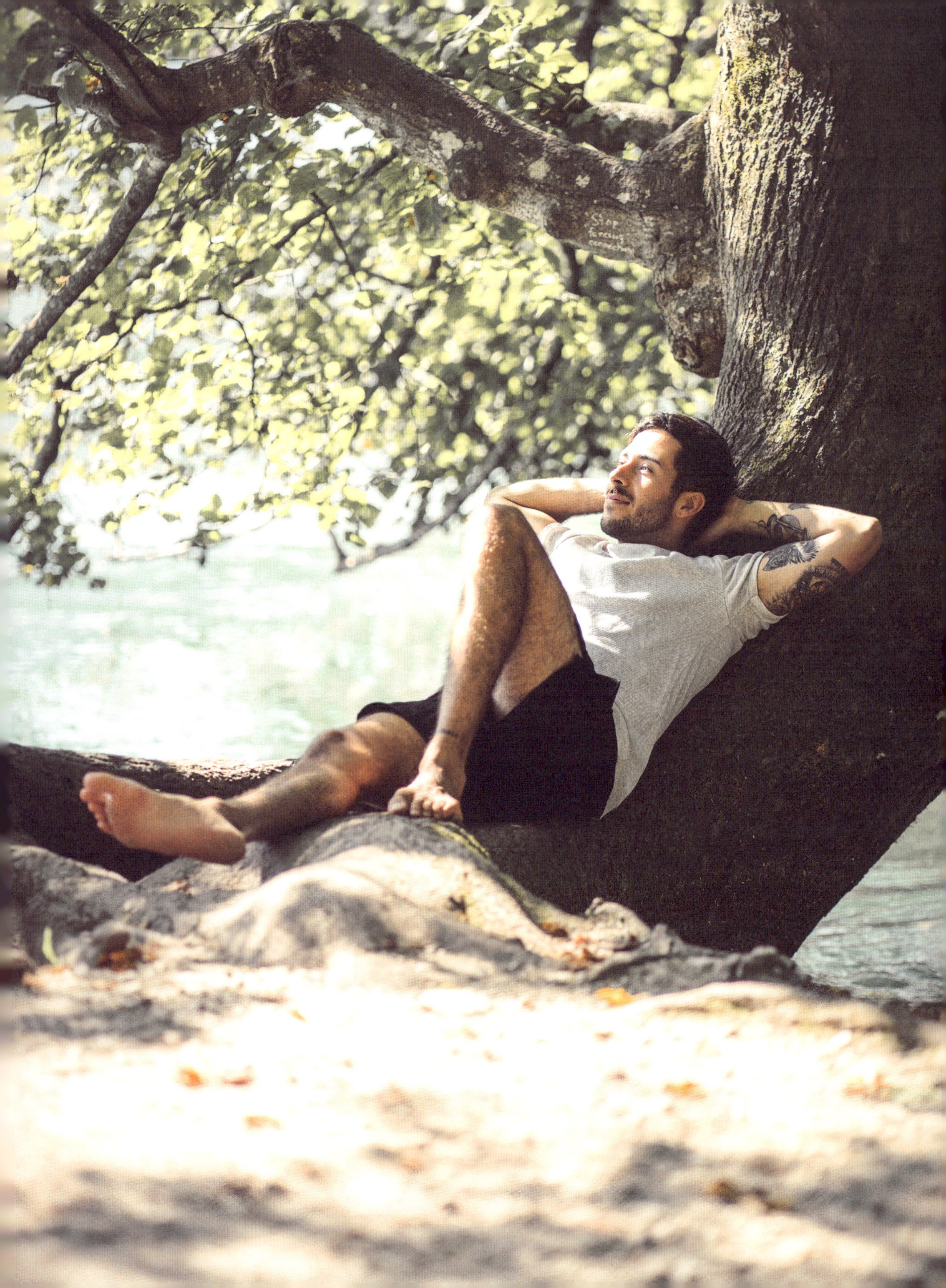
Stop
forcing

2. Vermeide stressige Orte und Situationen

- Fahr ein paar Minuten früher los, um morgendliche Staus zu vermeiden
- Plane genügend Zeit für die Autofahrt ein, nicht nur die Minuten, die Google Maps anzeigt, sondern auch die Zeit, um zum Auto zu gehen, einen Parkplatz zu finden ...
- Sei realistisch mit Abgabeterminen für deine Projekte, plane Puffer ein
- Vermeide wenn möglich Orte, die dich persönlich stressen, wie zum Beispiel volle Restaurants, Cafés oder Einkaufszentren

3. Erlaube dir Pausen im Alltag

- Versuch Yoga Nidra zur Tiefenentspannung
- Gönn dir einen kurzen Mittagsschlaf
- Geh spazieren
- Kritzle in dein Journal
- Nimm dir Zeit zum Kochen und mach gleich etwas mehr, damit hast du am nächsten Tag eine weitere leckere Mahlzeit
- Tu einfach mal nichts und lerne, diesen Freiraum »auszuhalten« und ihn dir auch zu erlauben

4. Miste aus – innen und außen

- Trenn dich von alten, unnötigen Dingen
- Entrümple »Chaosschubladen«
- Halte deinen Arbeitsplatz ordentlich
- Halte dein Zuhause sauber
- Beschäftige dich mit Minimalismus
- Behalte nur Dinge, die du wirklich liebst

5. Pfleg deine Kontakte

- Triff dich regelmäßig mit inspirierenden Menschen
- Habt gemeinsam besondere Erlebnisse in der Natur
- Stell interessante Fragen
- Hör deinem Gegenüber aufmerksam zu und denk nicht währenddessen nach, was du antworten kannst
- Schreibe wieder Briefe und Karten
- Umarme mehr

Abfolge 3: Sonnengruß

Der Hatha-Sonnengruß ist eine ideale Bewegungsabfolge für deinen gesamten Körper. Du kannst diesen kurzen Flow als Warm-up für deine Yogapraxis, vor einem Work-out, einem Lauf oder einer Wanderung nutzen oder an einem Tag, an dem dir nicht so viel Zeit bleibt, um zu üben. Vielleicht wird dieser Sonnengruß Teil deiner neuen Morgenroutine oder das ideale Programm für deine nächste Mittagspause?

Durch die abwechslungsreichen Bewegungen tust du deiner Wirbelsäule etwas Gutes, öffnest dabei deine Hüften und kräftigst deinen gesamten Körper. Versuch dich, während du übst, stets auf deine tiefe Atmung zu konzentrieren. Je öfter du diese Abfolge ausführst, desto besser wird es dir gelingen, im Moment zu bleiben und dabei gleichmäßig und tief zu atmen. Hat sich die Abfolge einmal in deinem Kopf gefestigt, kannst du sie immer und überall machen. Egal, ob alleine zu Hause, in einem schönen Park oder im nächsten Urlaub direkt am Meer – deine Yogapraxis wird dich überallhin begleiten.

Als Warm-up eignen sich ein bis drei Runden, mit je linker und rechter Seite. Für eine komplette Yogapraxis empfehle ich dir drei bis zehn Runden Sonnengrüße.

1

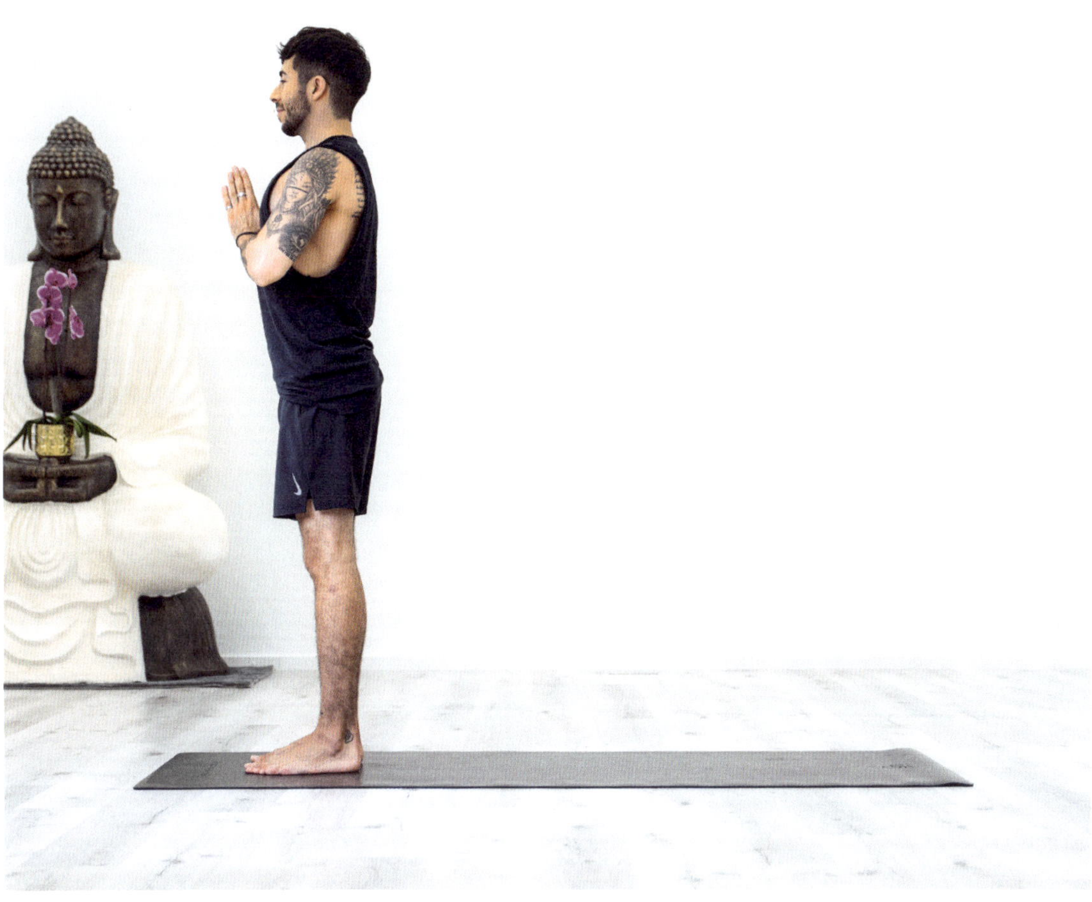

Ausgansposition ist ein sicherer Stand am Anfang deiner Matte. Deine Füße kannst du zusammenbringen, oder hüftbreit voneinander entfernt platzieren. Wichtig ist, dass du hier eine gute Balance findest. Gerne kannst du auch mal deine Zehen von der Matte heben und sie dann ganz bewusst eine nach der anderen wieder auf der Matte platzieren. So gehst du sicher, dass du mit Achtsamkeit auf deiner Matte stehst. Bring deine Hände vor die Brust und nimm hier noch mal einen tiefen Atemzug, bevor es losgeht.

2

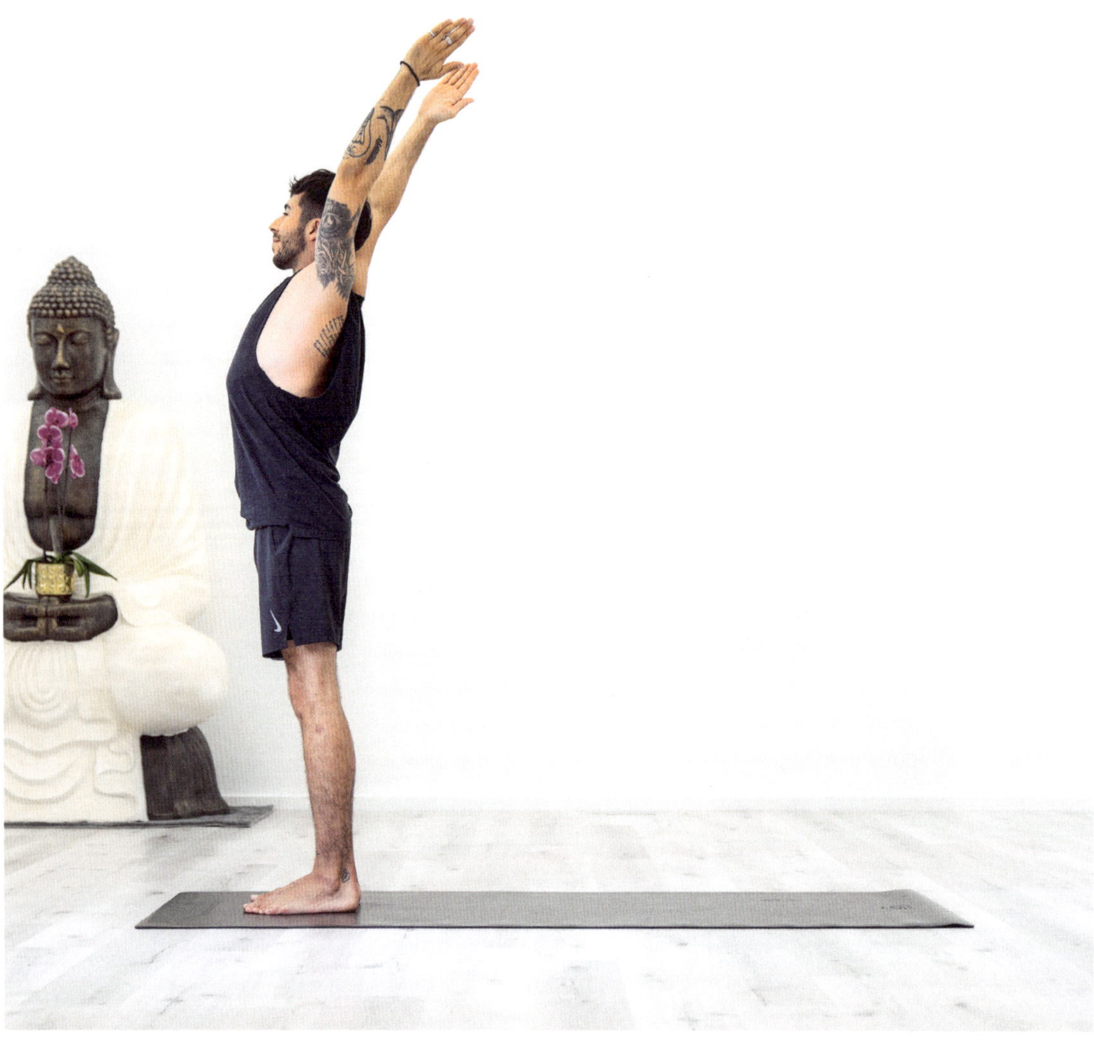

Mit der nächsten Einatmung schwingen deine Arme über deine Vorderseite weit nach oben über deinen Kopf. Um hier auch deine Brust und die Schultern zu öffnen, kannst du versuchen, deine Arme sogar bis hinter deine Ohren zu bringen. Achte dabei aber darauf, dass die Arme durchgestreckt bleiben. Wenn dein Rücken bereit dafür ist, kannst du hier auch in eine sanfte Rückbeuge kommen.

3

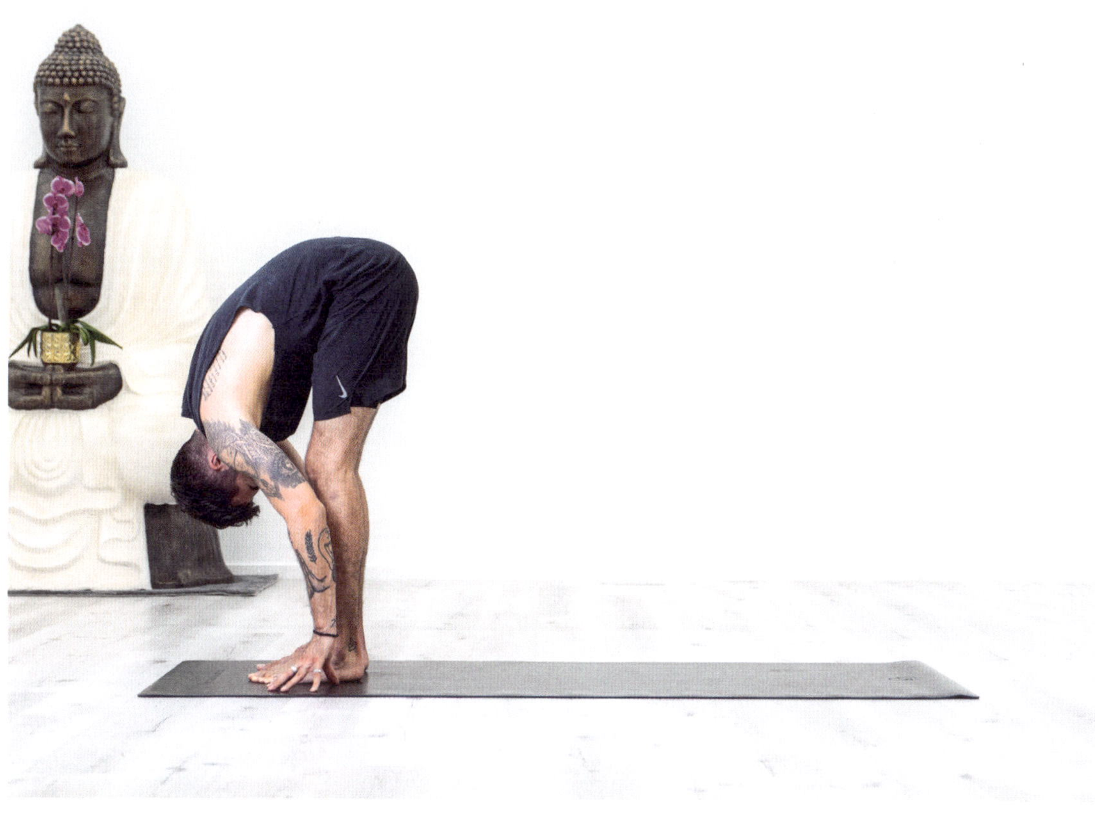

Atme tief aus und komm in eine Vorbeuge. Sollte noch zu viel Druck auf deinen Knien sein, kannst du die Knie gerne gebeugt lassen. Bring dein Kinn zur Brust, damit sich auch dein Nacken entspannen kann. Es geht hier nicht darum, deine Zehen zu berühren, sondern deiner Wirbelsäule sowie deinen Beinrückseiten etwas Gutes zu tun. Bleib geduldig, und du wirst mit der Zeit tiefer kommen.

4

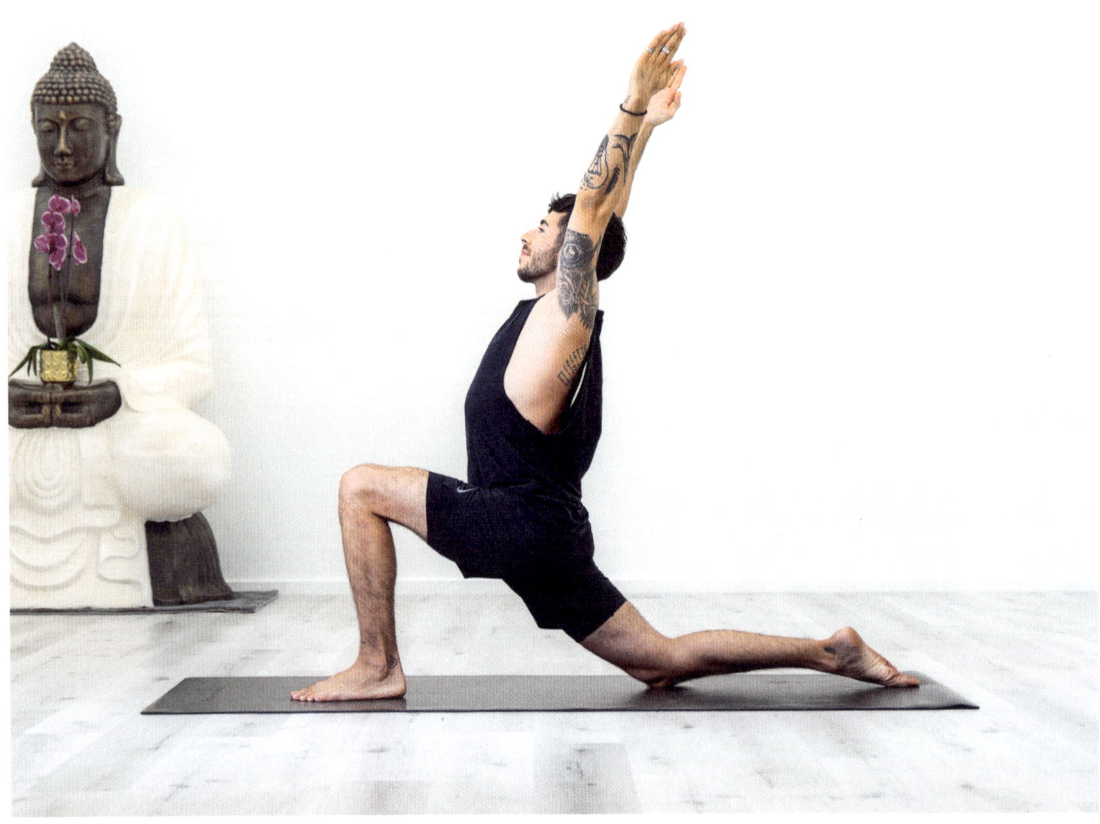

Mit der nächsten Einatmung bringst du deine Hände an den Anfang deiner Matte und steigst mit dem rechten Fuß weit nach hinten. Leg dabei dein hinteres Knie auf der Matte ab in einen Low Lunge. Heb deinen Blick entspannt nach vorne. Sollte das unangenehm sein, kannst du eine Decke oder gern auch ein Handtuch darunterlegen. Alternativ kannst du deine Matte rollen. Wenn du willst, kannst du hier auch ein paar Atemzüge nehmen, bevor es weitergeht.

5

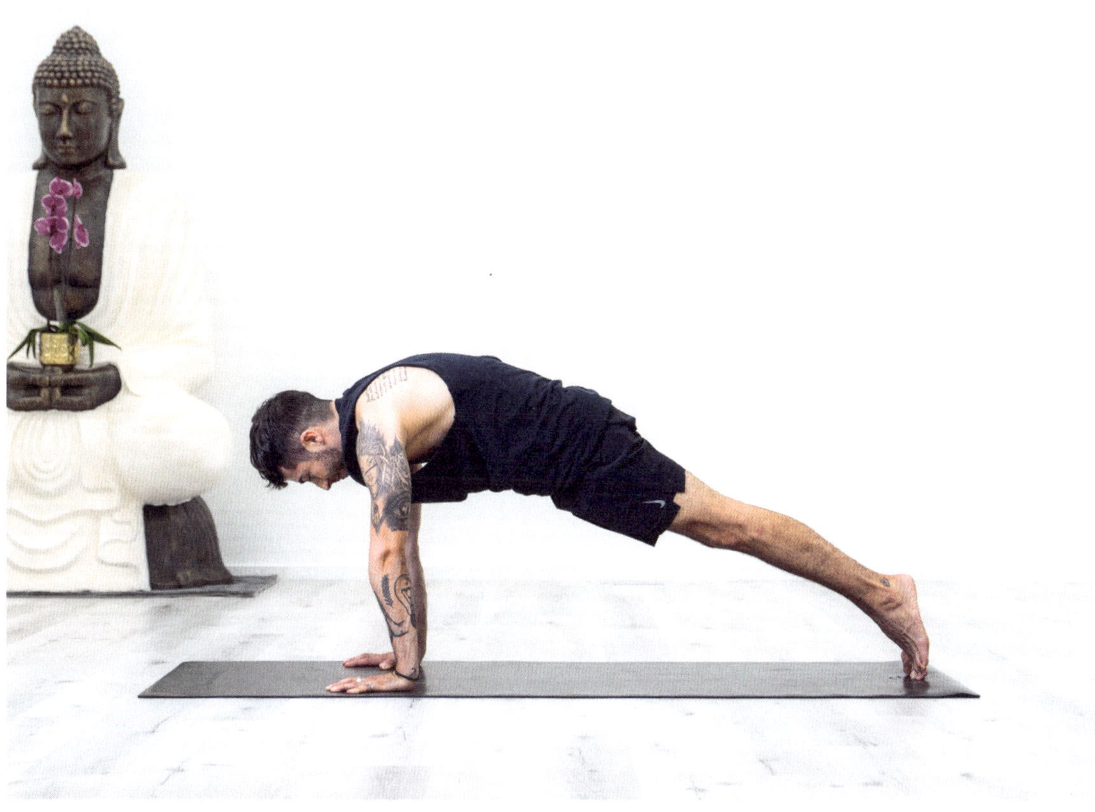

Bring mit der nächsten Ausatmung beide Hände auf die Matte und steig mit beiden Füßen nach hinten in deinen Stütz. Versuch hier gerne, kurz zu halten, um Kraft aufzubauen. Achte dabei darauf, dass dein Hintern nicht durchhängt, und spanne zusätzlich deine Beinmuskulatur an.

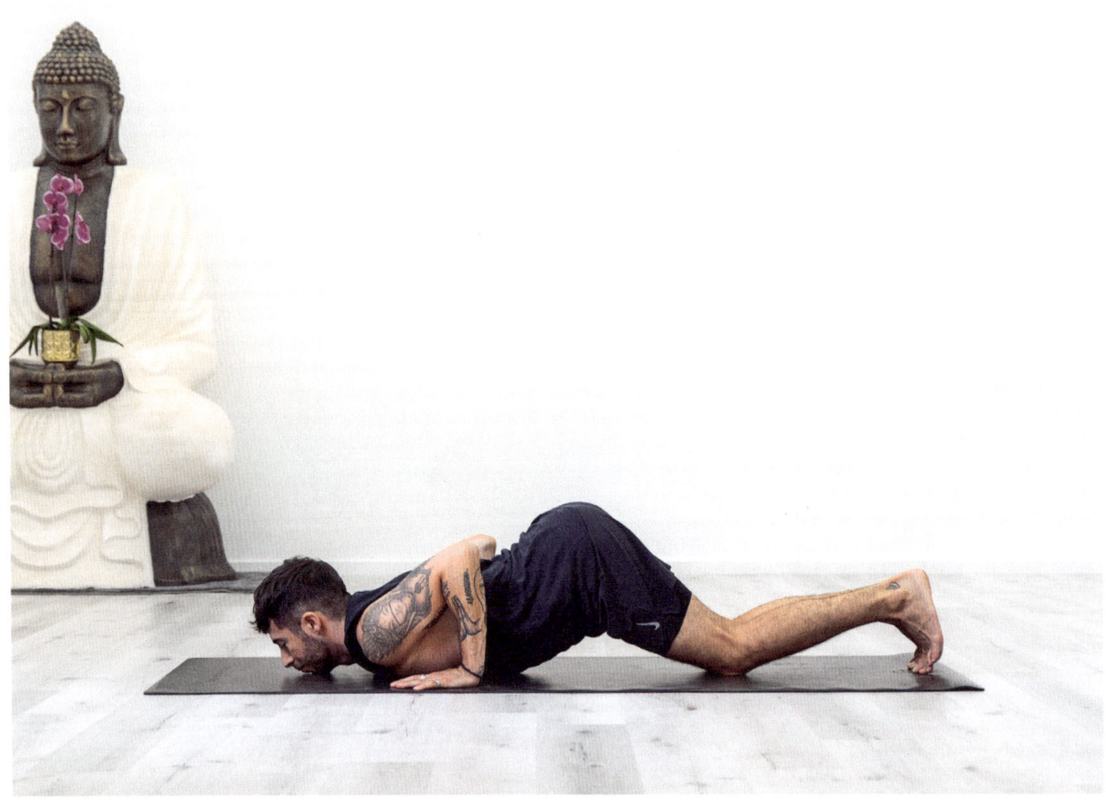

Schieb mit einer Einatmung dein Gewicht etwas mehr nach vorne. Mit deiner nächsten Ausatmung senkst du dich langsam zur Matte ab. Du kannst dabei gerne deine Knie zur Unterstützung ablegen. Achte darauf, dass deine Ellbogen nah bei dir bleiben. Wenn du bereits mehr Kraft hast, kannst du auch versuchen, im Chaturanga zu halten.

7

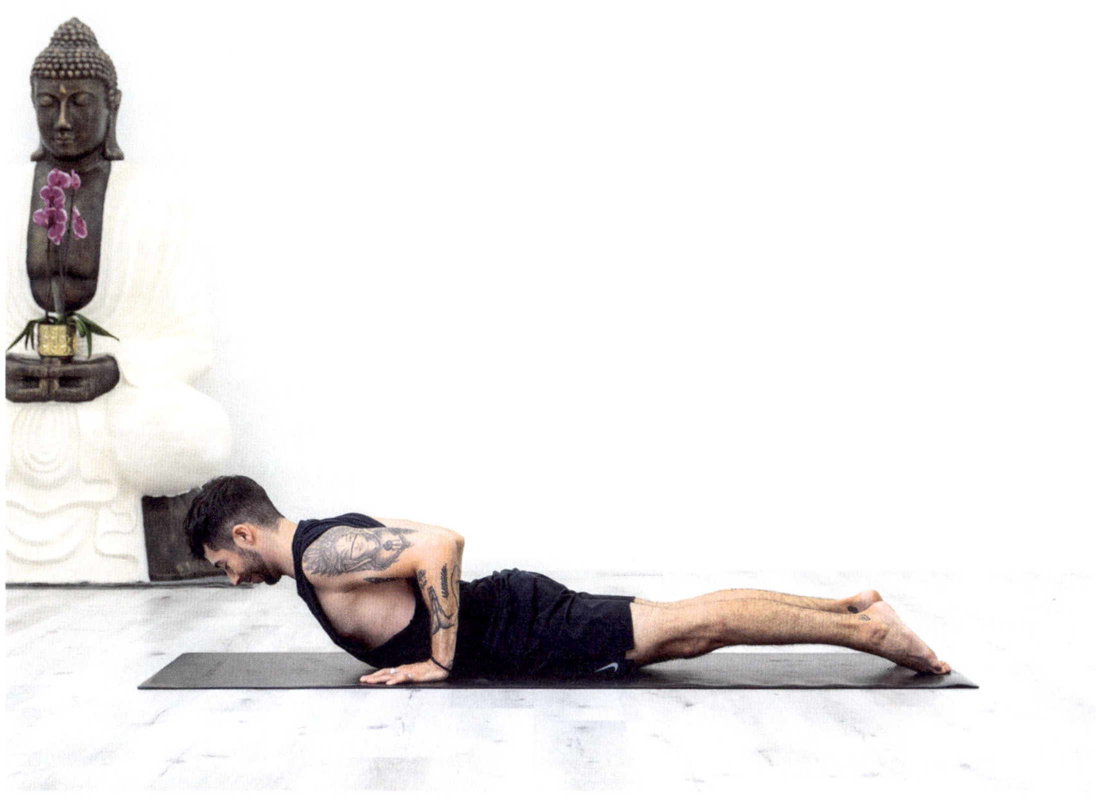

Atme tief ein und heb deine Brust in eine kleine Kobra. Die ganze Kraft kommt hier aus deinem Rücken, nicht aus deinen Armen. Blick dabei gerne nach unten, um deinen Nacken schön lang zu lassen.

8

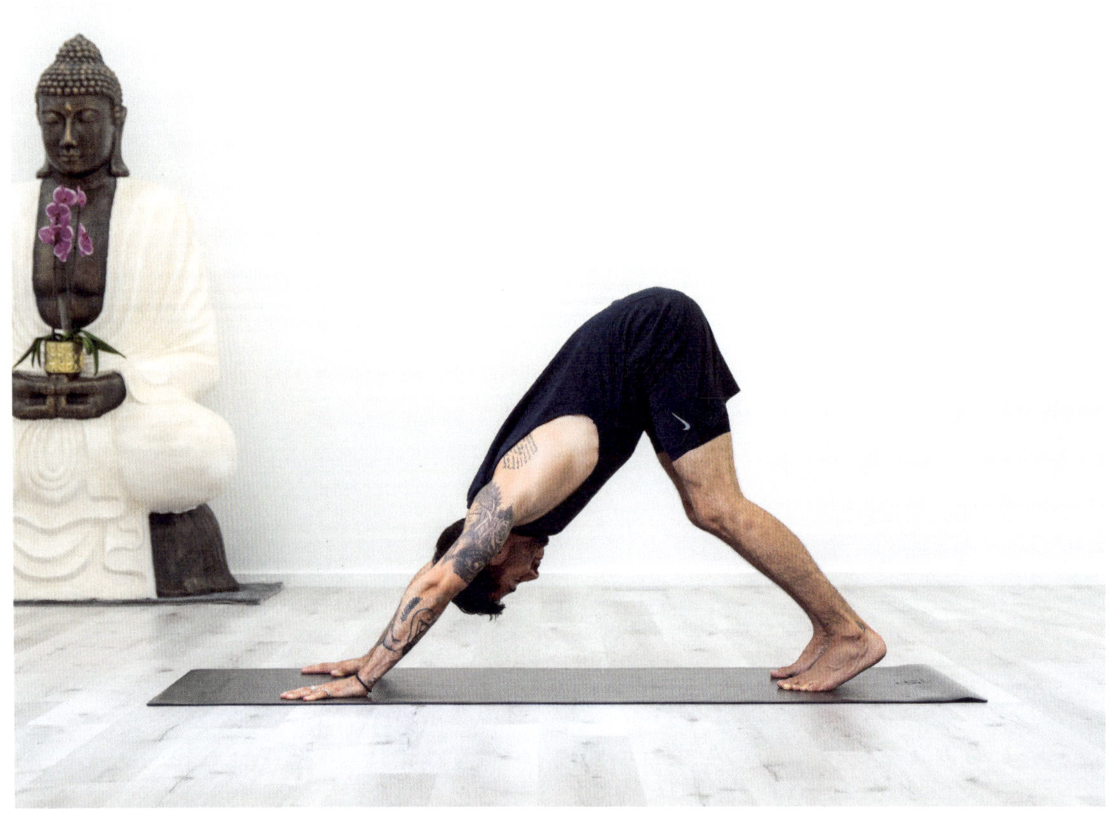

Mit deiner Ausatmung komm – gerne über deine Child's Pose – in einen herabschauenden Hund.

9

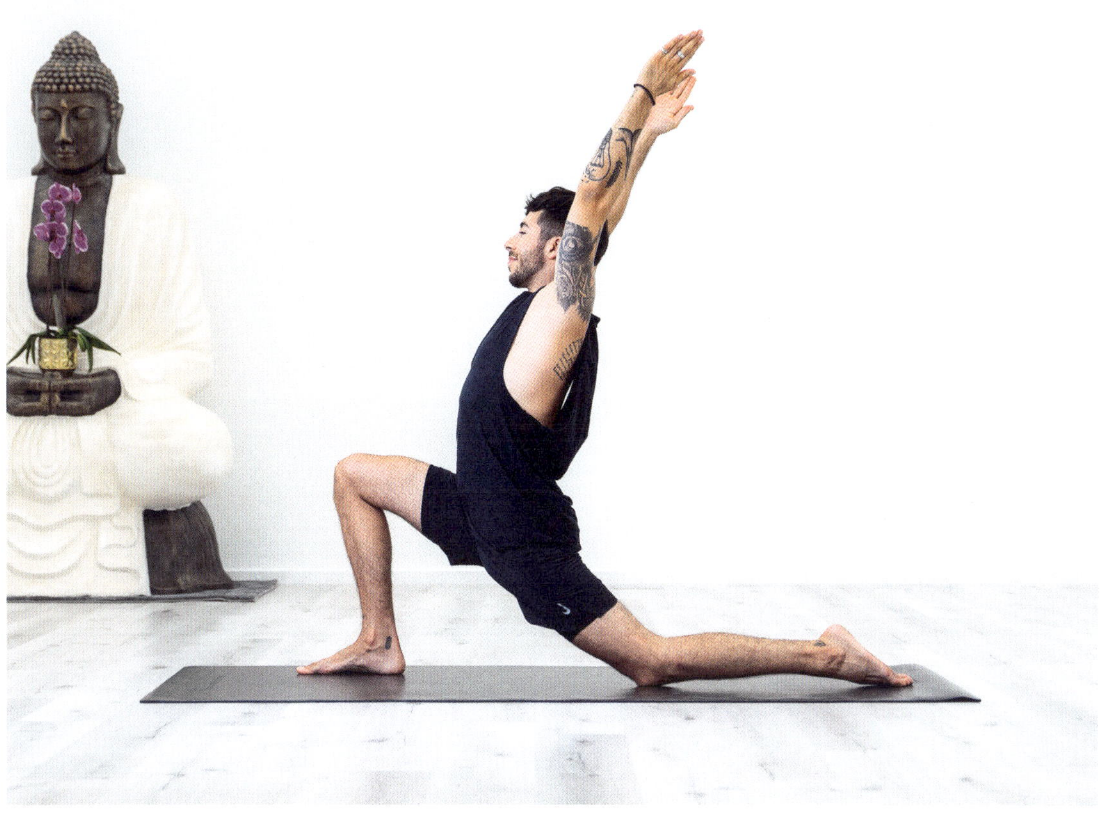

Atme tief ein und steig mit deinem rechten Fuß nach vorne zu deinem rechten Daumen. Leg dein hinteres Knie ab in deinen Low Lunge und heb deinen Blick entspannt nach vorne. Die Arme kannst du entweder auf deinem Knie ablegen oder Richtung Decke heben. Auch hier hast du wieder die Option, kurz durchzuatmen.

10

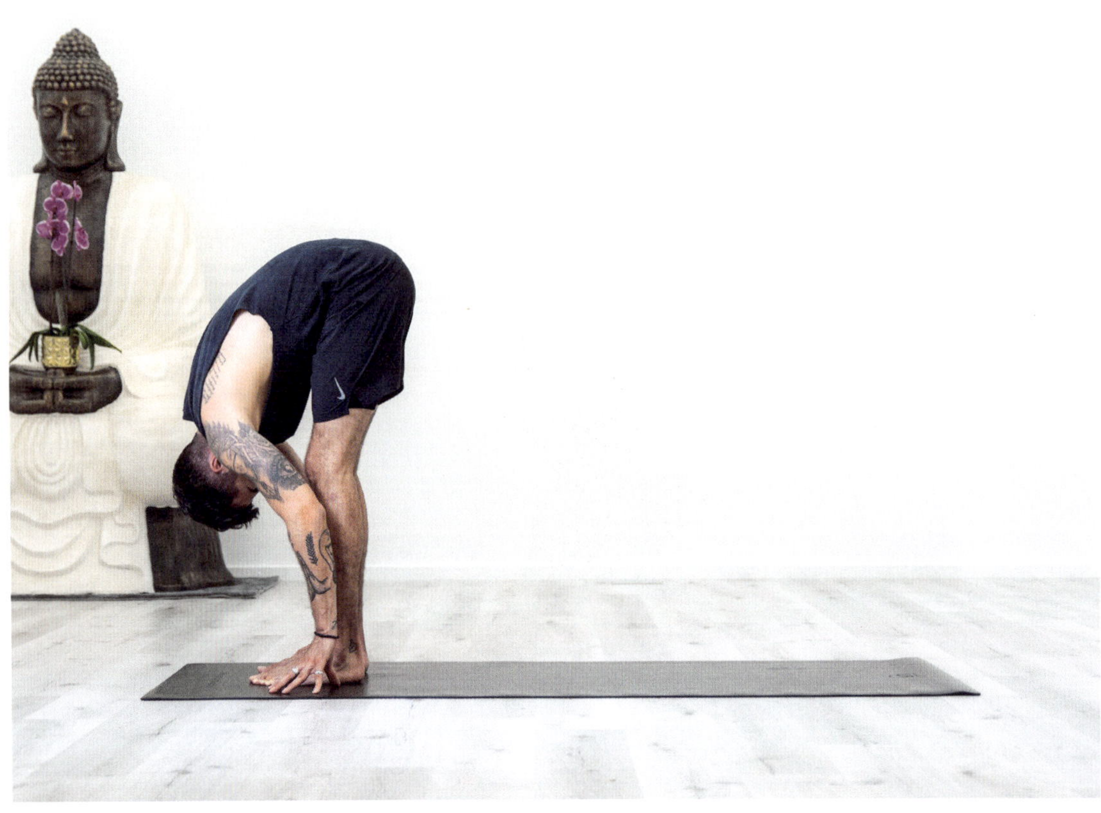

Mit der nächsten Ausatmung steigst du mit deinem hinteren Bein nach vorne und kommst so wieder in deine Vorbeuge.

11

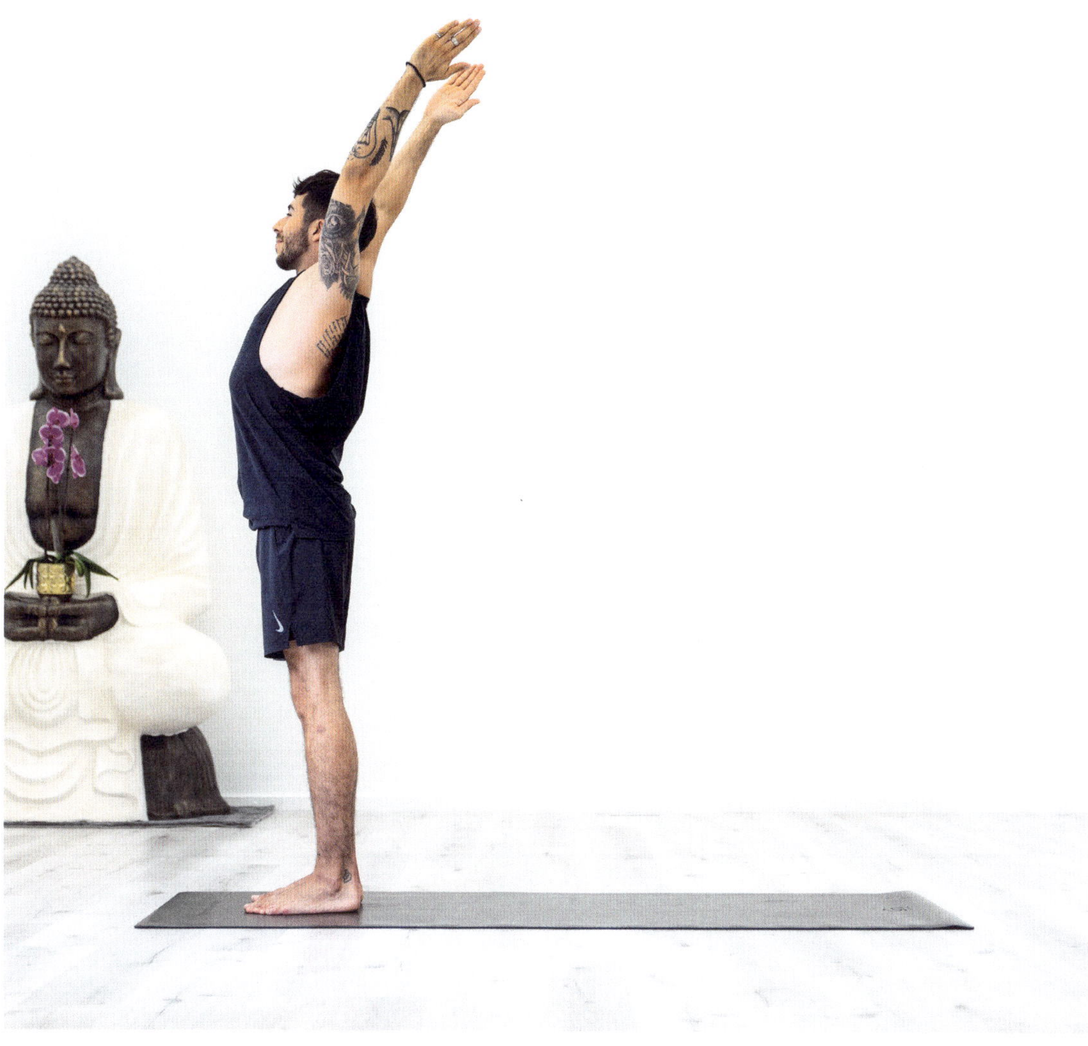

Atme tief ein und schwing deine Arme über vorne weit nach oben – optional in eine leichte Rückbeuge.

12

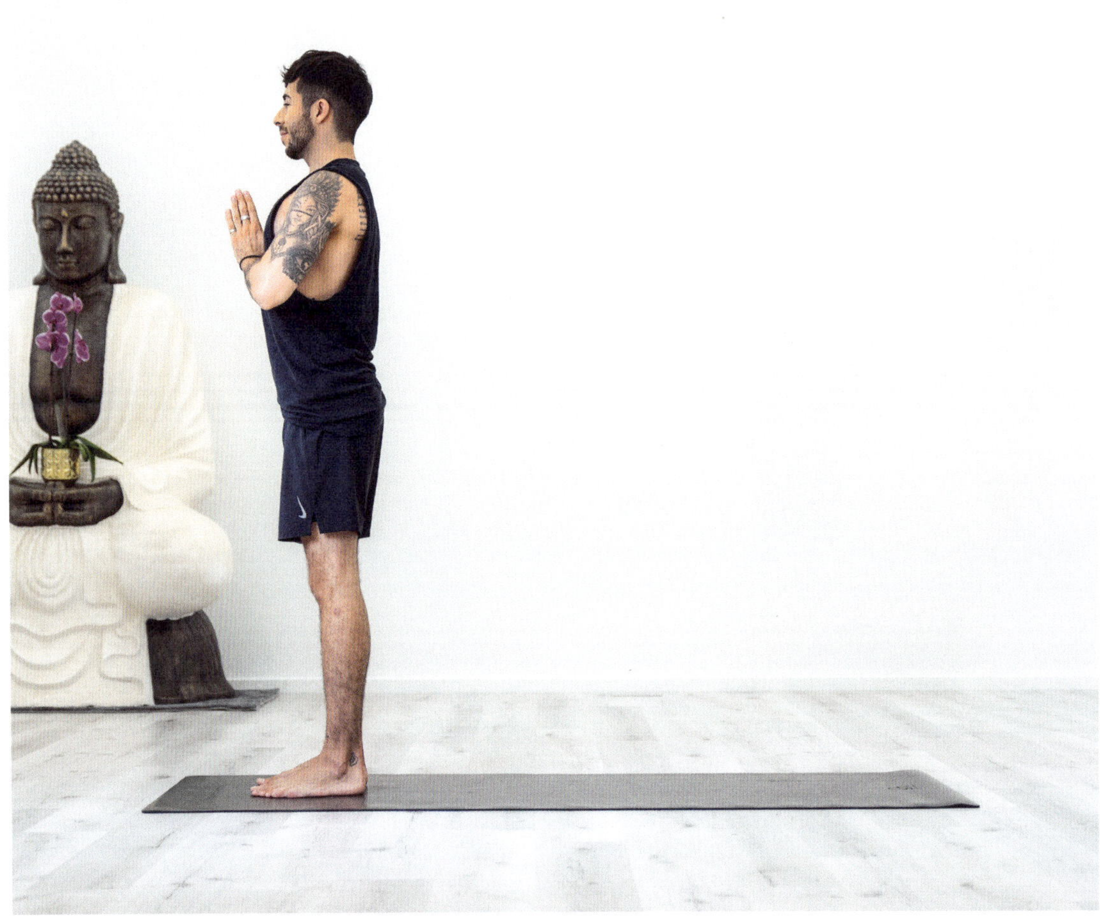

Atme aus und bring deine Hände vor dein Herz.

Wiederhole das Ganze und tritt nun mit deinem linken Bein nach vorne und später wieder nach hinten. Einmal linke und einmal rechte Seite ergeben zusammen einen Durchgang.

Achtsamkeit im Alltag

Oft ist es schwer, etwas mit Worten verständlich zu beschreiben, ohne es dabei zu kompliziert zu machen. Daher möchte ich dir gerne eine kurze Geschichte erzählen, die ich neulich in einem Buch gelesen habe:

Ein Fischer steht morgens noch vor Sonnenaufgang auf, packt seine Angel und sein Netz ein und macht sich auf den Weg zum Meer. Es ist noch zu dunkel, um mit dem Fischen zu beginnen. Um sich die Zeit zu vertreiben, wirft er sein Netz aus und sammelt damit ein paar Steine, die er dann Stein für Stein zurück ins Meer wirft. Er mag das Geräusch, das sie im Moment des Aufpralls machen. Manchmal versucht er auch, die Steine an der Oberfläche springen zu lassen. Die Zeit vergeht und es wird langsam hell, als der Fischer den letzten Stein in den Händen hält. Gerade als er zum letzten Wurf ausholt, wirft ein Sonnenstrahl Licht auf den Stein in seiner Hand. Der Fischer traut seinen Augen kaum, denn er erkennt, dass das nicht irgendein Stein in seinen Händen war. Es war ein Diamant! Zutiefst erschüttert stellt der Fischer fest, dass er ein ganzes Netz voller Diamanten zurück ins Meer geworfen hatte. Er wäre ein reicher Mann gewesen, doch alles was ihm bleibt, ist ein letzter Diamant.

Wir haben täglich die Möglichkeit, unsere eigenen Entscheidungen zu treffen. Mit wem du deine Zeit verbringst, auf welche Art und Weise du dein Geld verdienst und was du aus deinem Leben machst, liegt einzig und allein in deiner Hand. Die Diamanten in dieser Geschichte spiegeln deine Lebenszeit wider. Wir sind alle reich, reich an Momenten. Doch ohne Sonnenlicht – ohne die nötige Achtsamkeit – erkennen wir den Wert dieser Momente nicht. Die Zeit vergeht, und irgendwann bleibt uns nur noch dieser letzte Diamant.

Achtsamkeit hilft dir dabei, dich selbst besser kennenzulernen. So wie auch Yoga und Meditation dir dabei helfen, mehr nach innen zu schauen und deine persönlichen Antworten zu finden. *Was macht dich glücklich? Mit wem verbringst du gerne deine Zeit? Was tut dir gut? Wer nicht? Was möchtest du aus deinem Leben machen? Was erfüllt dich?* Erst wenn du dich mit diesen Fragen beschäftigst, dich selbst gut kennst und dich auch traust, unabhängig von den Meinungen anderer, deinen eigenen Weg zu gehen, wirst du wahres Glück empfinden.

Um im Alltag ein achtsames Leben zu führen, möchte ich dir im Folgenden gerne ein paar Beispiele nennen, was es bedeutet, nicht achtsam zu sein:

Es regnet. Du stehst morgens auf, schaust aus dem Fenster und bist automatisch schlecht gelaunt. Du fährst zur Arbeit und beschwerst dich bei deinen Arbeitskolleg:innen über das Wetter. Du jammerst den ganzen Tag über den Regen und driftest dadurch bei jedem Gespräch zu negativen Themen. Der Regen, etwas, das nicht in deiner Hand liegt (und der neutral betrachtet weder gut noch schlecht ist), hat den gesamten Tag über dich und deine Stimmung entschieden. Du hast die Fäden aus der Hand gegeben.

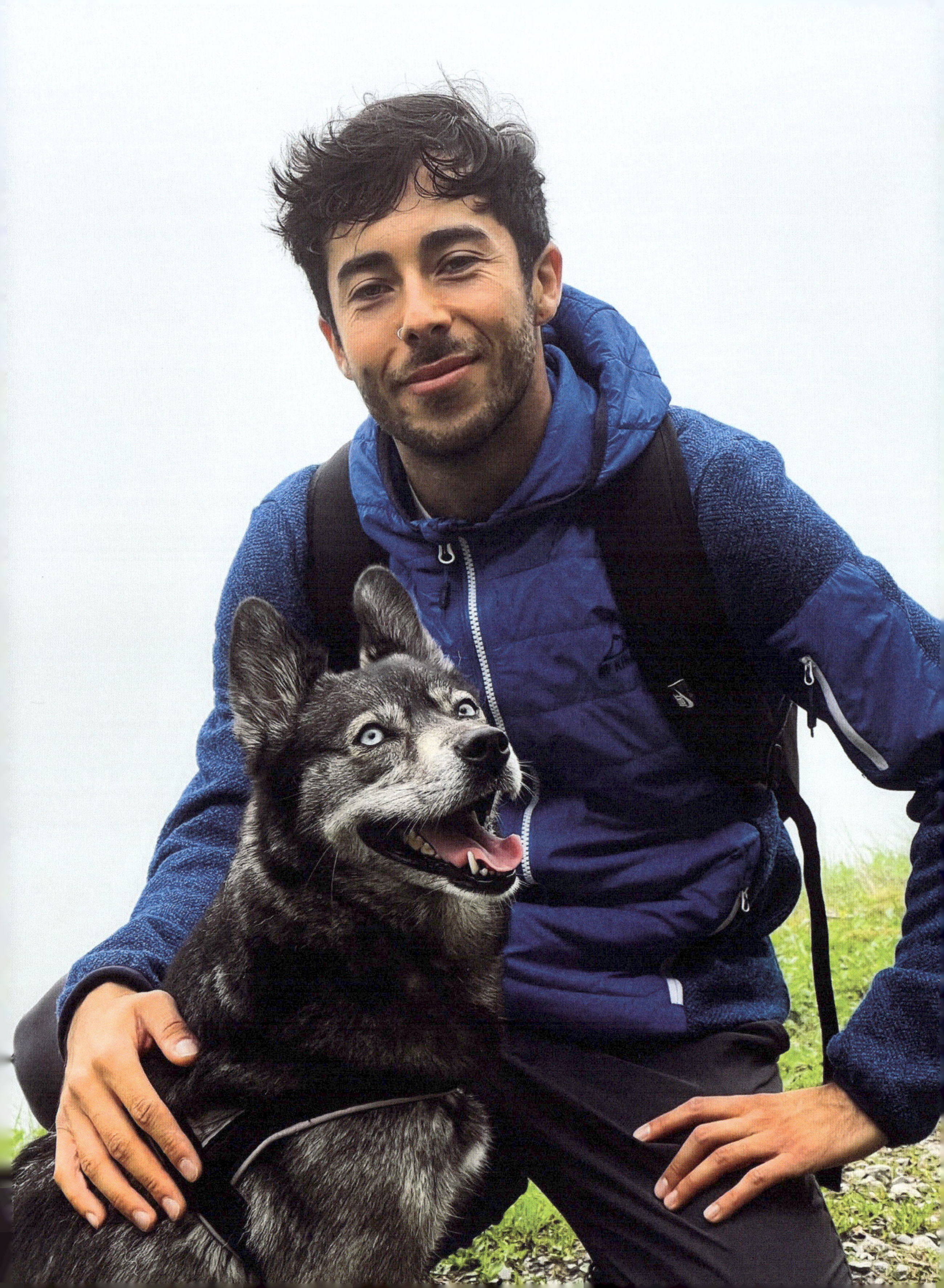

Es war ein langer, hart Tag. Du legst dich auf die Couch und greifst zu deinem Handy. Du möchtest nur ganz kurz etwas auf Social Media ansehen. Plötzlich vergehen zwei Stunden und du bist noch immer am Handy. Wie konnte die Zeit so schnell vergehen?

Du verbringst einen Abend mit deinen Freund:innen. Doch anstatt Interesse an ihnen zu zeigen und spannende Fragen zu stellen, sprichst du nur über dich selbst. Die anderen langweilen sich, spielen mit ihren Haaren und Händen, schauen auf ihr Handy oder starren im Raum herum. Doch dir fällt nicht auf, dass du die Leute um dich herum langweilst, weil du zu beschäftigt damit bist, zu erzählen.

Du kommst abends nach Hause und bist hungrig. Du verbringst Zeit in der Küche, um dir etwas Leckeres zum Essen zuzubereiten. Du setzt dich an den Tisch, doch anstatt dein Essen bewusst zu genießen, schaust du eine Serie. Ein paar Minuten später fällt dir auf, dass du den gesamten Teller leer gegessen hast.

Achtsamkeit bedeutet zu beobachten. Es bedeutet, stehenzubleiben und den Druck des Alltags loszulassen. Achtsamkeit bedeutet, den Moment zu genießen, so wie er ist. Dich selbst besser kennenzulernen und deine Gedanken, Gefühle und Emotionen zu beobachten, um sie besser zu verstehen. Alle Übungen in diesem Buch sollen dir dabei helfen, ein achtsameres Leben zu führen. Ich bin überzeugt davon, dass Achtsamkeit einer der großen Schlüssel zu einem glücklichen Leben ist.

Übungen für einen achtsamen Alltag

- Leg dein Handy beim Essen zur Seite. Versuch deine Mahlzeit bewusst zu genießen.
- Nimm dir Zeit für einen Spaziergang in der Natur und konzentriere dich auf die Geräusche, die du wahrnehmen kannst.
- Beim nächsten Gespräch mit deinen Freund:innen beobachte Mimik und Gestik. Hat dein Gegenüber eine gute Zeit? Stellst du spannende Fragen? Oder sprichst du nur von dir selbst?
- Genieß eine Tasse Kaffee oder Tee in der Sonne.
- Schreib deine Gedanken in ein Journal.
- Lies eine Weile in einem Buch ohne Ablenkung.
- Schalte dein Radio aus und genieße die Stille.
- Nimm eine kalte Dusche, spring in einen kalten See oder in ein Eisbecken und fühle in deinen Körper hinein.
- Beobachte deine Gedanken, wenn du morgens das erste Mal aus dem Fenster schaust. Bewertest du das Wetter? Ist es zu kalt, zu regnerisch, zu windig oder zu heiß? Hör auf zu urteilen und pass dementsprechend deine Kleidung sowie deinen Alltag an. Nicht aber deine Laune.
- Stell dir einen Timer, wenn du auf Social Media scrollst. Solltest du die Zeit übersehen, holt dich dein Wecker wieder zurück in den Moment. Leg dein Handy anschließend für mindestens eine Stunde zur Seite.

Ich bin ganz sicher, dass du einen enormen Unterschied spüren wirst, wenn du all das mal eine Weile lang in deinen Alltag integrierst. Die Art und Weise, wie du durch dein Leben navigierst, wird klarer und einfach »bewusster«.

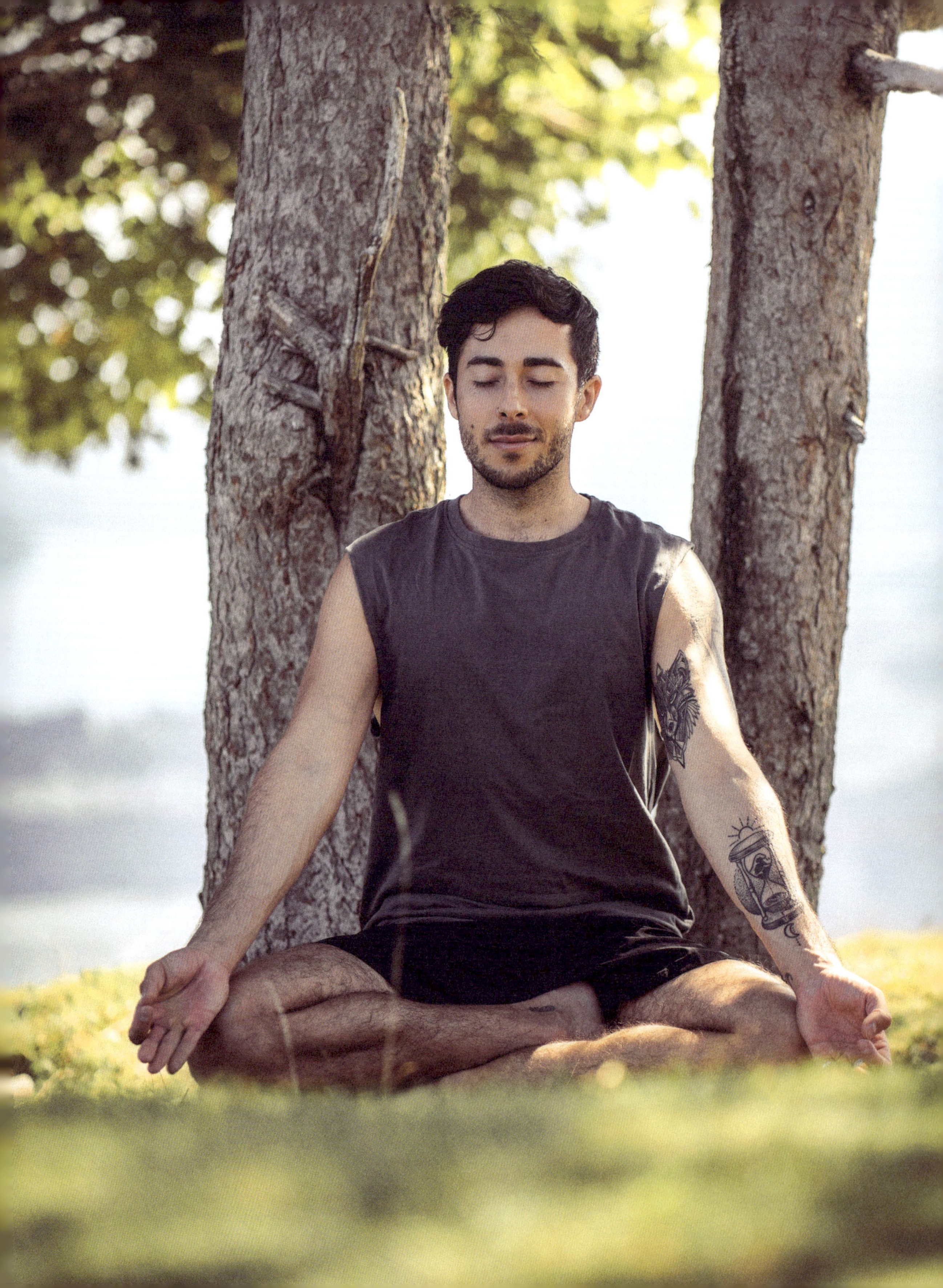

Einführung Meditation

Zu einer nachhaltig wirksamen und tiefgreifenden Yogapraxis gehört für mich neben der Atempraxis und den körperlichen Übungen (Asanas) auch die Meditation. Es gibt so viele unterschiedliche Arten zu meditieren, und ich glaube, dass Meditation gerade für Neulinge auf dem Gebiet oft viel zu komplex dargestellt wird. An Dingen, die uns überfordern, verlieren wir schnell die Lust. Viele Menschen fühlen sich abgeschreckt, weil sie denken, sie müssen stundenlang im Schneidersitz sitzen und »an nichts denken«. Dass das nicht klappt, ist doch klar und vor allem: auch gar nicht notwendig. Es geht bei der Meditation darum, einfach mal nichts zu »müssen«. Mit einem offenen Geist das, was aufkommt, zu betrachten, aber nicht zu bewerten. Das ist sicher zu Beginn ungewohnt, aber mit der Zeit wirst du eine Idee davon bekommen, wie sich das für dich anfühlen kann. Um dir das weite Feld der Meditation möglichst leicht zugänglich zu machen, habe ich mich dafür entschieden, dir als erste Grundlage die Atemmeditation vorzustellen. Du kannst auf diese Meditation immer zurückgreifen – nicht nur auf deiner Yogamatte, sondern auch in einer Pause vom Büroalltag, bei viel Trubel zu Hause, um frische Energie zu tanken – ganz einfach immer dann, wenn du mal kurz Ruhe für dich brauchst.

Denn unser Atem ist immer da. Er ist ein Begleiter, auf den wir uns immer verlassen können. Jeden Tag atmen wir etwa 20 000 Mal ein und aus. Warum also nicht das für uns nutzen, für was unser Körper gemacht ist?

Atem-Meditation

Der Sinn der Meditation ist es, deinen Geist zu beruhigen und im Moment anzukommen. Durch das regelmäßige Praktizieren lernst du mit der Zeit, deine Gedanken zu beobachten und dich nicht mehr so stark von ihnen bestimmen zu lassen. So wird es dir gelingen, diese Achtsamkeit nicht nur während deiner Praxis auf deiner Yogamatte zu erleben, sondern mit in dein tägliches Leben zu nehmen. Es wird Tage geben, da klappt es besser, und an anderen ist diese Meditation eine größere Herausforderung. Sei dabei nicht zu streng mit dir. Es geht nicht darum, irgendein Ziel zu erreichen, sondern zu üben, im Moment zu bleiben. Niemand von uns ist perfekt. Und niemand muss das sein.

Ich vergleiche Achtsamkeit immer gerne mit einer Brille. Ich habe am rechten Auge 0,5 Dioptrien. Das ist nicht viel und daher habe ich lange darauf verzichtet, eine Brille zu tragen, bis mir ein Augenarzt empfohlen hat, sie zum Arbeiten am Computer zu verwenden. Als ich dann das erste Mal eine Brille aufgesetzt habe, war ich überrascht, wie scharf plötzlich Bildschirme für mich waren.

So ist es auch mit der Achtsamkeit. Erst wenn du mit offenen Augen durch das Leben gehst, kannst du die komplette Schönheit um dich herum wahrnehmen. An einem Fluss stehen zu bleiben, um die Kraft des Wassers zu beobachten und das Rauschen bewusst zu hören. Auf einem Berggipfel nicht nur schnell ein Selfie zu machen und wieder zu gehen, sondern bewusst die Freiheit und Weitsicht zu genießen. Das bedeutet für mich Achtsamkeit. Das bedeutet für mich Meditation im Alltag.

»Erst wenn du mit offenen Augen durch das Leben gehst, kannst du die komplette Schönheit um dich herum wahrnehmen.«

Das beste Tool, um Meditation zu lernen und dich in den Moment zurückzuholen, ist die Atmung. Sie ist immer für uns da und passt sich an deine Stimmung an. Im gestressten Zustand, beispielsweise vor einer Präsentation, in einem Streit oder vor einem wichtigen Ereignis, atmest du in einem anderen Rhythmus, als wenn du mit einem eisgekühlten Getränk am Strand liegst und entspannst. Wenn du lernst, deinen Atem zu kontrollieren, so lernst du, auch deine Gefühle und Emotionen zu kontrollieren – und nicht umgekehrt.

Und so einfach geht's:

1. Such dir einen ruhigen Platz, gerne in der Natur. Vielleicht hast du einen Garten, Balkon oder spazierst in den nächsten Park, um diese Meditation zu üben.
   Finde eine angenehme Sitzposition mit aufrechtem Rücken. Generell ist es immer besser, auf einem harten Untergrund zu sitzen, da es dir so leichter fällt, dein Becken leicht nach vorne zu kippen und so deine Wirbelsäule in die Länge zu ziehen. Setz dich daher nicht auf dein Sofa oder ins Bett.
2. Leg deine Hände so ab, dass deine Schultern entspannen und du genug Platz zum freien Atmen hast. Schließ deine Augen und beginne, natürlich durch die Nase ein- und auszuatmen.
3. Spüre mal ganz genau in deinen Körper hinein. Von deinen Zehen hinauf bis zum Kopf. Kannst du irgendwo in deinem Körper Anspannung spüren? Im Gesicht? In deinen Schultern? Wenn du Anspannung findest, lass diese mit jeder Ausatmung mehr los. Erlaube es deiner Muskulatur zu entspannen.

4. Richte deine ganze Konzentration auf deine Atmung.
   Atmest du in den Bauch oder mehr in die Brust?
   Atmest du regelmäßig oder findest du keinen Rhythmus?
   Sind deine Atemzüge tief oder flach?
   Lerne hier zu beobachten, ohne darüber zu urteilen, ob etwas »gut« oder »schlecht« ist.
5. Beginne nun langsam, bewusst tiefer zu atmen. Bemerkst du, dass du an die Zukunft oder die Dinge aus deiner Vergangenheit denkst, so kehr wieder zurück in den Moment. Beobachte, wie sich dein Körper durch die Atmung bewegt. Spüre, wie sich dein Brustkorb mit jeder Einatmung hebt und mit der Ausatmung wieder senkt. Wie Wellen im Meer findet auch deine Atmung ihren Rhythmus.
6. Damit es dir leichter fällt, dich auf die Atmung zu konzentrieren, beginne deine Atemzüge zu zählen.
   Einatmung – zähle in deinem Kopf »eins«.
   Ausatmung – zähle in deinem Kopf »zwei«.
   Einatmung – »drei«.
   Ausatmung – »vier«.
   Versuche, bis 10 zu zählen. Sobald nur ein einziger anderer Gedanke auftritt wie zum Beispiel »Wow, es gelingt mir« oder »Was muss ich heute noch erledigen?«, kehre wieder zur 1 zurück.
7. Sollte es dir bis 10 gelingen, ohne für eine Sekunde abzuschweifen, kannst du natürlich auch weiterzählen. Bleib in dieser Meditation, solange du möchtest.
   Ich empfehle dir, lieber täglich mit 5 Minuten zu starten und dich auf 10 bis 20 Minuten zu steigern, anstatt einmal die Woche für längere Zeit zu meditieren und es dann wieder zu lassen.
8. Um deine Meditation für heute zu beenden, atme noch mal so tief wie möglich ein, halte für einen kurzen Moment die Luft an und atme dann vollständig aus. Komm wieder im jetzigen Moment an. Öffne nun langsam deine Augen.
   Ich wünsche dir einen wunderschönen restlichen Tag.

Diese Meditation habe ich als geführte Meditation für dich aufgezeichnet. Du kannst sie dir ganz einfach mit diesem QR-Code anhören.

https://marcelclementiyoga.com/
good-vibes-yoga-bonus/

Finde deine Prioritäten

Wenn alles wichtig ist, ist nichts wichtig. Deshalb ist es von großer Bedeutung, seine eigenen Prioritäten zu kennen.

Deine Entscheidungen bestimmen über dein Leben und welche Richtung es zukünftig einschlagen wird. Täglich müssen wir zwischen wichtigen Dingen wählen, um so unser Leben selbst zu gestalten.

Wenn du von dir behauptest, dass dir deine Gesundheit das Allerwichtigste ist, in deinem Kalender aber nie Zeit für Sport eingetragen ist, oder du aus Zeitmangel ständig nur zu ungesundem Fast Food greifst, dann spiegeln deine gedanklichen Prioritäten nicht die Realität wider. Du behauptest vielleicht, dass deine Beziehung dir das Wichtigste ist, doch bist täglich bis spät in die Nacht am Arbeiten und nimmst dir nur wenig Zeit für Zweisamkeit? Dann ist jetzt der Moment, deine täglichen Gewohnheiten an deine Prioritäten anzupassen.

Diese Übung soll dir dabei helfen:

1. Bewerte, wie zufrieden du in den folgenden Kategorien im Moment von 1 bis 10 (1 ist völlige Katastrophe, 10 ist ausgezeichnet) bist. Achtung – nicht wie du es dir wünschen würdest, sondern wirklich so, wie es in den letzten zwei bis drei Wochen war bzw. heute ist. Sei ehrlich mit dir selbst.
   - Körperliche Gesundheit (Ernährung, Sport) und mentale Gesundheit
   - Beruf und Erfolg
   - Abenteuer und Spaß
   - Geld und Finanzen
   - Romantische Beziehung zu deinem Partner (oder Singleleben)
   - Freundschaft und Familie
   - Zeit für dich (ganz alleine)
   - Persönliches Wachstum und Weiterbildung
   - Spiritualität
   - Dharma – deine Erfüllung

2. Kreise die für dich wichtigsten drei (maximal 5) Prioritäten ein.
3. Ordne sie mit Platz 1, Platz 2, Platz 3.
4. Haben deine ausgewählten Prioritäten auch die höchste Punkteanzahl deiner Zufriedenheit? Wenn ja, gratuliere! Du lebst dein Leben nach deinen Prioritäten.
5. Wenn nicht, stell dir die Frage: »Was kann ich ab sofort ändern?« Geh auch hier achtsam vor und überfordere dich nicht. Vielleicht hilft dir dabei die Frage: »Was kann ich tun, damit XY nur um 1 % besser wird?«

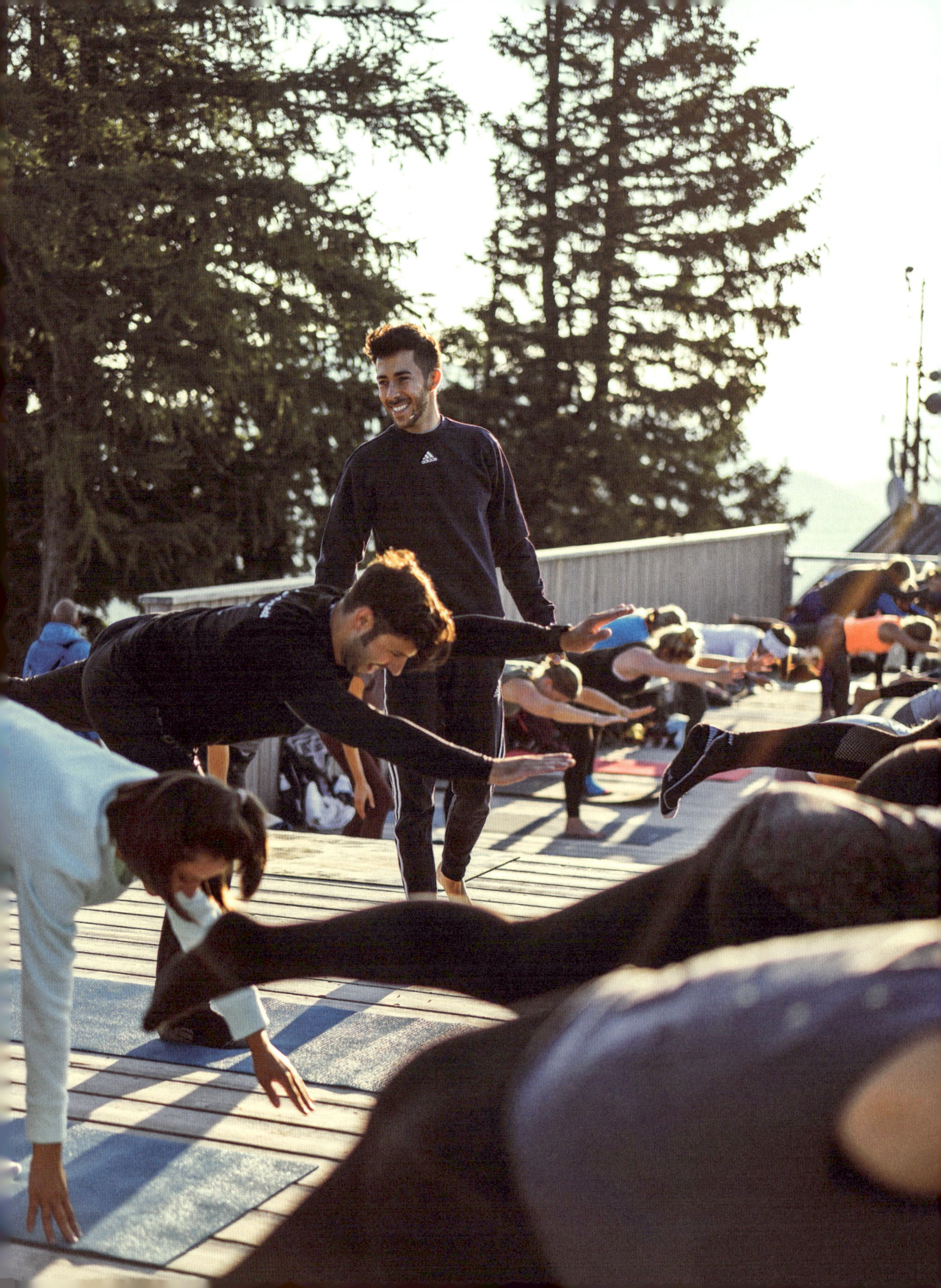
adidas

Yoga abseits der Matte: Deine Easy-to-do-Liste

Eine Einsicht hat mein Leben verändert. Und zwar: Meine To-do-Liste wird nie enden. Nie. Es gibt immer etwas zu tun. Man kann immer mehr machen. Das Haus gründlicher putzen. Noch weitere Strecken laufen. Noch mehr E-Mails schicken. Noch mehr lernen. Wenn du dich nicht dafür *entscheidest* anzukommen, so wirst du es auch nie tun. Wenn du deine To-do-Liste nicht kontrollierst, dann kontrolliert sie dich. Was kannst du also tun, damit genau das nicht passiert und deine To-Do-Listen dich nicht erdrücken?

Ich habe aber noch eine super Alternative zur klassischen To-do-Liste für mich gefunden: Nämlich die »Easy-to-do-Liste«. Dort schreibe ich mir die wichtigsten drei bis maximal fünf Dinge auf, die ich zu erledigen habe und von denen ich wirklich sicher bin, dass ich sie in der von mir eingeplanten Zeit auch realistisch schaffen kann. Sollte ich schneller und darüber hinaus auch noch motiviert sein, dann ist jeder weitere Punkt ein Bonus. Und wenn nicht, mache ich Schluss für diesen Tag. Denn Pausen und hohe Leistung sind keine Gegner, sondern sie gehen Hand in Hand. Kreativität braucht Platz. Diesen Raum müssen wir uns geben, um dauerhaft produktiv arbeiten zu können.

Eines meiner größten Probleme war, dass ich meine Zeit komplett falsch eingeschätzt habe. Ich habe dann zwar den ganzen Tag gearbeitet und acht von meinen zehn geplanten Erledigungen geschafft, doch anstatt stolz zu sein, diese acht Dinge gemeistert zu haben, war ich enttäuscht, dass zwei Aufgaben auf der Strecke bleiben mussten. Dadurch entstand noch mehr Stress! Ich hatte das Gefühl, ständig mit allem hinterher zu sein und nur aus dem Mangel heraus zu agieren. Die Zeit reichte gefühlt nie. Erst mein neues Vorgehen hat die entscheidende Wendung für mich gebracht.

Probiere es auch aus! Schreib dir eine (Haupt-) To-do-Liste mit all den Dingen, die du in den nächsten Wochen erledigen musst. Abends, bevor du ins Bett gehst, schreibst du dir aber nur noch drei bis maximal fünf Dinge auf eine tagesaktuelle Liste, die du am nächsten Tag unbedingt erledigen möchtest. Und so arbeitest du dich Stück für Stück durch deine längerfristige To-do-Liste. Du wirst staunen, wie viel produktiver, aber gleichzeitig auch gelassener und vor allem zufriedener du deine Aufgaben erfüllen wirst.

Ein weiterer Trick, um möglichst effektiv arbeiten zu können und sich dabei aber nicht überfordert zu fühlen, ist die sogenannte Pomodoro-Technik. Sie wurde in den 80er-Jahren von Francesco Cirillo entwickelt und du kannst sie individuell für dich abwandeln. Man nimmt sich eine Aufgabe (oder einen Teilschritt davon) vor, stellt sich den Wecker auf 25 Minuten und arbeitet in dieser Zeit konzentriert daran. Wenn der Wecker klingelt, ist erst mal 5 Minuten Pause angesagt. Das machst du, so oft du Lust hast. So kommst du Schritt für Schritt näher an deine Ziele.

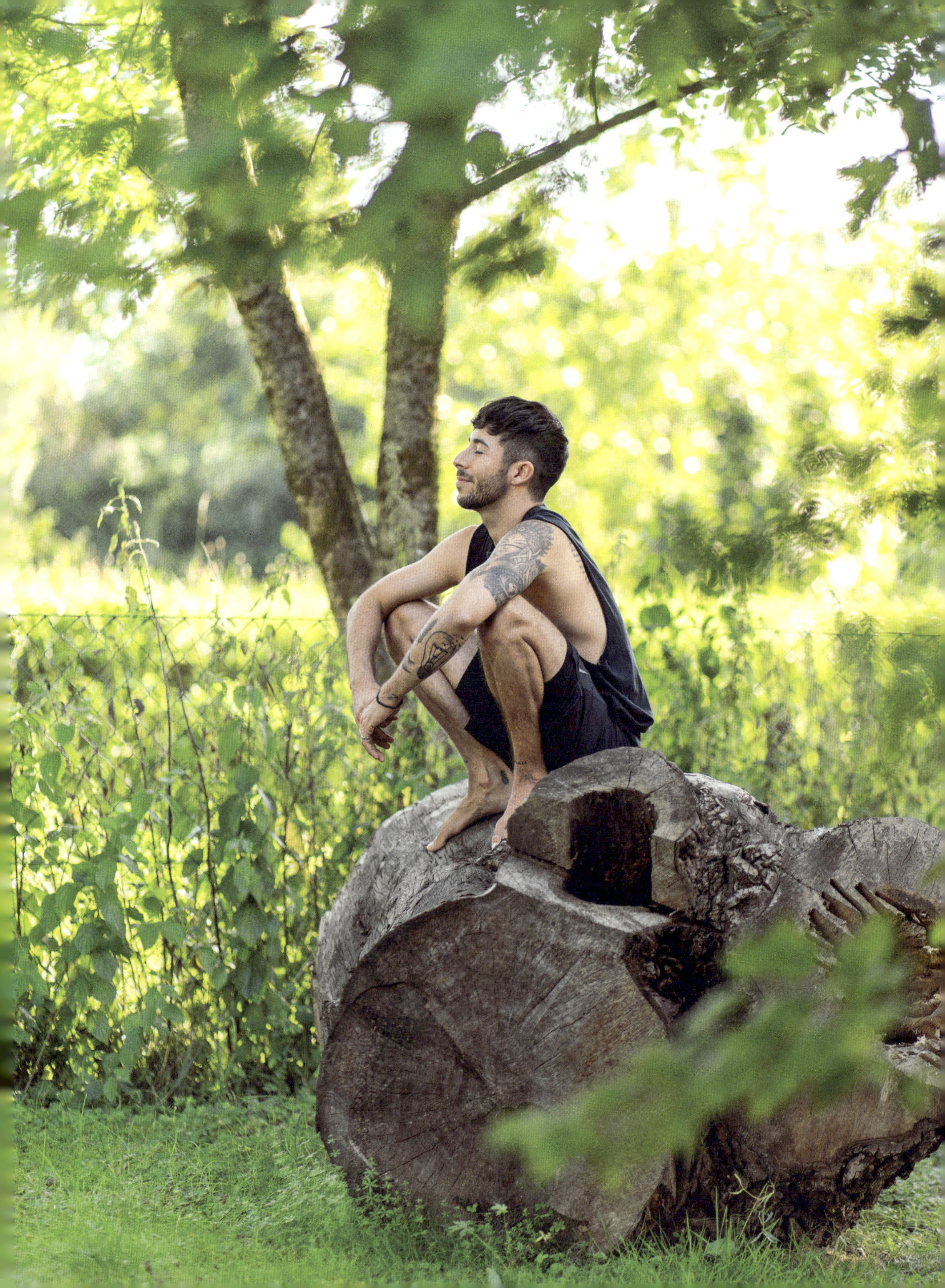

YIN-YOGA
DIE VERGANGENHEIT LOSLASSEN

Glaubenssätze auflösen und Neues kreieren

Deine Vergangenheit hat dich zu dem Menschen gemacht, der gerade diese Zeilen liest. All deine Entscheidungen, deine Erfolge und Misserfolge, all deine Siege und Niederlagen haben das Leben geformt, das du heute lebst. Du bist mit Sicherheit nicht mehr derselbe Mensch, der du noch vor zehn Jahren warst. Und das ist gut so. So wie dein Körper sich verändert hat, hat sich dein Charakter wahrscheinlich auch verändert.

Doch wie sieht es mit deinen Glaubenssätzen aus? Oder mit deinem Umfeld? Haben auch sie sich verändert und sich an dein »neues Ich« angepasst?

»Nur weil etwas in der Vergangenheit immer so war, bedeutet es nicht, dass es auch in der Zukunft so sein muss.«

Seit ich meinen Weg als Yogalehrer eingeschlagen habe, von meiner ersten Yogastunde bis hin zu meinem ersten Yogavideo und der ersten Podcast-Folge, haben sich meine Glaubenssätze und mein Umfeld, sprich mein Wohnort, Freundeskreis und meine Beziehung, komplett verändert.

Die Menschen, mit denen ich vor einigen Jahren noch befreundet war, kennen mich heute nicht mehr. Sie kennen mein altes Ich, doch nicht mehr mein aktuelles. Vor nicht allzu langer Zeit habe ich noch in der Stadt gelebt und konnte mir nie etwas anderes vorstellen. Heute kann es für mich nicht ländlich genug sein. Das bedeutet nicht, dass ich damals nicht am richtigen Ort war oder nicht mit den richtigen Menschen zusammen. Für diese Zeit hat es wunderbar gepasst.

Vielleicht kennst du jemanden in deinem Freundeskreis, der in einer sehr unglücklichen Beziehung lebt. Und das nicht erst seit kurzer Zeit, sondern seit einigen Monaten oder sogar Jahren. Wenn ihr euch darüber unterhaltet, wird nur von den guten alten Zeiten gesprochen. Wie verliebt sie doch am Anfang gewesen waren, welche schönen Urlaube gemeinsam unternommen wurden und dass man doch so gut zusammengepasst hat.

Doch genau da liegt das Problem bzw. auch die Lösung – zusammengepasst *hat.* All das liegt in der Vergangenheit, die aber bereits vorbei ist.

Damit möchte ich natürlich nicht sagen, dass man in einer Beziehung keine schlechten Phasen erleben darf. Doch an Partnern oder Partnerinnen, Freunden oder Freundinnen oder einer Arbeitsstelle nur aufgrund schöner Erinnerungen aus vergangenen Tagen festzuhalten, tagtäglich damit aber kreuzunglücklich zu sein, ist sicherlich nicht die richtige Basis für eine erfüllte Zukunft.

Solange wir an den Erinnerungen dessen, was einmal *war*, festhalten, ständig die Gegenwart mit der Vergangenheit vergleichen und nicht erkennen, wo uns das vielleicht gar nicht mehr dienlich ist, werden wir nie im Moment ankommen können. **Und um uns dessen bewusst zu werden, braucht es Achtsamkeit.** Die Fähigkeit, den Moment neutral zu betrachten, ohne dabei zu sehr in eine emotionale Bewertung zu verfallen.

Ähnlich geht es uns mit unseren Glaubenssätzen. Bei Glaubenssätzen handelt es sich um eine Art inneren Katalog an »Lebensregeln« und Überzeugungen, die du über die Welt und dich selbst hast. Sie bilden sich bereits in deiner frühesten Kindheit, zum Beispiel durch das, was dir deine engsten Bezugspersonen mitgeben und auch vorleben. Deshalb sind sie oft nicht so leicht zu erkennen und erst recht nicht aufzulösen. Wir halten sie für ganz normal und daher »wahr«. Mir wurde, als ich mit 15 Jahren begann, bei meinen Eltern mitzuarbeiten, beigebracht, dass man ständig beschäftigt sein muss. Ich durfte keine fünf Minuten einfach mal im Obstgeschäft stehen und die Aussicht genießen. Wie gerne ich die Menschen auf den Straßen beobachtet hätte. »Was diese Person wohl beruflich macht? So ein schönes Outfit. Wo er dieses Hemd wohl gekauft hat? Wow, diese Frau hat eine schöne Ausstrahlung. Worauf sie sich gerade so freut?« Aber für solche Beobachtungen blieb keine Zeit.

»Man muss hart arbeiten für sein Geld. Das Leben besteht nun mal aus Arbeit.« Ein weiterer Glaubenssatz, der mir von meinem Umfeld eingetrichtert wurde. Um ganz ehrlich zu sein, kämpfe ich noch heute damit, mir beruflich Pausen zu gönnen und mal einen einzigen Tag nichts zu tun. Ich sehe es als meine Aufgabe an, diese fest in meinem Bewusstsein verankerte Überzeugung in andere, mir dienliche Gedanken umzuwandeln.

Glaubenssätze bilden deine Realität. **Doch genauso, wie du deine Glaubenssätze verändern kannst, kannst du deine Realität verändern.** Denn die Macht der Gedanken ist sehr kraftvoll. Eine wichtige Frage, die du dir selbst stellen kannst, lautet: »Unterstützen oder blockieren mich meine Glaubenssätze?« Denn du kannst dir sicher vorstellen, dass es einen enormen Unterschied macht, ob du zu der Sorte Mensch gehörst, die sich zum Beispiel vor einer Herausforderung sagen: »Ich kann auf mich selbst und mein Können vertrauen, deshalb wir es schon klappen« oder aber »Für mich interessiert sich sowieso niemand, es geht eh alles schief.«

Auch hier helfen dir Achtsamkeit und eine bewusste Entscheidung, dein Denken in eine andere Richtung zu lenken.

Achte einmal bewusst darauf, wie du zum Beispiel mit dir sprichst. Ist dein innerer Dialog eher kritisch und pessimistisch oder hast du – gerade auch in stressigen Situationen – trotzdem positive und optimistische Gedanken? Wie genau lauten die Worte, die du dann wählst? Kommt dir das vielleicht bekannt vor? Hat jemand in deiner Kindheit so mit dir gesprochen? Auch auf den ersten Blick nett gemeinte Aussagen wie »Ach, unser armer Pechvogel, hat wieder mal um einen Punkt die bessere Note verpasst«, können die Überzeugung in dir verankern, dass du »nie Glück im Leben hast«. Auch hier bietet es sich an, unser bewährtes Journal zu Hilfe zu nehmen und mal ein paar Tage alles aufzuschreiben, was dir in diesem Zusammenhang auffällt.

Eine hilfreiche Übung ist auch diese hier:

Vervollständige die folgenden Sätze:

- Ich bin ...
- Um Erfolg zu haben, muss man ...
- Ich kann nicht ...
- Die Welt ist ...

Deine Antworten werden dir im ersten Schritt viel darüber verraten, was deine Annahmen und deine Sicht auf die Welt sind. Im zweiten Schritt darfst du darüber nachdenken, inwieweit das heute noch auf dich zutrifft und ob es noch zu deinem Leben passt. Falls nein, wird es höchste Zeit, diese Gedanken durch neue zu ersetzen, die dir helfen, dir dein glückliches Leben zu erschaffen.

Meine liebsten Journaling-Fragen

Wie ein Kompass, der dir hilft, an dein Ziel zu kommen, kann ich mithilfe des Journaling, also dem Aufschreiben meiner Gedanken, immer wieder überprüfen, ob ich noch »auf dem richtigen Weg« bin. Immer dann, wenn ich mich überfordert fühle oder meine Gedanken sortieren möchte, schreibe ich in mein Journal.

Hier habe ich einige meiner liebsten Journaling-Fragen für dich zusammengestellt:

- Was bedeutet Glück für mich?
- Wenn ich in einem Jahr sagen möchte: »Das war das beste Jahr meines bisherigen Lebens«, was müsste ich ändern, aufhören oder starten?
- Wenn Geld keine Rolle spielen würde, wie würde mein Leben aussehen? Welche Arbeit würde ich machen? Welche Hobbys würde ich haben? Welche Reisen würde ich planen? Mit wem würde ich meine Zeit verbringen? Mit wem nicht?
- Wie sieht ein »idealer Tag« für mich aus?
- Wozu sollte ich öfter »Nein« sagen?
- Welche Gewohnheit hat mein Leben in den letzten Monaten am meisten positiv verändert?
- Wer/was ist mir wirklich wichtig?
- Was sind meine größten Stärken?
- Woran könnte ich noch arbeiten, um meinen Charakter zu verbessern?
- Wie würden mich meine Freunde beschreiben?
- Was bedeutet für mich »Erfolg«?
- Welcher Mensch möchte ich in fünf Jahren sein?
- Wie kann ich mehr auf meine mentale Gesundheit achten?
- Wie bring ich mehr Abenteuer in mein Leben?
- Was möchte ich loslassen? Wovon möchte ich mich trennen?

- Wofür bin ich dankbar?
- Was habe ich heute gelernt?
- Wie verbringe ich meine Freizeit? Bin ich damit zufrieden? Braucht es Veränderung?
- Worauf bin ich stolz?
- Was mache ich, um einfach nur Spaß zu haben? Erlaube ich mir genügend Spaß in meinem Leben?

Den Blick mit Yin-Yoga nach innen richten

Auch Yin-Yoga ist eine ideale Möglichkeit, dir den Raum zu geben, um deinen Blick mehr nach innen richten zu können. Bei diesem Yogastil bleiben wir für längere Zeit (3 bis 5 Minuten) in den einzelnen Positionen. Solltest du Schmerzen verspüren oder es dir zu lange werden, kannst du die Position natürlich auch früher verlassen.

Durch das längere Halten verbessert sich nicht nur deine Flexibilität, du löst damit auch Verspannungen in deiner Muskulatur und den Faszien.

Anders als beim Hatha-Yoga, werden beim Yin-Yoga deine Muskeln nicht angespannt, sondern bleiben auch während der Dehnpositionen ganz locker. Es wird dabei also passiv gedehnt.

Bei meinen Ausbildungen rate ich meinen Yogi:nis für den Yin-Unterricht immer, nur 70 % zu dehnen. Du könntest also noch tiefer in die Position gehen, bist aber tief genug, um eine gute Dehnung in dem gewünschten Bereich wahrzunehmen.

Bei dieser Yogarichtung kann man auch Hilfsmittel wie Blöcke, Decken und Bolster verwenden. Da ich nicht davon ausgehe, dass jede:r Leser:in immer passendes Yoga-Equipment zu Hause hat, zeige ich dir gerne jeweils zwei Varianten – einmal mit und einmal ohne jegliche Hilfsmittel. Solltest du Gefallen an diesem Yogastil finden, lohnt es sich bestimmt, dich mit zwei Blöcken und einem Yoga-Bolster auszustatten. Sie sind recht günstig im Internet zu finden. Manchmal tun es aber auch ganz einfach dicke Bücher und Sofakissen.

Wie immer kannst du natürlich während der einzelnen Positionen tief durch deine Nase ein- und ausatmen. Versuche, dich hier ganz auf dich zu konzentrieren und deine Gedanken zu beobachten. Sollten deine Gedanken weit weg wandern, bring deine Achtsamkeit immer wieder zu deiner Atmung zurück. Entspanne deine Muskulatur und genieße die Zeit, die du dir bewusst für dich, deinen Körper und deinen Geist schenkst.

Damit es dir leichter gelingt, im Moment zu bleiben und nicht in aktives Denken zu verfallen, zeige ich dir außerdem eine Atemübung. Du kannst diese Atemtechnik vor deiner Yin-Yoga-Einheit üben, um deinen Körper und deine Gedanken zu beruhigen. Ich praktiziere die sogenannte »Box-Atmung« immer dann, wenn ich mich gestresst fühle oder ich bemerke, dass ich mit meinen Gedanken nicht im Hier und Jetzt bin, sondern sie zu sehr um die Vergangenheit oder Zukunft kreisen. Oft reichen schon fünf Minuten aus, um wieder völlig bei mir zu sein. Probiere es gerne gleich aus, du wirst den Unterschied spüren.

Atemtechnik: Box-Atmung

Du hast mal wieder das Gefühl, dass dir alles zu viel wird? Deine To-do-Liste ist endlos lang und es entsteht sofort ein mulmiges Gefühl, wenn du denkst, was du noch alles erledigen musst? Das Gefühl, überfordert zu sein, kenne ich nur zu gut. Doch diese Atmung hilft mir immer wieder, in wenigen Minuten Balance zu finden und bei mir selbst anzukommen.

Das Besondere an der Box-Atmung ist, dass du dich dabei völlig auf den Moment konzentrieren musst, denn ansonsten driftest du gedanklich ab und verlierst komplett deinen Rhythmus. Natürlich geht es auch hier nicht darum, perfekt zu sein und keine Sekunde an etwas anderes zu denken. Es geht vielmehr darum, deinen Geist zu schulen, präsent zu bleiben. Es geht darum, dich selbst dabei zu ertappen, wenn du mal wieder an den Haushalt, die Einkaufsliste oder an das vergangene Wochenende denkst.

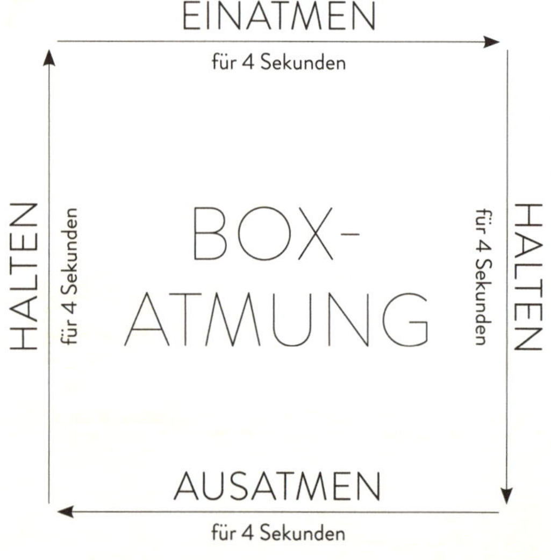

Bei dieser Atemtechnik versuchen wir die Einatmung, die Atempause, sowie auch die Ausatmung gleich lang dauern zu lassen. Durch die verlangsamte Ausatmung gelingt es dir, dein Nervensystem zu beruhigen, dadurch Stress abzubauen und mehr Ruhe zu finden. Deinem Körper gelingt somit der Wechsel vom Sympathikus zum Parasympathikus. Der Sympathikus reguliert die Körperfunktionen in Stresssituationen und ist für Erregung und Aktivität zuständig, beispielsweise wenn Gefahren oder Bedrohungen auftreten. Somit bleibst du konzentrierst und hast die nötige Kraft, um dagegen anzukämpfen oder zu fliehen. Der Parasympathikus hingegen reguliert die Körperfunktionen in Phasen der Ruhe und Erholung und ist zuständig für die Regeneration.

Entspanntes Yoga sowie tiefe Atmung können dir dabei helfen, regelmäßig in einen ruhigeren Zustand zu kommen und so auch im Alltag wesentlich entspannter zu bleiben.

Und so einfach geht's:

1. Finde eine angenehme Sitzposition. Ich praktiziere die Box-Atmung am liebsten im Schneidersitz. Sollte der Schneidersitz für dich unangenehm sein, kannst du natürlich auch in eine andere Position wechseln. Es sollte dir möglich sein, für die nächsten 10 Minuten aufrecht zu sitzen, ohne Schmerzen im Rücken oder in deinen Knien zu spüren. Natürlich kannst du auch währenddessen die Position verändern.
2. Leg deine Hände so ab, dass du genug Platz hast, um frei zu atmen. Beginne ganz natürlich durch deine Nase ein- und auszuatmen. Lass deine Gedanken anfangs noch einmal bewusst schweifen: *Wie war dein Tag bisher? Wie fühlt sich dein Körper an? Worauf freust du dich heute? Was bedrückt dich?*
3. Nachdem du dir 1 bis 2 Minuten Zeit gegeben hast, um deinen Geist etwas wandern zu lassen, kehre langsam in den Moment zurück.
4. Das Prinzip der Box-Atmung ist simpel: Deine Einatmung, die Atempause dazwischen (auch *Kumbhaka* genannt), deine Ausatmung sowie die Pause nach der Ausatmung sind gleich lang. Daher kommt auch der Begriff »Box Breathing« oder »Square Breath«.
5. Atme als Erstes tief ein und zähle dabei langsam bis 4 (Du kannst auch bis 3 oder 5 zählen. Finde einen Rhythmus, der für dich angenehm ist)
6. Halte die Luft an und zähle langsam bis 4. Schultern und Gesicht bleiben entspannt.
7. Atme langsam durch die Nase aus und zähle bis 4.
8. Optional: Halte auch nach deiner Ausatmung die Luft an und zähle langsam bis 4. Die Atempause nach der Ausatmung kann für Beginner sehr fordernd sein. Du kannst diese Pause gerne anfangs weglassen, bis du ein Gefühl für die Box-Atmung bekommen hast.
9. Wiederhole diese Atemtechnik für die nächsten 5 bis 10 Minuten. Versuche, dich nur auf deine Atmung und das Zählen im Kopf zu konzentrieren. Sollten deine Gedanken auf Wanderschaft gehen, kehre immer wieder zur Einatmung zurück, ohne dich darüber zu ärgern. Ohne über dich zu urteilen oder dich zu bewerten. Es geht rein um die Übung und die tiefe Atmung.

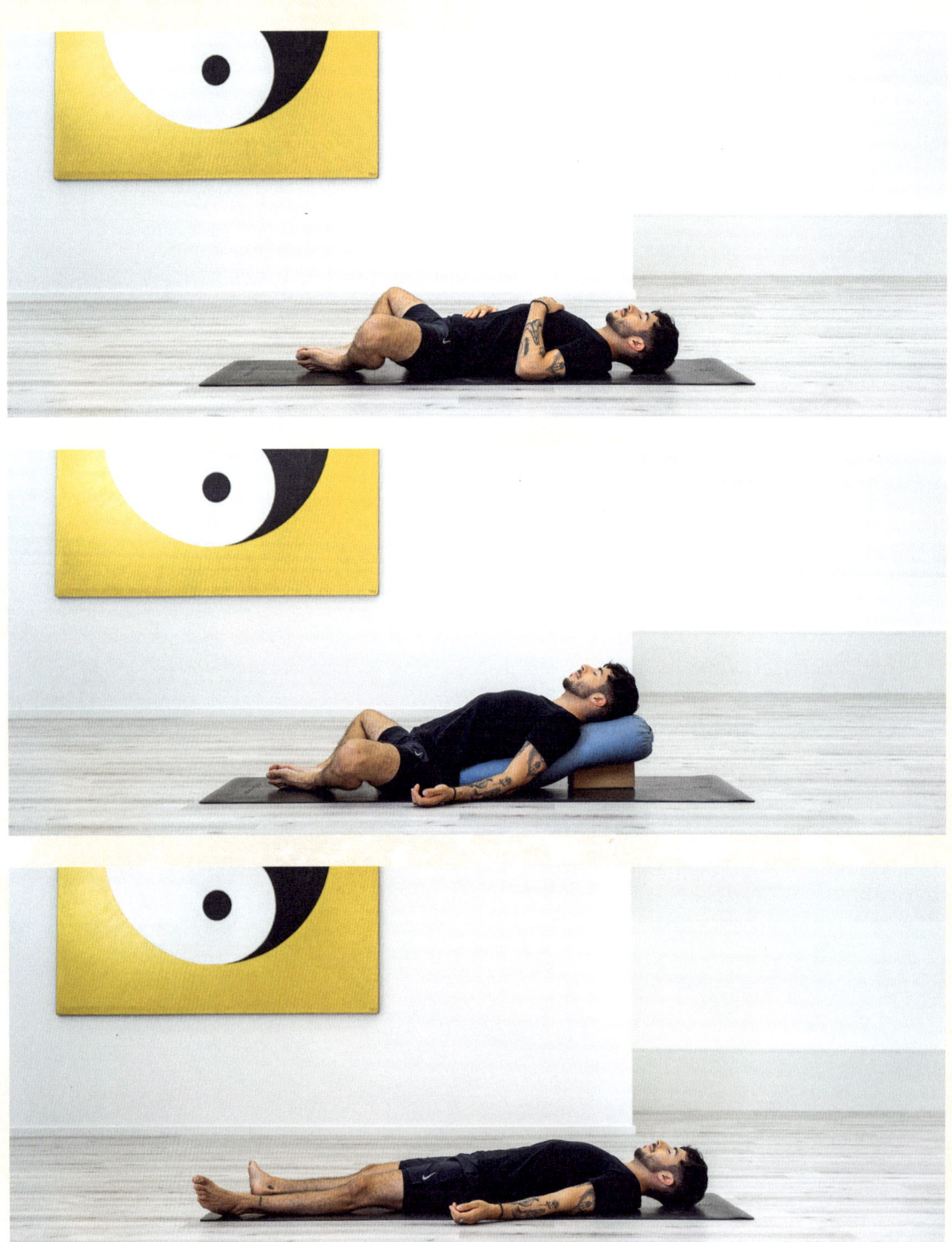

Abfolge 1: Stress Release

Bist du wieder an dem Punkt, wo alles einfach zu viel wird? Dich nerven bereits Kleinigkeiten, die dich sonst nicht im Geringsten ärgern? Das ist ein Zeichen dafür, den Druck rauszunehmen, um für ein paar Minuten einfach nur zu sein. Diese Übungsabfolge ist in solchen Situationen genau die richtige für dich. Es erwarten dich ganz entspannte Dehnübungen für deinen gesamten Körper. Ich persönlich mache diese Abfolge immer dann, wenn es mal sehr hektisch bei mir wird und zu viele Aufgaben parallel auf mich warten. Ich stoppe mich dann selbst, hol mich zurück in den Moment und erinnere mich daran, den Weg zu genießen. Nach dieser kurzen Pause gelingt es mir meistens leichter, meine Aufgaben zu meistern.

1. Liegender Hüftöffner

Leg dich für die erste Position ganz gemütlich auf den Rücken. Bring deine Fußsohlen zueinander, sodass deine Knie links und rechts zur Seite fallen. Du wirst dadurch ein leichtes Ziehen in den Beininnenseiten – deinen Adduktoren – spüren. Je näher du deine Fersen zu dir schiebst, desto intensiver wird die Dehnung. Leg eine Hand ganz entspannt auf deinen Bauch. Die andere Hand auf deine Brust.

Mit Hilfsmittel: 2 bis 3 Blöcke, ein Yoga-Bolster

Platziere das Yoga-Bolster entlang deiner Matte (das geschlossene Ende des Bolsters zu dir gerichtet, dann ist es angenehmer für deinen Rücken), ganz nah an deinem unteren Rücken. Sollte dir das Bolster zu tief sein, kannst du zusätzlich einen dritten Block darunterlegen oder als Kopfkissen verwenden. Leg dich auf das Bolster und bring die Fersen zueinander. Um weniger Spannung in den Beinen und vor allem deinen Knien zu erzeugen, kannst du nun links und rechts unter deinen Oberschenkeln jeweils einen Block platzieren. Die Höhe lässt sich individuell einstellen, je nachdem, wie du den Block aufstellst.

Auch in dieser Variante kannst du deine Hände auf deinem Bauch und deiner Brust platzieren. Wenn du zusätzlich deinen Brustbereich mehr öffnen möchtest, um auch die dortige Muskulatur zu dehnen, bring deine Arme über den Kopf und lass sie dort locker hängen.

Nimm dir 3 bis 5 Minuten Zeit, um erst einmal auf deiner Yogamatte anzukommen und den Alltag hinter dir zu lassen. Schließ dafür gerne die Augen und fokussiere dich auf deine Atmung.

- Atmest du mehr in den Bauch oder in die Brust?
- Ist deine Atmung gleichmäßig und tief?
- Kannst du einen Rhythmus finden, der dir dabei hilft, Körper und Geist zu entspannen?

Beobachte, welche Art von Gedanken auftreten, ohne daran festzuhalten. Lass sie weiterziehen wie Wolken am Himmel.

Tipp: Zeit im Rebound

Nimm dir zwischen jeder Position immer wieder Zeit für Ruhe und gib deinem Körper so eine kurze Pause von der tiefen Dehnung. Ein Rebound ist eine Position, in der dein Körper sich völlig entspannen kann. Diese Pause hilft dir, dich wieder zu sammeln, und unterstützt so dein Wohlbefinden. Beispiele dafür sind die Rückenlage (Shavasana), Bauchlage, die Child's Pose oder jede andere Position, die sich für dich gerade im Moment richtig anfühlt.

Produktivität und Pausen
sind keine Gegner,
sondern gehen Hand in Hand.
Das eine kann ohne
das andere nicht existieren.

2. Entspannte Vorbeuge

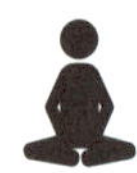

Komm für diese angenehme Vorbeuge in einen Langsitz. Streck dafür deine Beine nach vorne aus. Anders als in aktiven Dehnpositionen, muss in dieser entspannten Vorbeuge nicht darauf geachtet werden, dass dein Rücken gerade bleibt. Wie bereits in der Einleitung erläutert, geht es im Yin-Yoga um eine passive Art zu dehnen, ohne dabei deine Muskeln anzuspannen. Lass daher gerne deine Füße nach innen oder außen fallen, entspanne deine Oberschenkelmuskulatur und nimm jegliche Spannung aus deinem Rücken und deinen Schultern. Auch dein Kopf sowie deine Arme dürfen gerne einfach nach unten hängen.

Eine weitere Möglichkeit ohne Hilfsmittel wäre es, sich gegen eine Wand zu lehnen. Lass dafür deinen Oberkörper einfach von der Schwerkraft nach unten ziehen und entspanne deinen gesamten Körper. Deine Knie können dabei gebeugt bleiben, um den Druck rauszunehmen. Lass deine Arme hängen und entspanne dein Gesicht.

Achte beim Verlassen der Position darauf, dich langsam Wirbel für Wirbel aufzurichten.

Mit Hilfsmittel: 1 bis 2 Yogablöcke oder Yoga-Bolster

Um es dir in deiner Vorbeuge noch bequemer zu machen, kannst du deine Stirn auf einem Block oder Yoga-Bolster ablegen. Sei hier gerne kreativ und staple deine Hilfsmittel übereinander, bis du eine Höhe erreicht hast, in der dein Rücken völlig locker bleibt und du deine Arme bequem auf den Seiten ablegen kannst. *Bleib in dieser Position für 3 bis 5 Minuten. Konzentriere dich auf den Punkt zwischen deinen Augenbrauen.*

Im Alltag runzeln wir so oft unsere Stirn – wenn wir etwas nicht verstehen, uns wundern oder ärgern. Das macht nur Falten. Fokussiere diesen Punkt in deinem Gesicht und lass dort jegliche Anspannung los. Entspanne auch deinen Kiefer sowie die restliche Gesichtsmuskulatur und genieße die Zeit auf deiner Matte.

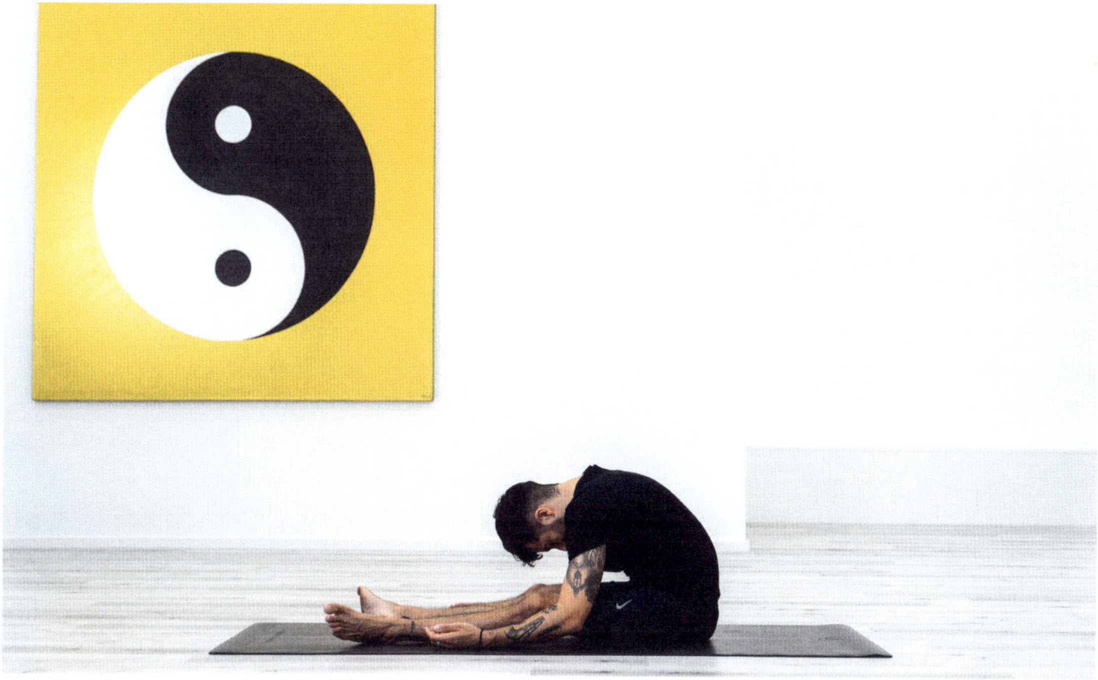

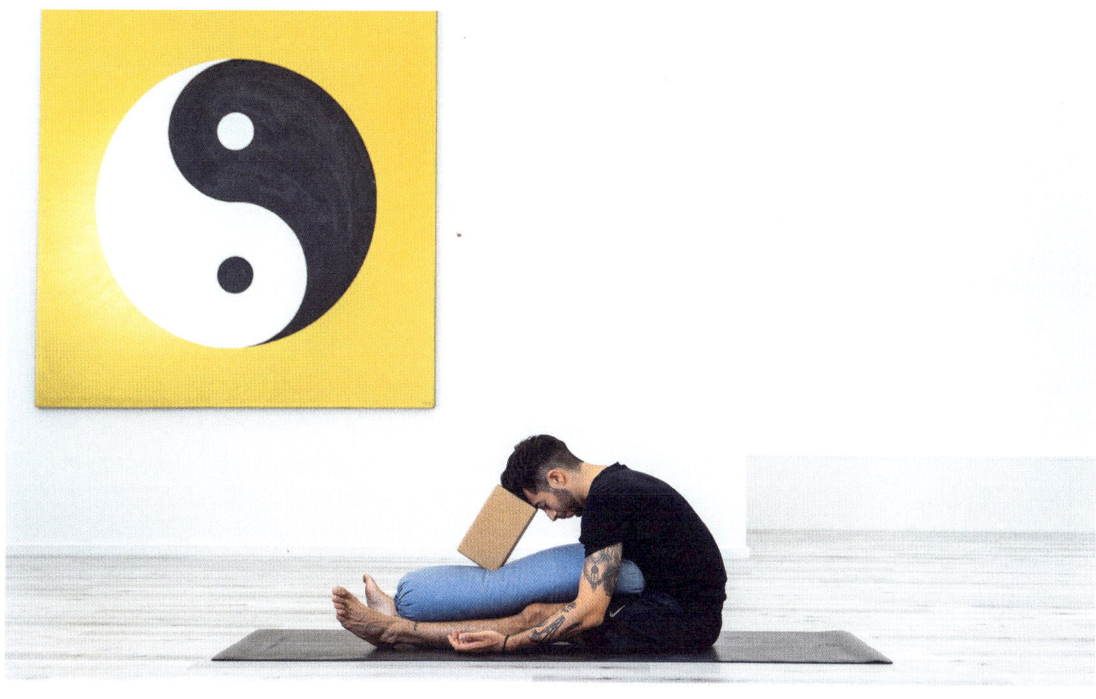

3. Sanfte Rückbeuge – Sphinx Pose

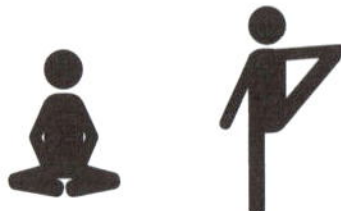

Mit Hilfsmittel: Bolster oder ein bis zwei Blöcke

Die nächste Übung dehnt nicht nur deine Vorderseite, sondern entspannt dabei auch deinen unteren Rücken. Leg dich dafür auf den Bauch und stütze dich auf deinen Unterarmen ab. Deine Arme sind schulterbreit voneinander entfernt. Du könntest hier auch ein Bolster oder Blöcke verwenden, um etwas höher zu sein.

Solltest du tiefer in die Dehnung gehen wollen, stütz dich auf deinen Handflächen ab. Ich empfehle dir hier, deine Daumen nach vorne zu drehen, um Spannung aus deinem Handgelenk zu nehmen.

Versuche, deine Schultern locker zu lassen sowie deine gesamte Beinmuskulatur zu entspannen. Auch dein Gesicht ist dabei völlig entspannt.

Schließe deine Augen, bleib hier für 3 bis 5 Minuten und visualisiere dir deine Vorstellung von einem zufriedenen und erfüllten Leben.

- Was macht dich glücklich?
- Bei welchen Aktivitäten kannst du alles um dich herum vergessen?
- Welche Menschen machen dich glücklich?

Erst wenn du dir Zeit nimmst, um dir bewusst zu werden, welche Momente dich wirklich glücklich machen, kannst du mehr von diesem Glück in dein Leben bringen.

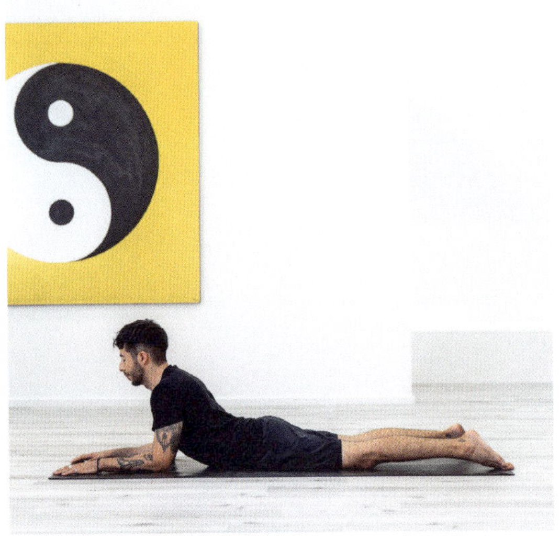

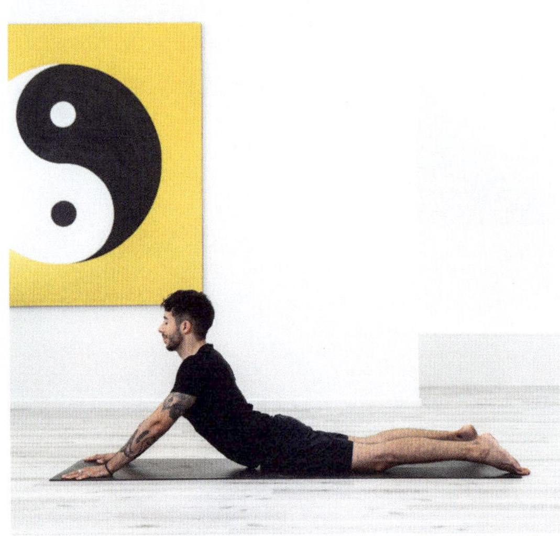

4. Frosch

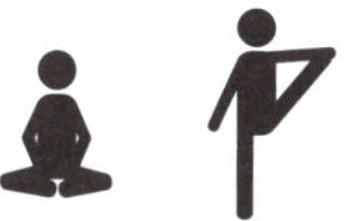

Hilfsmittel: Yoga-Bolster

Die nächste Position dehnt deine Beininnenseiten, verbessert dort deine Beweglichkeit und hilft dir, leichter im Schneidersitz zu sitzen. Ich empfehle dir, die Matte der Länge nach einzurollen, damit deine Knie etwas mehr gepolstert sind. Alternativ kannst du natürlich auch eine Decke darunterlegen.

Öffne deine Beine so weit wie möglich voneinander entfernt und achte auf einen rechten Winkel in deinen Knien. Deine Füße schauen jeweils nach außen.

Bevor du dich abzustützen beginnst, kipp dein Becken etwas nach hinten, sodass du in ein leichtes Hohlkreuz kommst. Durch diese Bewegung solltest du gleich mehr Dehnung in deinen Beininnenseiten spüren. Die erste und »einfachste« Variante ist es, deine Hände auf den Boden zu bringen, deinen Oberkörper aber noch oben zu lassen. Solltest du tiefer gehen wollen, kannst du versuchen, dich auf deinen Unterarmen abzustützen. Um es dir noch angenehmer zu machen, kannst du dich auf ein Yoga-Bolster legen. Je weiter du deine Beine auseinanderbringst oder das Gewicht nach hinten schiebst, desto intensiver wird das Dehngefühl.

Bleib hier für 3 bis 5 Minuten und versuche dabei, deine gesamte Muskulatur zu entspannen.

Achtung: *Es sollte dabei kein Schmerz in den Knien entstehen. Falls doch, verlasse die Position.*

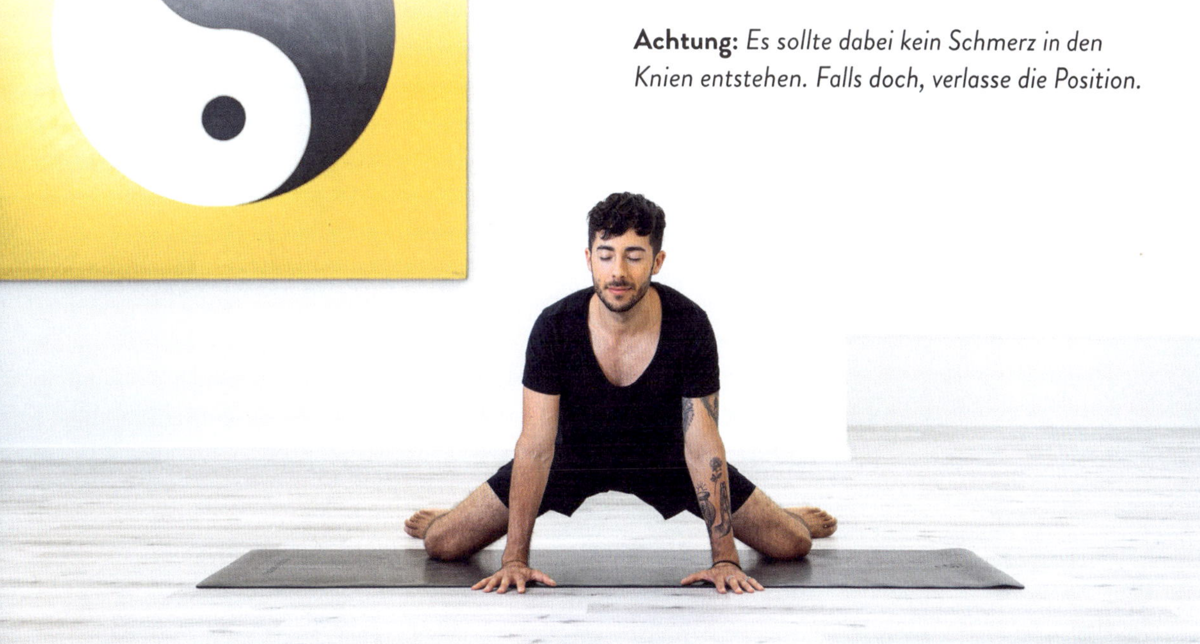

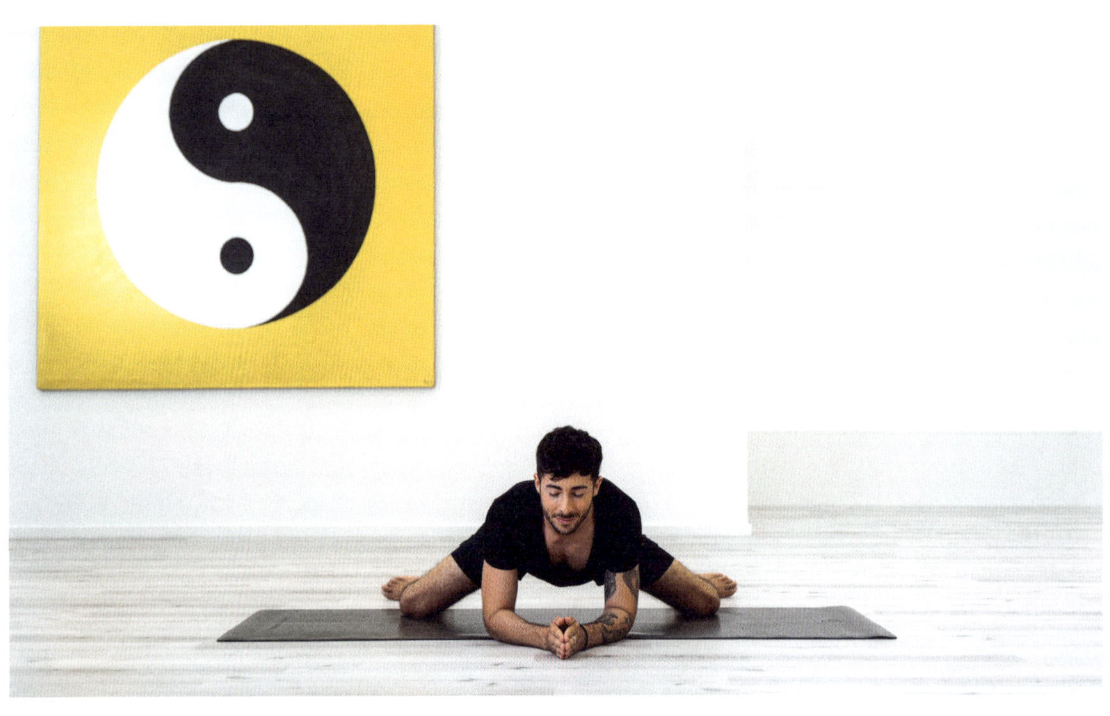

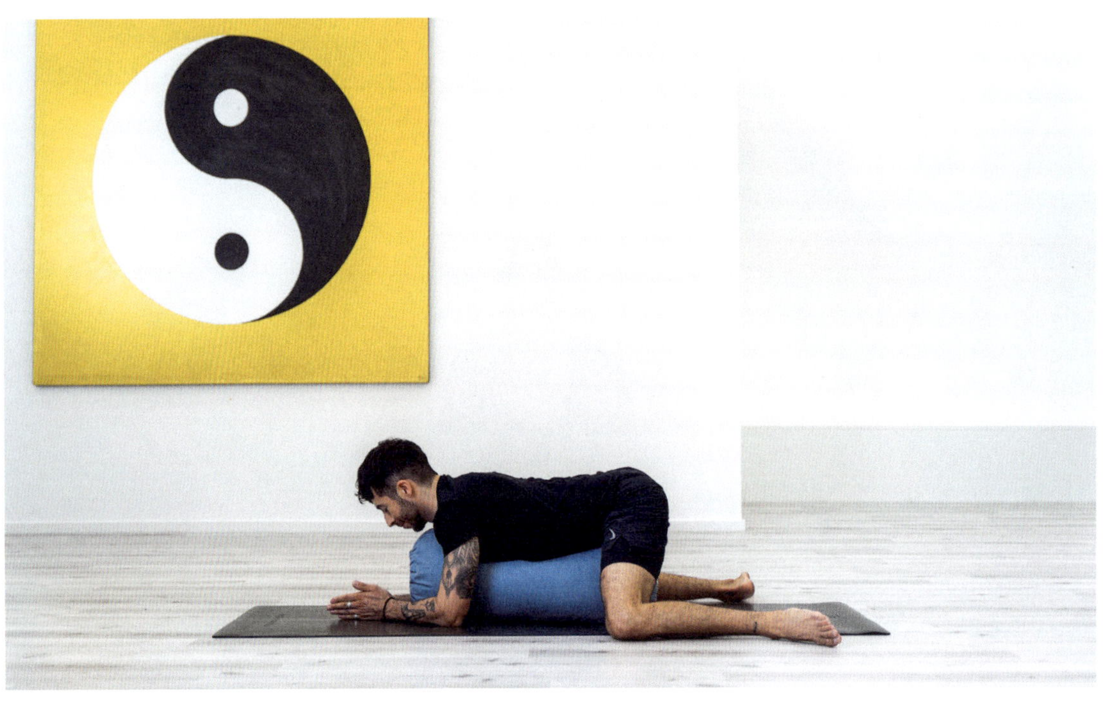

5. Entspannte Drehung auf dem Rücken

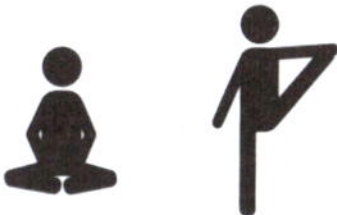

Hilfsmittel: Yoga-Bolster oder Block

Die nächste Position hilft dir vor allem bei Rückenschmerzen und bringt dir mehr Ruhe und Entspannung.

Leg dich bequem auf den Rücken und nimm hier drei tiefe Atemzüge. Bring deine Arme auf Schulterhöhe. Deine Handflächen schauen dabei nach oben. Winkle dein linkes Knie zur Brust an, atme tief ein und leg mit der nächsten Ausatmung dein Knie auf der rechten Seite ab. Solltest du Schwierigkeiten haben, den Boden zu berühren, leg gerne einen Block oder ein Yoga-Bolster darunter. Dein Blick geht zur gegenüberliegenden Seite. Nimm in dieser entspannten Drehung jegliche Spannung aus deinen Schultern und deinem Gesicht. Atme in einem für dich angenehmen Rhythmus durch die Nase ein und aus und lass dabei alle Anspannung im Körper los. Erlaube es dir, einfach nur zu liegen, zu sein und den Moment zu genießen.

Bleib auf dieser Seite 3 bis 5 Minuten und wechsle dann die Seite.

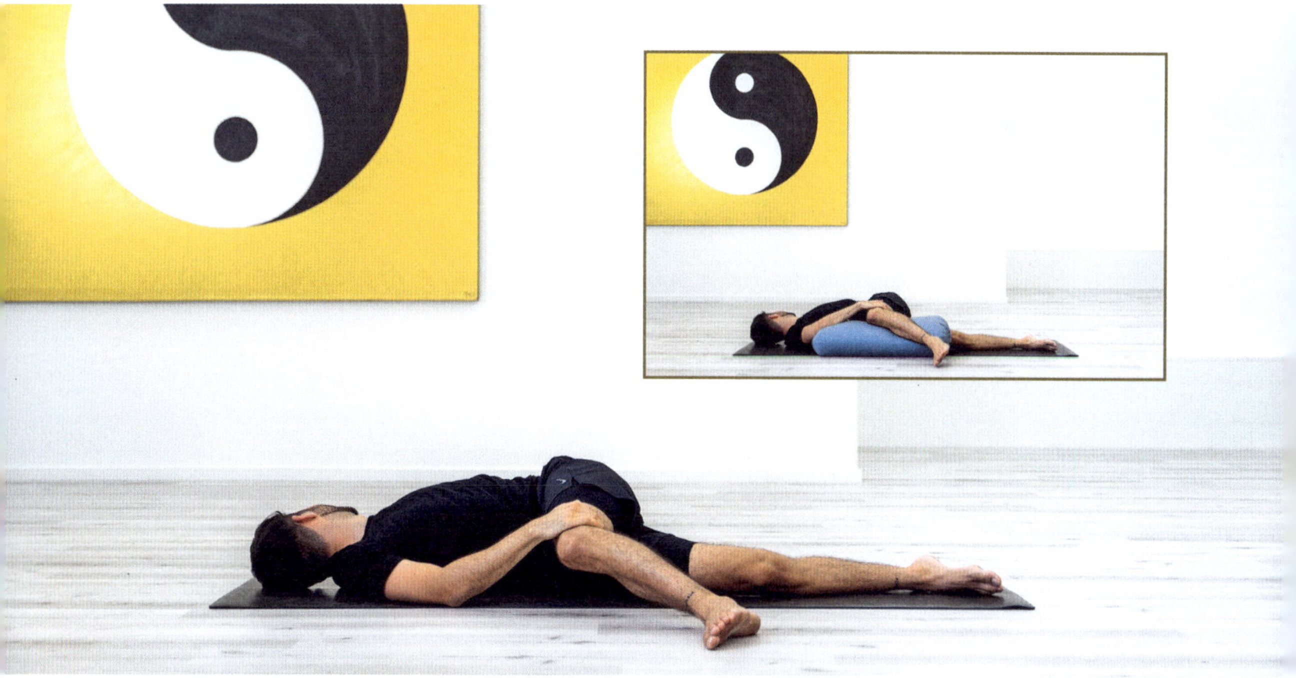

6. Wasserfall

Hilfsmittel: Yoga-Bolster oder Block

Leg dich auf deinen Rücken. Deine Arme kannst du neben dir ablegen oder locker auf deinem Bauch und deiner Brust platzieren. Lagere nun einfach deine Beine hoch, sodass das Blut nach unten rinnen kann. Um es dir hier noch angenehmer zu machen, kannst du deine Beine gegen eine Wand legen. Eine tolle Alternative mit Hilfsmitteln ist es, hier ein Yoga-Bolster oder einen weichen Block unter dein Steißbein zu legen. Achte darauf, dass der Block nicht zu hoch an der Wirbelsäule platziert wird, sondern dich wirklich nur ein kleines Stück am unteren Rücken unterstützt. *Diese Position solltest du bequem für 3 bis 5 Minuten halten können.*

Benefit

Bei meiner Ausbildung in Indien haben meine Lehrer immer betont, diese Übung sei besonders gut für »Anti-Aging«. Der Grund dafür ist, dass durch das Hochlagern deiner Beine Oberkörper sowie Gesicht besser durchblutet werden. Nicht schlecht, oder?

Tipp

Achte dabei darauf, dass du nicht mit dunklen Socken gegen eine weiße Wand lehnst, sonst bleiben noch Flecken.

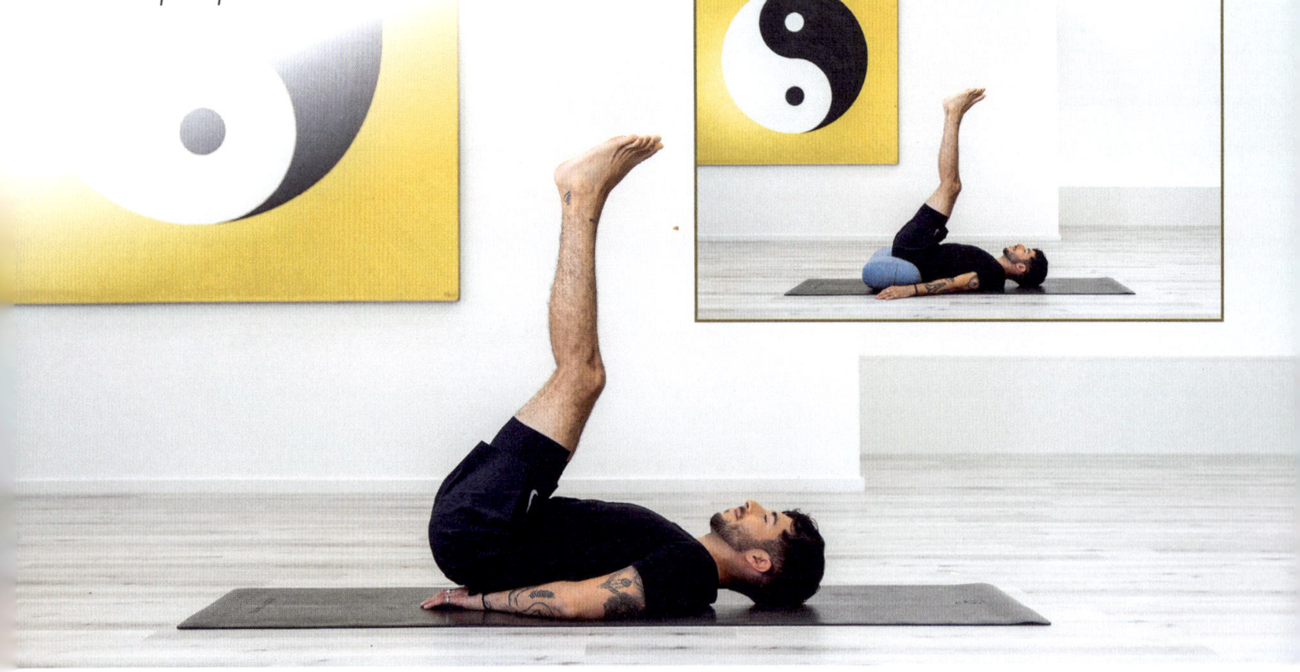

7. Shavasana

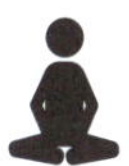

Nach deinem Wasserfall kommt das Grande Finale – dein Shavasana. Leg dafür deine Beine an die unteren Ecken deiner Matte. Lass deine Arme zur Seite fallen. Schließ deine Augen und genieße völlige Entspannung. Wenn du dein Yoga-Bolster noch zur Hand hast, kannst du es unter deine Kniekehlen legen. Das entspannt deinen Körper zusätzlich.

Nimm dir hier wirklich länger Zeit, um der Wirkung der Yin-Positionen nachzuspüren.

- Wie fühlst du dich im Moment?
- Wie fühlt sich dein Körper an? Welche Bereiche wurden entspannt?
- Was haben die tiefen Dehnungen ausgelöst?
- Welche Gefühle kamen hoch? Welche Ideen?
- Wie würdest du deine Energie im Moment beschreiben? Ruhig, entspannt, aufgeladen?

Bleib für 5 Minuten in dieser Position und im Anschluss deine Gedanken nieder, wenn du möchtest.

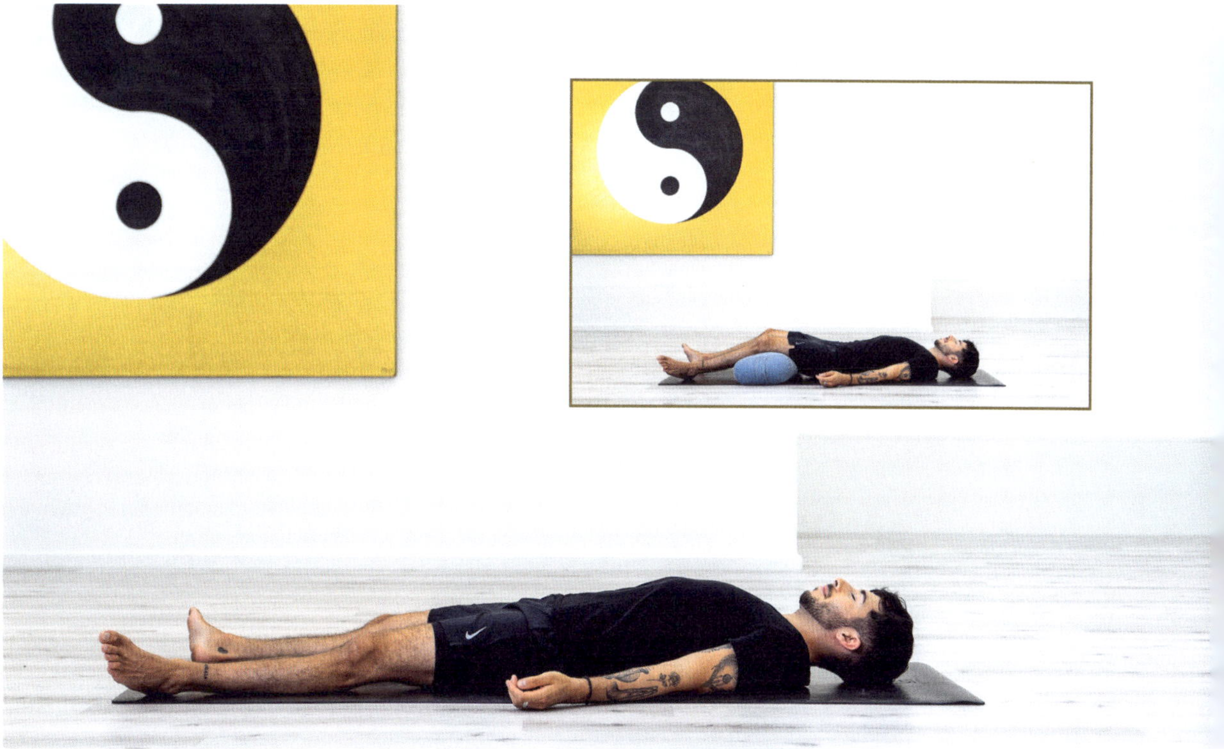

Abfolge 2: Energy Recharge

Ein wichtiger Baustein eines glücklichen und erfüllten Lebens ist es, für deine engen Freund:innen und deine Familie da zu sein. Doch du kannst niemandem helfen, wenn du selbst keine Energie hast. Einer meiner liebsten Reminder dafür lautet: »You can't pour from an empty cup«, du kannst also nichts geben, wenn du selbst nichts hast. Daher ist es wichtig, auch immer wieder mal nach dir selbst zu schauen, um deine Batterien aufzuladen. Das kann ein Spaziergang im Wald sein, ein Mittagsschlaf, ein Kaffee in der Sonne mit einem guten Buch (das sind meine persönlichen drei Favoriten, um meine Energie aufzuladen), oder eben diese Yin-Yogaroutine.

Ich praktiziere diese Abfolge immer gerne an einem Sonntagabend, nachdem ich von einem Yoga-Retreat oder meiner Yogalehrer-Ausbildung zurückkomme. So sehr ich meine Arbeit liebe, brauche ich doch nach dieser intensiven Zeit mit Gruppen bewusst Raum nur für mich. Leg dein Handy zur Seite, zünde dir ein paar Kerzen an oder dimme das Licht und zieh deinen angenehmsten Jogger an. Denn jetzt ist es an der Zeit, nach dir zu schauen.

1. Melting Heart

Hilfsmittel: 1 oder 2 Blöcke

Die erste Position dieser Abfolge öffnet nicht nur deine Hüften, sondern auch deinen gesamten Brust- und Schulterbereich. Komm dafür auf alle viere und öffne deine Beine mattenweit. Die Hüfte bleibt anfangs über deinen Knien ausgerichtet. Um die Position zu vertiefen, kannst du dann beginnen, dein Gewicht nach hinten zu schieben. Ähnlich wie beim Frosch hilft es dir, wenn du dein Becken leicht nach hinten kippst, um die Dehnung der Beininnenseiten zu verstärken. Wandere nun mit deinen Fingerspitzen so weit wie möglich nach vorne und streck deine Arme durch. Versuche dabei, deine Brust nahe an die Matte zu bringen. Gerne kannst du, wenn es sich gut anfühlt, deine Stirn oder dein Kinn auf der Matte ablegen. Du solltest eine angenehme Dehnung im Brustbereich und in deinen Adduktoren spüren.

Wenn du Blöcke zur Hand hast, kannst du einen oder zwei vor dir platzieren, um deine Arme, Hände oder Ellbogen daraufzulegen. Dadurch gewinnst du etwas an zusätzlicher Höhe und kommst noch tiefer in die Dehnung deiner Brust. Die Ausführung bleibt die gleiche. Natürlich kannst du den Block auch einfach als Kopfkissen verwenden. *Bleib hier für 3 bis 5 Minuten.*

Tipp

Mein Favorit ist es, die Ellbogen auf zwei Blöcken schulterbreit voneinander entfernt abzulegen und die Hände in eine Namaste-Position zu bringen.

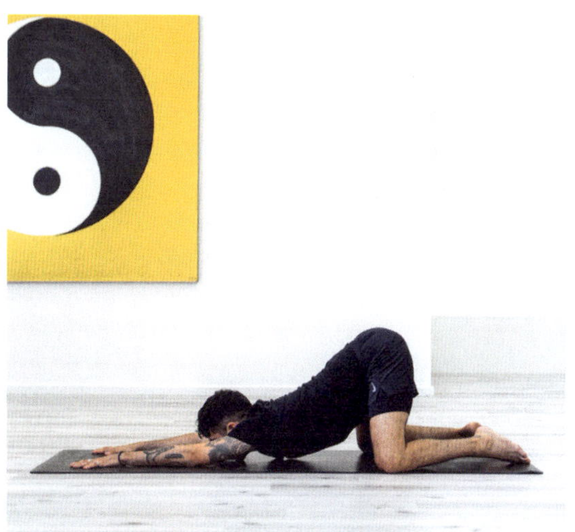

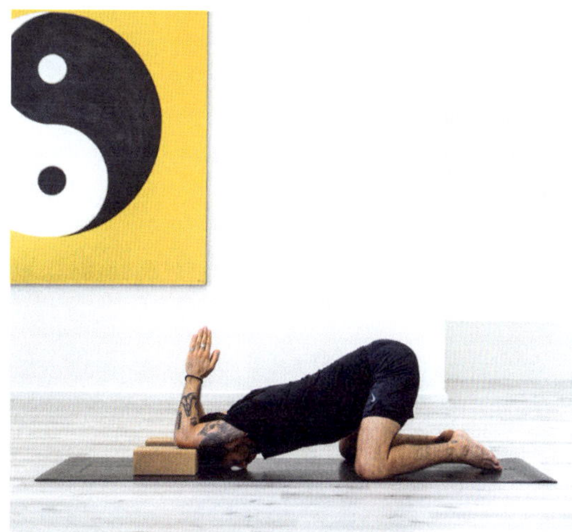

2. Broken Wing

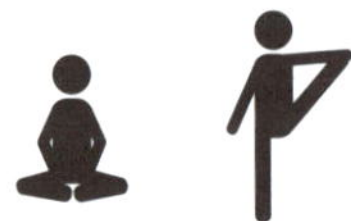

Leg dich nach der ersten Position für den Rebound (s. S. 124) gerne auf den Bauch und bleib hier für ein paar tiefe Atemzüge. Die Bauchlage ist auch die Ausgangsposition für unsere nächste Übung. Sie wird dir dabei helfen, deine Schulter zu dehnen.

Öffne dafür die Arme links und rechts in Schulterhöhe neben dir, mit den Handflächen nach unten gerichtet.

Blicke auf die rechte Seite und leg deine linke Schläfe gemütlich auf der Matte ab. Heb nun dein rechtes Bein, winkle dein Knie an und stell deinen Fuß hinter deinen Rücken auf die andere Seite.

Versuch jetzt, deine rechte Schulter von der Matte zu lösen, und dreh dich langsam nach hinten auf, sodass deine Schulter Richtung Decke zeigt.

Dein linker Arm bleibt durchgestreckt, während du den rechten Arm näher zu dir bringen kannst oder vielleicht sogar hinter deinem Rücken ablegst. Platziere deine Füße so, dass es für dich angenehm bleibt und du eine Dehnung in deiner Schulter wahrnimmst.

Geh nur so weit, wie es sich gut anfühlt, und bleib hier für 2 bis 3 Minuten. Wechsle dann auf die zweite Seite.

Um die Dehnung in der Schulter zu verstärken, kannst du auch den ausgestreckten Arm, der auf dem Boden bleibt, um 90 Grad anwinkeln. Das macht die Ausführung schwieriger und die Dehnung in deiner Schulter intensiver.

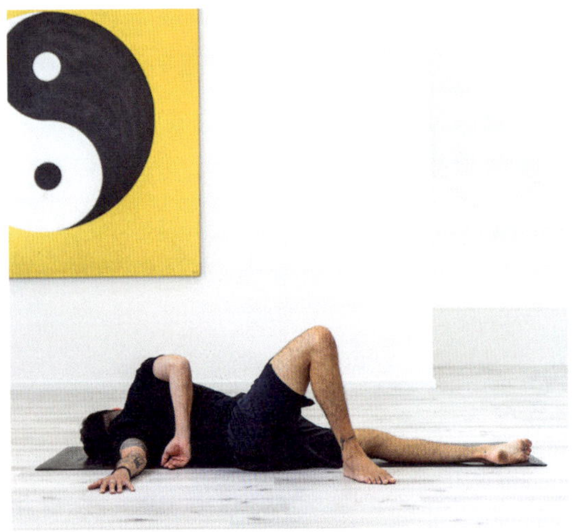

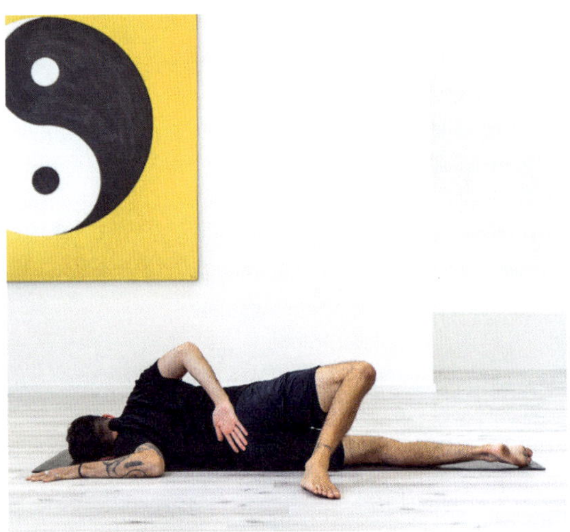

3. Sanfte Rückbeuge – Sphinx Pose

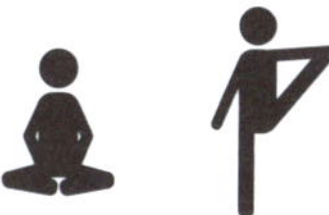

Mit Hilfsmittel: Bolster oder 1 bis 2 Blöcke

Leg dich dafür auf den Bauch und stütze dich auf deinen Unterarmen ab. Deine Arme sind schulterbreit voneinander entfernt. Du könntest hier auch ein Yoga-Bolster oder Blöcke verwenden, um etwas höher zu sein.

Solltest du tiefer in die Dehnung gehen wollen, stütze dich auf deinen Handflächen ab. Ich empfehle dir hier, deine Daumen nach vorne zu drehen, um Spannung aus dem Handgelenk zu nehmen.

Versuche, deine Schultern locker zu lassen sowie deine gesamte Beinmuskulatur zu entspannen. Auch dein Gesicht ist dabei völlig entspannt. *Bleib hier für 3 bis 5 Minuten.*

Tipp

Diese Übung eignet sich besonders nach dem Sport. Du hast deine Körpermitte im Fitnessstudio trainiert, hast längere Zeit auf dem Fahrrad verbracht oder warst in der Natur wandern? Durch die Dehnung deiner Vorderseite und die Entspannung im unteren Rücken wird dir diese Übung am Tag nach der körperlichen Anstrengung besonders guttun.

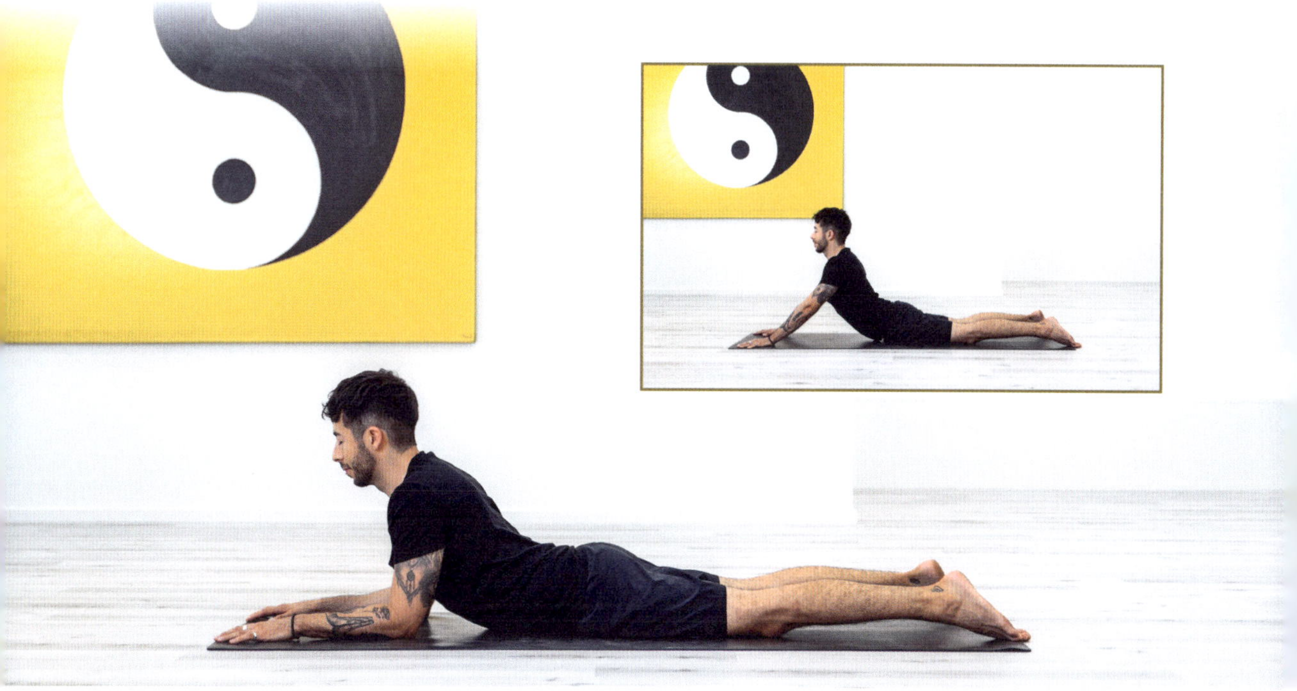

4. Taube

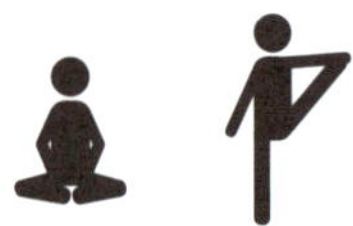

Für die Taube startest du am besten in einem herabschauenden Hund. Bring nun dein linkes Knie auf die linke Seite deiner Matte. Stütz dich beim Einrichten der Position weiterhin auf deinen Armen ab. Streck dein rechtes Bein nach hinten aus und platziere es mittig auf deiner Matte. Versuch nun, deinen linken Fuß etwas weiter nach vorne zu bringen, um die Dehnung in der Hüfte zu verstärken.

Dein Schienbein muss hier nicht komplett parallel zur kürzeren Mattenseite sein. Wichtig ist, dass du keine Schmerzen im Knie spürst. Deine Hüfte bleibt weiterhin nach vorne ausgerichtet. Atme tief ein und zieh deinen Oberkörper dabei in die Länge. Mit der Ausatmung kannst du versuchen, dich etwas mehr nach vorne zu lehnen. Vielleicht kannst du dich auf deinen Unterarmen abstützen oder dich ganz auf den Bauch legen und deine Arme nach vorne strecken. Vielleicht bleibst du einfach aufrecht sitzen – auch super. Hauptsache, du spürst die Dehnung an der Außenseite deiner Hüfte.

Versuche, deine Muskeln nicht anzuspannen. Stell dir vor, wie sich deine Muskulatur mit jeder Ausatmung mehr entspannt und du tiefer in deine Matte sinkst.

Bleib hier 3 bis 5 Minuten und wechsle dann die Seite. Sollte ein stechender Schmerz im Knie auftreten, verlasse langsam die Position.

Benefit

Man spricht im Zusammenhang mit Hüftöffner-Übungen oft über das Thema »Loslassen«. So wie die Positionen mit dem Loslassen deiner Muskeln entspannter werden, so kannst du dabei auch Ballast aus deiner Vergangenheit abwerfen. Enttäuschungen, Streitereien, die du nicht mehr ändern kannst, negative Emotionen und schlechte Erinnerungen, limitierende Glaubenssätze und Menschen, die dich nur nach unten ziehen, anstatt dich positiv zu motivieren. All das macht dir das Leben unnötig schwer. Lös dich Atemzug für Atemzug davon, um dein Leben mehr genießen zu können.

Manchmal muss
ein Platz
erst leer werden,
damit ihn etwas Neues
füllen kann.

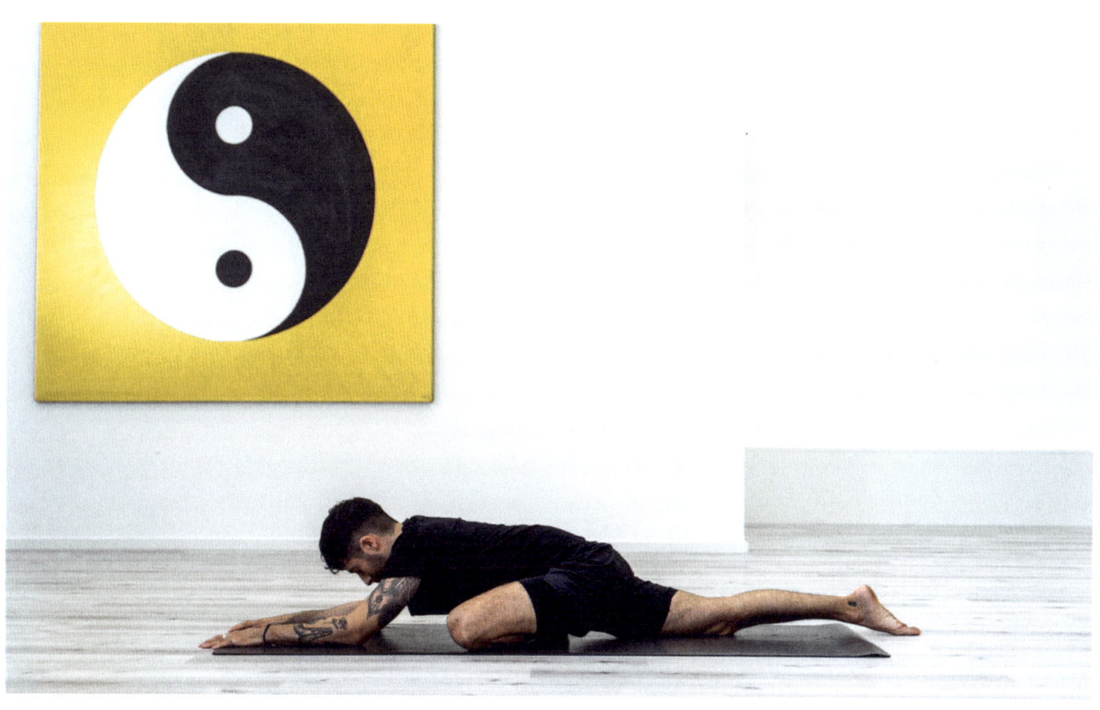

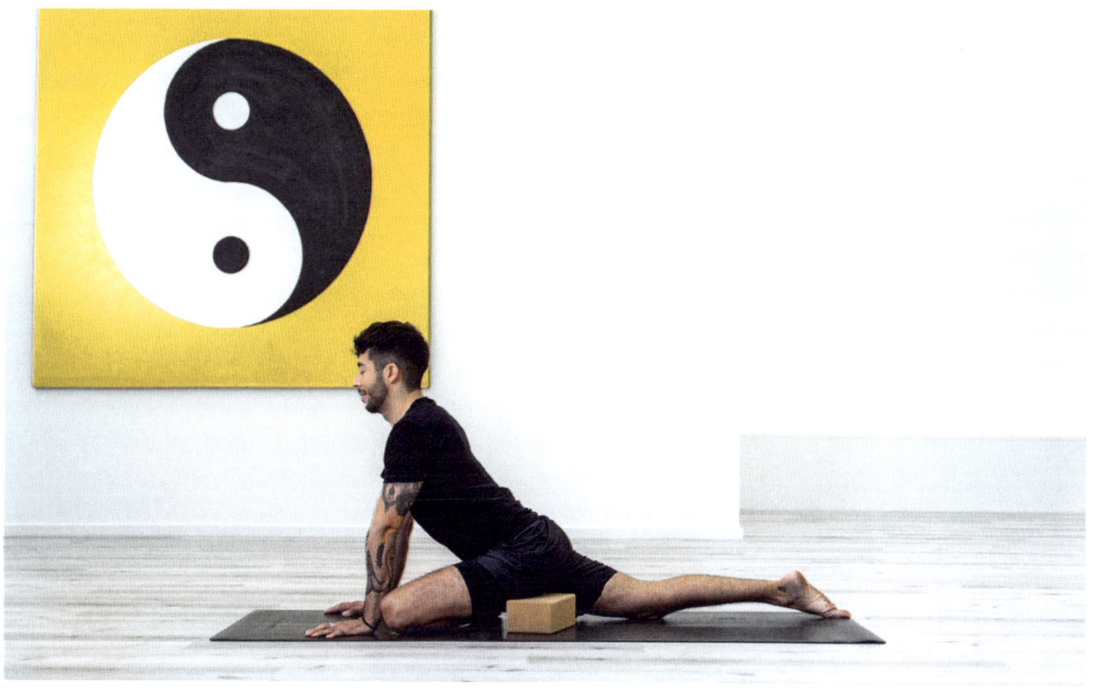

5. Gegrätschte Vorbeuge

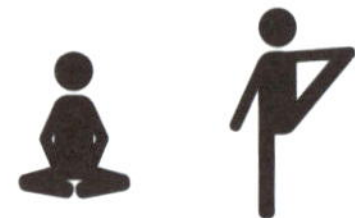

Hilfsmittel: Yoga-Bolster oder Block

Für die nächste Position ist eine freie Wand sehr hilfreich. Dort kannst du dich ganz nah mit dem Gesäß zur Wand legen und deine Beine einfach hochlagern. Lass die Füße weit nach links und rechts fallen, um so deine Beininnenseiten zu dehnen und deine Hüften zu lockern. Gleichzeitig rinnt das Blut von deinen Füßen in den Oberkörper (Stichwort: Anti-Aging). Deine Arme kannst du locker auf den Bauch legen oder seitlich neben dich.

Wenn du gerade keine freie Wand hast, weil du vielleicht in deinem Garten oder im Park Yoga mit mir übst (Was ich dir wirklich nur sehr empfehlen kann. Yoga in der Natur bringt ein ganz besonderes Erlebnis und noch mehr Ruhe.), starte in einer weiten sitzenden Grätsche. Anders als bei aktiven Vorbeugen, darf beim Yin-Yoga dein Rücken gerne rund werden. Atme tief ein und richte dich auf. Mit deiner nächsten Ausatmung lehnst du dich langsam nach vorne in eine Vorbeuge. Du kannst dich auf deinen Händen oder Unterarmen abstützen und es dir bequem machen. Entspanne dabei deine Schultern sowie dein Gesicht und konzentriere dich auf deinen Körper oder deine Atmung. Genieße.

Um es dir noch gemütlicher zu machen, kannst du deinen Kopf auf ein Yoga-Bolster oder einen Block legen. Ansonsten bleibt in der Position alles gleich. *Bleib hier für 3 bis 5 Minuten.*

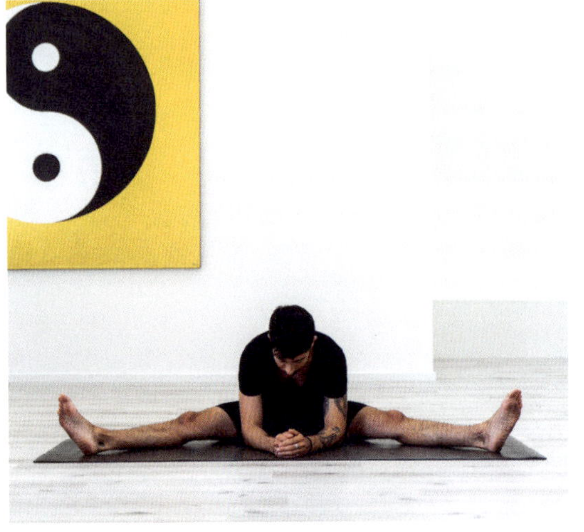

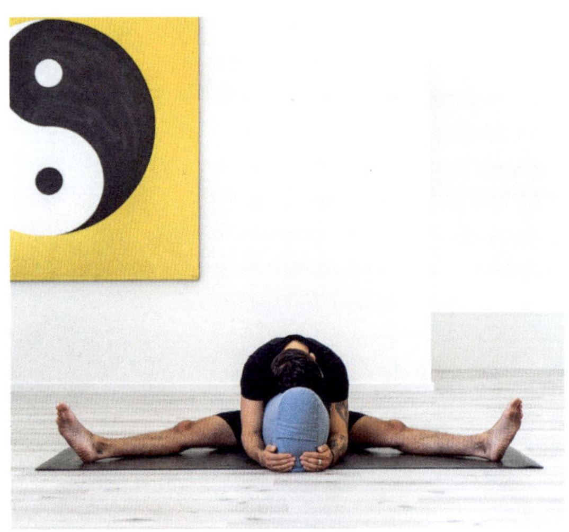

6. Entspannte Drehung auf dem Rücken

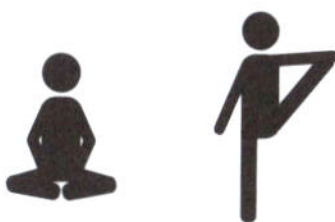

Hilfsmittel: Yoga-Bolster oder Block

Die nächste Position hilft vor allem gegen Rückenschmerzen und schenkt dir Ruhe und Entspannung. Leg dich entspannt auf den Rücken und nimm drei Atemzüge. Bring deine Arme auf Schulterhöhe. Deine Handflächen schauen dabei nach oben. Winkle dein linkes Knie zur Brust an, atme tief ein und leg mit der nächsten Ausatmung dein Knie auf der rechten Seite ab. Solltest du Schwierigkeiten haben, den Boden zu berühren, leg gerne einen Block oder ein Yoga-Bolster darunter. Dein Blick geht zur gegenüberliegenden Seite. Nimm in dieser Drehung jegliche Spannung aus deinen Schultern und deinem Gesicht. Atme in einem angenehmen Rhythmus durch die Nase ein und aus und lass dabei die Anspannung im Körper los. Erlaube es dir, einfach nur zu liegen, in der Position zu sein und zu genießen.

Bleib auf dieser Seite 3 bis 5 Minuten und wechsle dann die Seite.

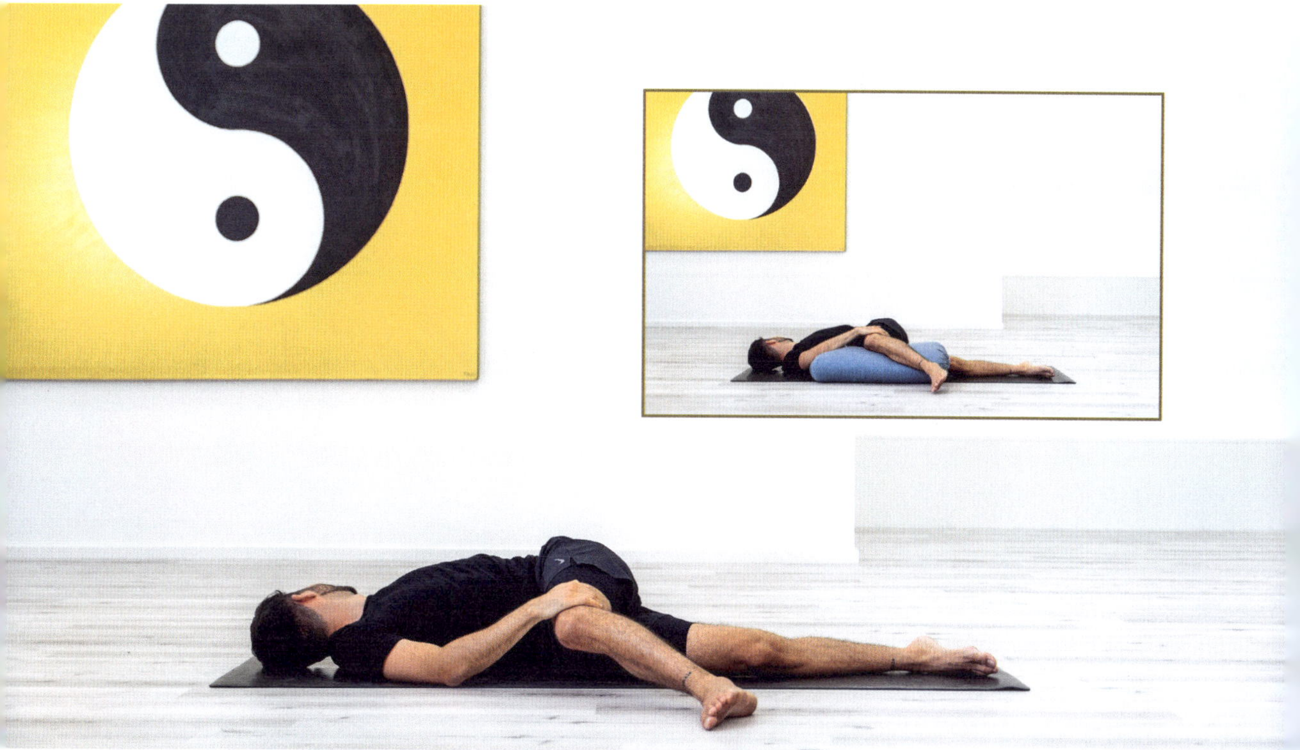

7. Shavasana oder Bauchlage

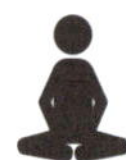

Natürlich darf auch hier am Ende deine Schlussentspannung nicht fehlen. Wenn du magst, kannst du dich zur Abwechslung mal auf den Bauch legen und dir hier ein paar Minuten Entspannung gönnen. Deine Hände können auch ein bequemes Kissen bilden. Wenn es für dich angenehmer ist, auf dem Rücken zu liegen, dann komm gerne in ein Shavasana.

Leg dafür deine Beine an die unteren Ecken deiner Matte. Lass deine Arme gemütlich zur Seite fallen. Schließ deine Augen und genieße völlige Entspannung. Wenn du dein Yoga-Bolster noch zur Hand hast, kannst du es unter deine Kniekehlen legen. Das entspannt deinen Körper nochmal mehr.

Versuche, in dieser Position nicht aktiv nachzudenken. Es ist völlig normal, dass Gedanken aufkommen. Doch wie in einem Kinofilm, wo du zwar mit deinem Körper im Saal sitzt, aber den Film nur betrachtest, versuche auch hier, zum Beobachter deiner Gedanken zu werden.

- Welche Art von Gedanken kommen auf?
- Denkst du mehr an die Zukunft oder an die Vergangenheit?

Nimm für einige Zeit wahr, ohne zu urteilen, ob sich die Gedanken gut oder schlecht anfühlen. Wenn dir ein Gedanke nicht mehr gefällt, so lass ihn weiterziehen wie eine Wolke am Himmel.

Das hilft dir dabei, zu bemerken, dass du nicht deine Gedanken *bist* und sie dich nicht beherrschen. *Bleib in dieser Position für 5 Minuten.*

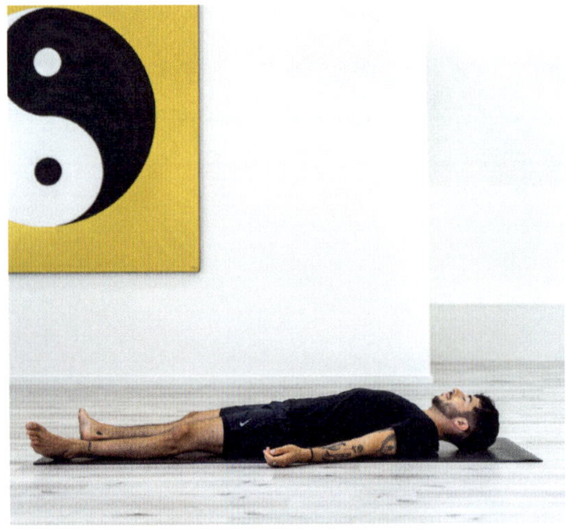

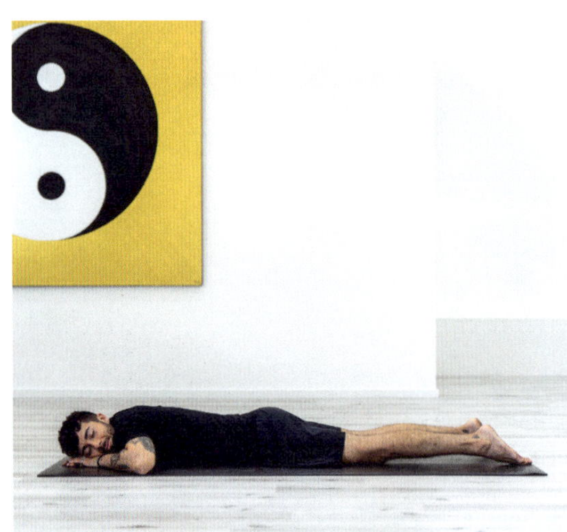

Meine liebsten Fragen für ein tiefgründigeres Kennenlernen

Wir sind so viel mehr als nur unser Jobtitel, Familienstand oder unsere Herkunft. Deshalb finde ich es immer schön, wenn man Gespräche mit neuen Leuten nicht mit »Was machst du beruflich?« und »Wo kommst du her?« startet. Um dir ein tiefgründiges Kennenlernen zu ermöglichen, habe ich hier meine liebsten Fragen für dich aufgelistet. Probiere sie doch gerne beim nächsten Abendessen mit neuen Menschen aus. Manche Fragen sind vielleicht etwas persönlich, doch du wirst merken, dass sich deine Gesprächspartner:innen auch viel schneller öffnen werden, wenn du mutig bist und den ersten Schritt machst. Dadurch wird sich ein ganz besonderer Abend entfalten mit schönen Gesprächen und einem authentischen Kennenlernen. Welche davon probierst du aus?

- Was war dein bisher größtes Abenteuer?
- Wenn du eine Lebensweisheit teilen könntest, welche wäre es?
- Wenn du ein Tier wärst, welches wärst du und warum?
- Was möchtest du dieses Jahr noch unbedingt erleben?
- Was bedeutet Glück für dich?
- Bist du glücklich? Wenn ja, warum? Wenn nein, warum nicht?
- Welches Buch hat dein Leben positiv verändert?
- Wenn du in einem Film leben würdest, welcher wäre das und warum?
- Wenn du mit einer Persönlichkeit, lebend oder bereits verstorben, zu Abend essen könntest, wen würdest du einladen?
- Wie lädst du deine Batterien am liebsten auf?
- Was machst du, um Spaß zu haben?
- Wovor hast du die größte Angst?

Um die richtigen Antworten zu finden, musst du dir erst die richtigen Fragen stellen.

Abfolge 3: Muscle Relaxation

Wir beanspruchen unseren Körper täglich, egal was wir machen. Ob du an deinem Schreibtisch sitzt, im Supermarkt durch die Regale schlenderst oder die gekauften Lebensmittel in deinen Kühlschrank räumst. Du bewegst dich und deine Muskeln stützen dich dabei. Daher ist es an der Zeit, deiner gesamten Muskulatur etwas Gutes zu tun.

Diese Abfolge richtet sich gezielt an Körperbereiche, wie beispielsweise deine Füße oder dein Gesäß, die wir nicht so regelmäßig dehnen. Es kann sein, dass diese Übungen daher etwas intensiver wirken. Doch keine Übung ist leicht oder schwer. Es ist nur deine persönliche Meinung, die das Urteil darüber fällt. Solltest du dich mit einer dieser Übungen besonders schwertun, dann lass sie gerne öfter Teil deiner Routine werden. Unter uns Yogis sagt man oft: »Die Übung, die du am wenigsten magst, ist die, die du am dringendsten brauchst.« Bleib geduldig mit dir und schenk deinem gesamten Körper die Aufmerksamkeit und Wertschätzung, die er verdient.

1. Toe Squat & Box Breathing

Es ist völlig normal für uns, die Beinrückseiten oder unsere Schultern zu dehnen, doch wir vergessen dabei ganz oft unsere Füße. Deine Füße tragen dich täglich Tausende von Schritten und brauchen daher genauso viel Aufmerksamkeit wie der Rest deines Körpers.

Beginne in einer knienden Position und stell deine Zehen auf. Sollte dieser Toe Squat von Anfang an sehr unangenehm für dich sein (dann solltest du dringend öfter deine Füße dehnen), so verwende gerne ein Handtuch oder roll die Matte ein, um deine Knie zu polstern. Du kannst dich auch auf deinen Händen abstützen oder dein Gewicht mehr nach vorne verlagern, um den Druck etwas herauszunehmen. Es besteht auch die Möglichkeit, erst mit einer Seite zu starten und nach ein paar Atemzügen auf die andere Seite zu wechseln. Nimm dir immer wieder Pausen im normalen Fersensitz und wiederhole die Position ein paar Mal. Du wirst sehen, je öfter du das machst, desto »angenehmer« wird diese Position. Deine Plantarfaszie an deiner Fußsohle wird dir dankbar sein.

Dein »Ziel« kann es sein, 3 Minuten sitzen zu können, ohne Schmerzen zu spüren.

Tipp

Praktiziere während deinem Toe Squat das Box-Breathing (mehr dazu auf Seite 121). Konzentriere dich auf die Atmung und versuche, nicht mit deinen Gedanken abzuschweifen.

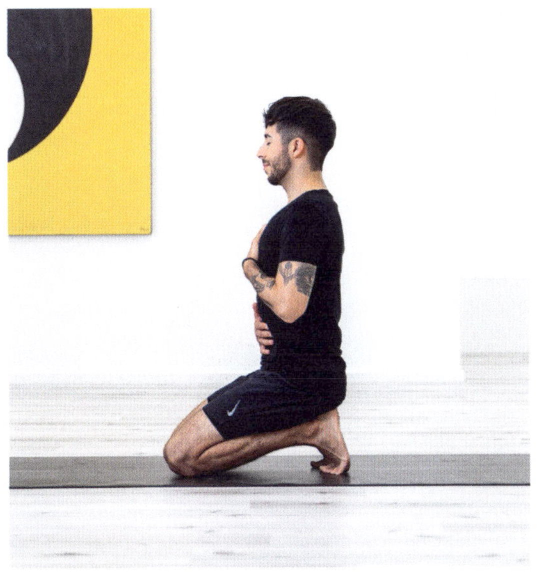

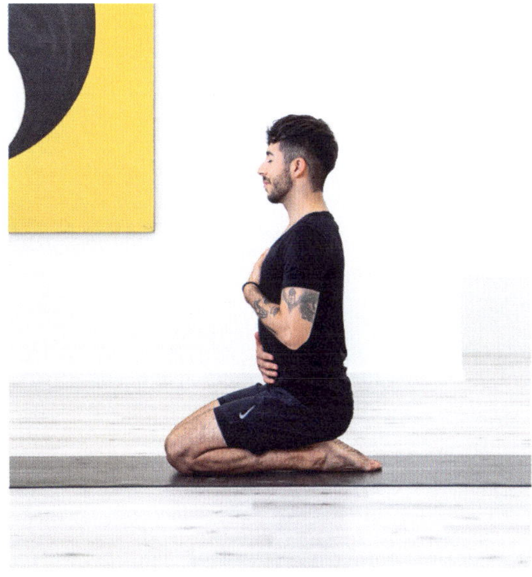

2. Cow Face

Die nächste Position dehnt deine Gesäßmuskulatur und balanciert auf diese Weise das viele Sitzen aus. Setz dich dafür in einen lockeren Schneidersitz. Winkle dein linkes Bein an und platziere es so, dass dein linkes Knie nach vorne schaut. Steig nun mit dem rechten Bein über dein linkes, sodass deine Knie möglichst übereinandergestapelt sind.

Sollte es nicht möglich sein, die Knie übereinander zu bringen, lass deinen rechten Fuß einfach außerhalb vom linken Oberschenkel auf der Matte aufgestellt.

Du kannst dich hier gerne auf deinen Händen abstützen. Atme tief ein und richte dich auf. Mit der nächsten Ausatmung beugst du dich nach vorne. Dein Rücken darf dabei rund werden. Deine Schultern und dein Gesicht sind entspannt. Nun solltest du ein angenehmes Ziehen in deiner Gesäßmuskulatur spüren.

Bleib hier für 3 bis 5 Minuten und wechsle dann die Seite.

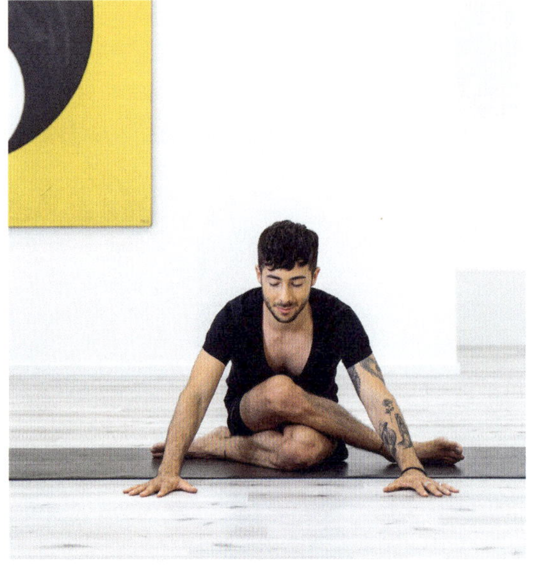

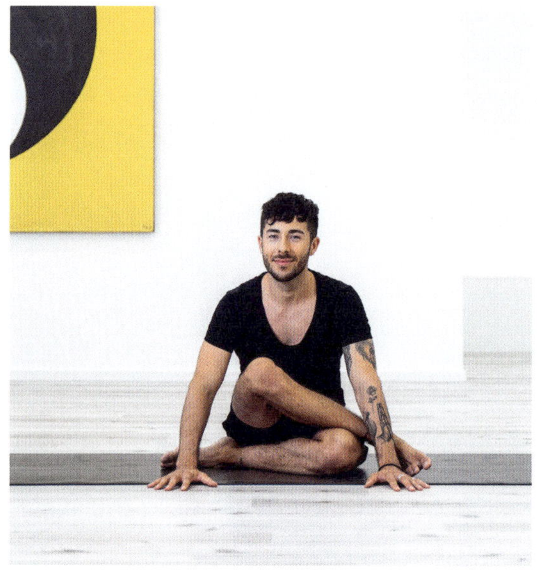

3. Half Saddle

Hilfsmittel: Yoga-Bolster

In dieser Position kümmern wir uns um deine Oberschenkelvorderseite. Bleib anfangs gerne in einem aufrechten Sitz, ohne dich zu weit nach hinten zu legen.

Die Ausgangsposition dafür ist der Langsitz. Winkle nun dein linkes Bein zu dir an, sodass dein linkes Knie nach vorne zeigt und deine linke Ferse neben deinem Gesäß platziert ist. Beginne, dich sanft nach hinten zu legen, um die Vorderseite deines linken Oberschenkels zu dehnen. Du kannst dich Stück für Stück weiter nach hinten legen, bis du völlig auf dem Rücken liegst. Bitte denk auch hier wieder daran, dass kein stechender Schmerz im Knie auftreten sollte. *Bleib hier für 3 bis 5 Minuten und wechsle dann die Seite.*

Alternativ platziere dein Bolster entlang deiner Matte und komm mit deinem unteren Rücken nah an das Ende des Bolsters. Die Erhöhung durch das Bolster hat auch den Vorteil, dass du hier gleichzeitig deinen Brustraum mehr öffnest. Die Ausführung der Beine bleibt dieselbe. Finde eine Position, die für dich angenehm ist, und genieße die Dehnung.

Tipp

Du kannst auch beide Seiten gleichzeitig dehnen, wenn du beide Knie anwinkelst. Diese Position ist etwas anspruchsvoller.

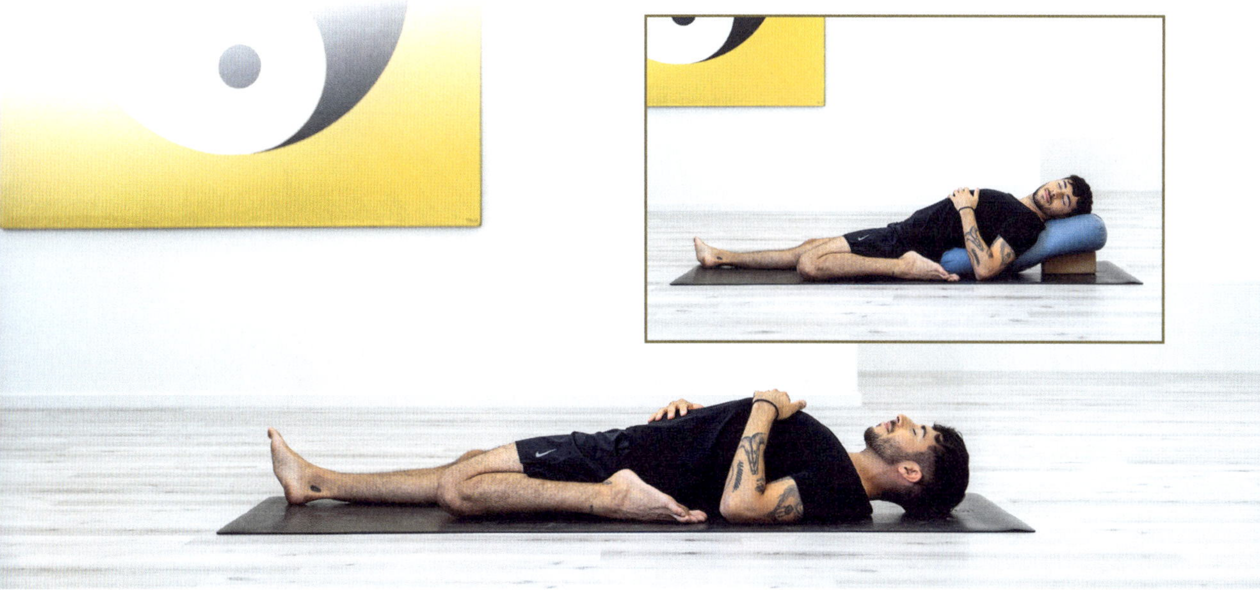

4. Entspannte Vorbeuge

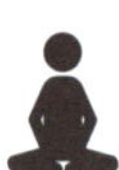

Mit Hilfsmittel: 1 bis 2 Yogablöcke oder ein Yoga-Bolster

Um deiner Wirbelsäule etwas Gutes zu tun, kommen wir nun zur entspannten Vorbeuge. Streck dafür deine Beine nach vorne aus in einen Langsitz. Atme tief ein und richte dich auf. Mit deiner nächsten Ausatmung lehnst du dich nach vorne.

Lass deine Füße gerne nach innen oder außen fallen. Entspanne deine Oberschenkelmuskulatur und nimm jegliche Spannung aus deinem Rücken und deinen Schultern. Auch dein Kopf sowie deine Arme dürfen gerne einfach nach unten hängen.

Eine weitere Möglichkeit ohne Hilfsmittel wäre es, sich gegen eine Wand zu lehnen. Lass dafür deinen Oberkörper einfach von der Schwerkraft nach unten ziehen und entspanne deinen gesamten Körper. Deine Knie können dabei gebeugt bleiben, um den Druck rauszunehmen. Lass deine Arme einfach hängen und entspanne dein Gesicht. Achte beim Verlassen der Position darauf, dich langsam Wirbel für Wirbel aufzurichten.

Um es dir in deiner Vorbeuge noch bequemer zu machen, kannst du deine Stirn auf einem Block oder Yoga-Bolster ablegen. Sei hier gerne kreativ und staple deine Hilfsmittel übereinander, bis du eine Höhe erreicht hast, in der dein Rücken völlig locker bleibt und du deine Arme gemütlich auf den Seiten ablegen kannst.

Bleib in dieser Position für 3 bis 5 Minuten und nimm mit jeder Ausatmung mehr und mehr Druck von deinen Schultern – körperlich wie mental.

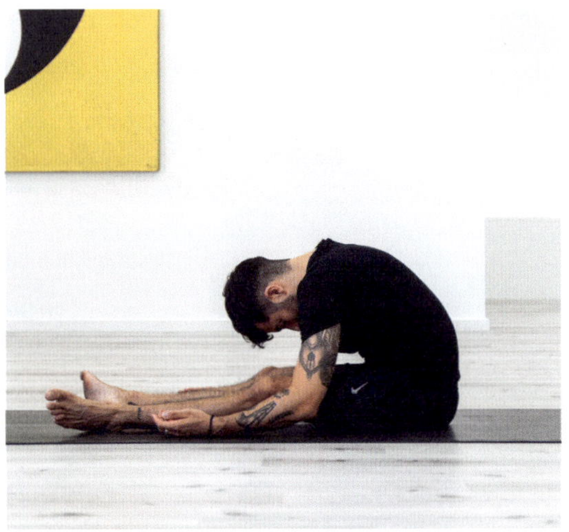

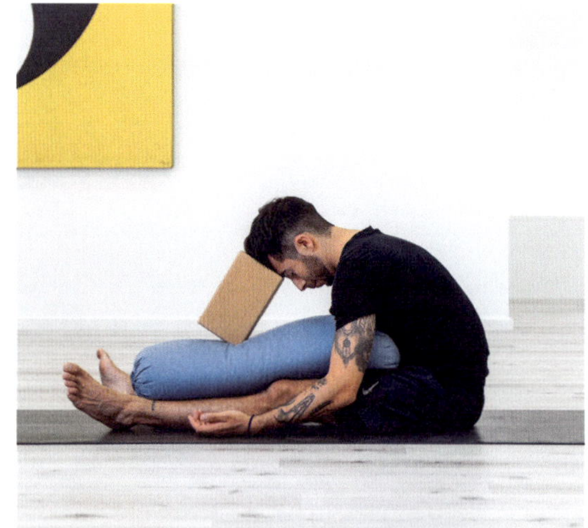

5. Bananasana

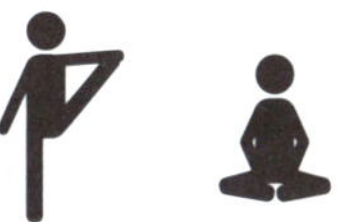

Nach den eher intensiveren Dehnpositionen ist es Zeit für etwas ganz Gemütliches. Zeit für Bananasana. Nicht nur der Name, sondern auch die Form dieser Position erinnert an eine Banane. Du dehnst hier wunderbar in deine seitliche Muskulatur.

Ausgangsposition ist im Liegen. Leg deine Arme über deinem Kopf ab. Lege deinen linken Fuß über den rechten, sodass deine Fußgelenke übereinanderliegen. Um deinen Körper seitlich zu dehnen, kommen deine Füße jetzt in Richtung rechtes Eck deiner Yogamatte. Greif mit deiner rechten Hand dein linkes Handgelenk und zieh leicht zur rechten Seite auf, bis du dich in deiner »Bananen-Shape« befindest und leg die Arme dann bequem ab. Die Hüfte bleibt dabei komplett auf der Matte.

Nun solltest du eine angenehme Dehnung seitlich am Körper spüren. *Bleib hier für 3 bis 5 Minuten und wechsle dann die Seite.*

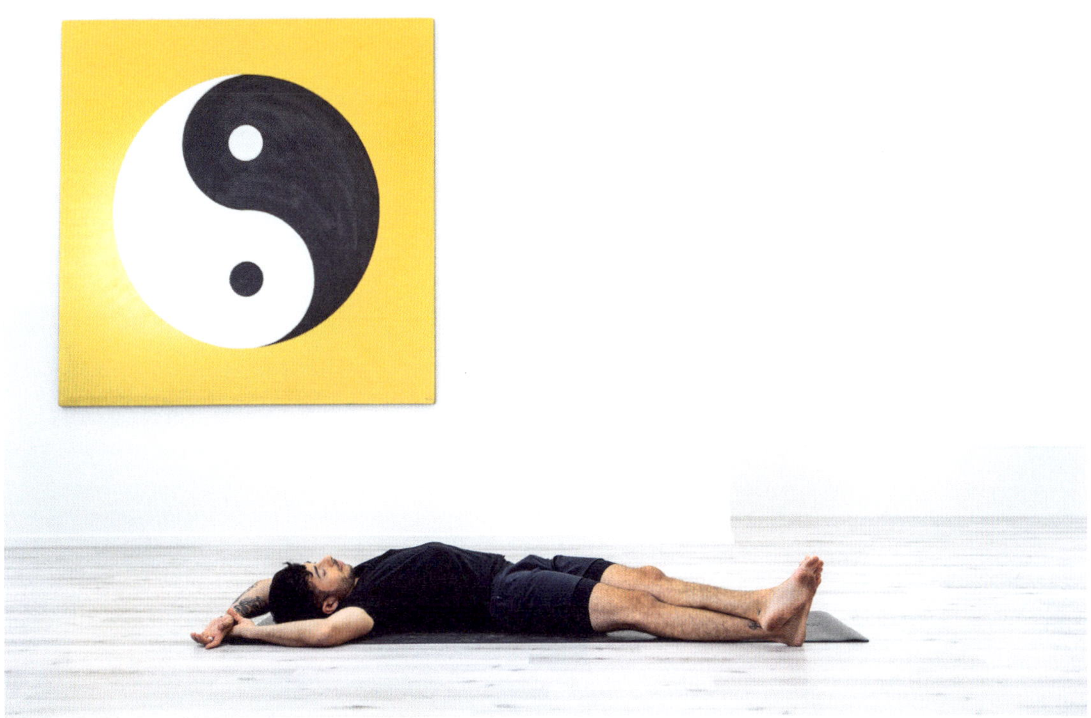

6. Happy Baby

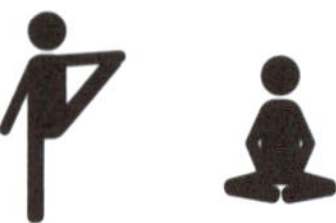

Bevor es in die Schlussentspannung geht, lagern wir noch mal die Beine im Happy Baby hoch.

Deine Ausgangsposition hierfür ist die Rückenlage. Streck nun deine beiden Beine nach oben und versuche, mit deinen Händen innerhalb deiner Beine die Außenkanten deiner Füße zu greifen.

Dabei sollte dein unterer Rücken unbedingt auf der Matte bleiben und deine Wirbelsäule sollte sich nicht runden. Kipp dafür dein Becken nach hinten, sodass keine Hand mehr zwischen deinen unteren Rücken und deine Matte passt.

Falls sich das im Moment zu intensiv anfühlt oder du zu viel Druck auf deiner Wirbelsäule spürst, empfehle ich dir, lieber zu deinen Schienbeinen zu greifen. Das nimmt den Druck aus dieser Position, die Vorteile bleiben jedoch dieselben.

Bleib hier für 3 bis 5 Minuten und wechsle dann langsam in deine Schlussentspannung.

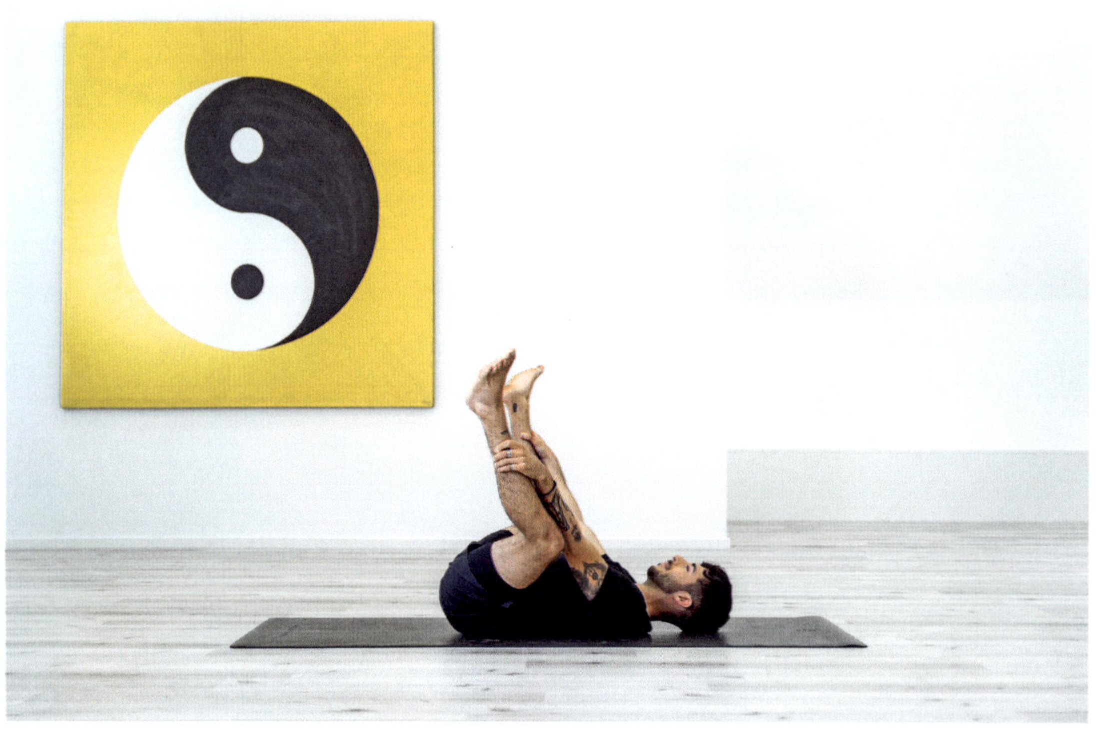

7. Shavasana

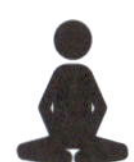

Von meinem Yogalehrer in Indien habe ich gelernt: Es ist egal, was du während deiner Yogastunde unterrichtest, der Anfang sollte immer eine Atemübung und das Ende immer Shavasana sein. Natürlich halte ich mich an die Worte meines strengen Lehrers, und somit endet auch diese Sequenz mit einer langen Ruhe- und Regenerationsphase.

Leg dafür deine Beine an die unteren Ecken deiner Matte. Lass deine Arme bequem zur Seite fallen. Schließ deine Augen und genieße völlige Entspannung. Wenn du dein Yoga-Bolster noch zur Hand hast, kannst du es unter deine Kniekehlen legen. Das entspannt deinen Körper zusätzlich.

Erlaube dir hier völlige Stille. So wie sich die Wellen eines Sees erst beruhigen müssen, damit man in die Tiefe des Wassers blicken kann, so muss sich auch dein Geist beruhigen, damit du in die Tiefe deiner Gedanken und Gefühle blicken kannst. *Genieße hier völlige Ruhe für 5 Minuten.*

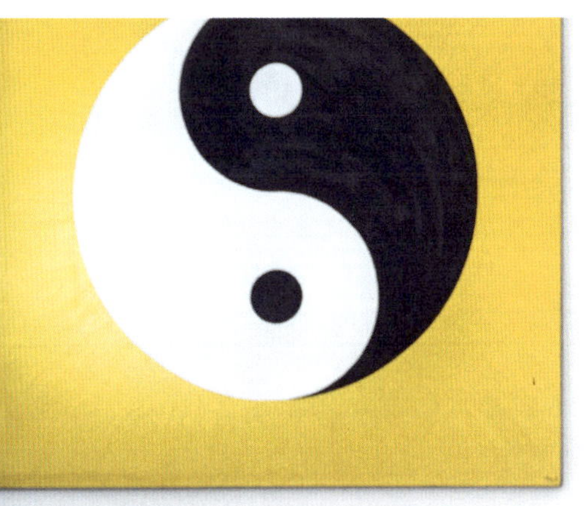

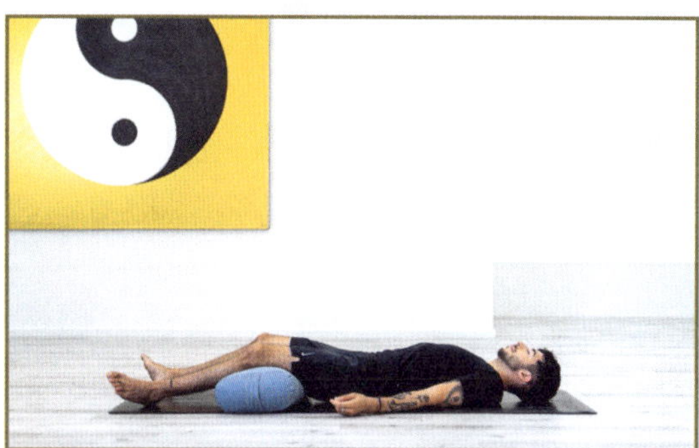

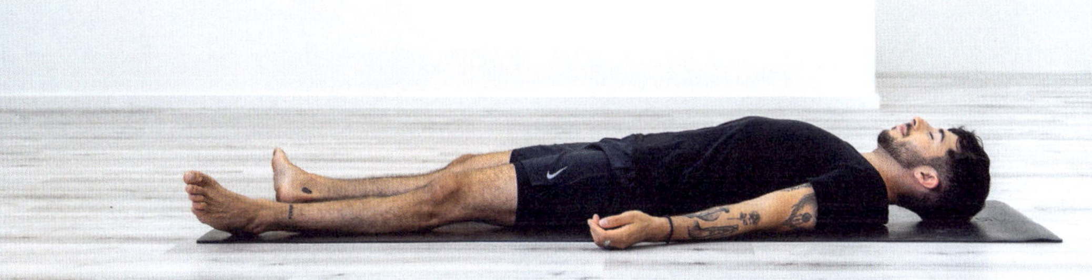

Visualisierungsmeditation

Neben der klassischen Meditation finde ich auch die sogenannte Visualisierungsmeditation besonders wirkungsvoll. Dabei nutzen wir die Kraft der inneren Bilder, um uns mental und emotional in eine bestimmte Situation hineinzuversetzen. Du fokussierst dich ganz konkret darauf, was du siehst, fühlst, sagst oder denkst. Das hat zum Beispiel den Zweck, vergangene Verhaltensmuster aufzulösen und quasi »neu zu programmieren« oder dein Mindset zu verändern, um dir dein Leben nach deinen Wünschen selbst zu gestalten. Denn dein Gehirn unterscheidet nicht zwischen realen Erlebnissen und mentalen Bildern.

In der folgenden Übung nutzen wir unsere Vorstellungskraft, um uns fest verwurzelte Glaubenssätze bewusst zu machen, sie zuerst loszulassen und schließlich durch neue heilsame Gedanken zu ersetzen.

Das funktioniert folgendermaßen: Stell dir vor, wir beide würden uns hier bei mir im wunderschönen Tirol zum Wandern treffen. Du siehst mich mit einem kleinen Rucksack, in den ich nur das Nötigste gepackt habe: eine Wasserflasche, eine Regenjacke, Snacks und ein T-Shirt zum Wechseln. Alles, was ich im Moment gebrauchen kann, habe ich bei mir. Du kommst mit einem Rucksack auf mich zu, der randvoll mit zahlreichen Dingen ist, die du in der Vergangenheit mal gebraucht hast, die für diese Wanderung aber komplett unnötig sind. Sie machen deinen Rucksack viel schwerer, als er eigentlich sein müsste. Und somit machst du dir dein Ziel, den Gipfel des Berges zu erreichen – und noch viel wichtiger: den Weg dorthin zu genießen –, schwerer als nötig.

Im übertragenen Sinne sind diese Dinge, die du mit durch dein Leben schleppst, deine alten Glaubenssätze, Verhaltensmuster, Meinungen anderer, Enttäuschungen aus der Vergangenheit und Ängste für die Zukunft. Damit du deinen Lebensweg jedoch genießen kannst, darfst du all das loslassen. Du darfst lernen, nicht mehr festzuhalten, was du nicht mehr gebrauchen kannst.

Vielleicht hat dir jemand in der Vergangenheit dein Herz gebrochen oder dich betrogen. Das bedeutet nicht, dass alle Männer oder Frauen gleich sind. Doch dieser Glaubenssatz macht es dir schwer, dich auf neue Beziehungen einzulassen und zu vertrauen.

Vielleicht hat mal jemand du dir gesagt, du seist »nicht klug genug«, »nicht schön genug«, »nicht fit genug« oder »noch nicht bereit für diese Aufgabe«. Das sind aber nur Meinungen anderer, nicht mehr und nicht weniger. Lass es die Meinung anderer bleiben und übernimm kein falsches Selbstbild.

Als ich Anfang zwanzig war und begonnen habe, Vollzeit zu arbeiten, wurde – wie schon an anderer Stelle im Buch erwähnt – sehr oft zu mir gesagt: »Das Leben besteht aus Arbeit.« Ich habe lange Zeit gebraucht, diesen Glaubenssatz, der mir von anderen Menschen eingetrichtert wurde, in meinen neuen, viel gesünderen Glaubenssatz »Die Arbeit ist da, um schön zu leben« umzuwandeln. Seither gelingt es mir immer besser, mir auch echte Pausen zu gönnen. Und nicht von einer Aufgabe zur nächsten zu rennen, ohne jemals stehen zu bleiben, und den Weg wirklich zu genießen. Es gibt einen sehr bekannten Spruch von Mooji, der lautet:

»Du siehst die Welt nicht so, wie sie ist, du siehst die Welt so, wie du bist.«

MOOJI

Deine Glaubenssätze und deine Einstellung zum Leben bestimmen darüber, ob du dich an Problemen festhältst oder dich an Lösungen orientierst. Es ist an der Zeit, deine eigene Realität zu schaffen und nicht das limitierte Denken um dich herum zu akzeptieren. Es ist an der Zeit, loszulassen und neue gesunde und wohltuende Denk- und Handlungsweisen zu entwickeln. Diese folgende Meditation soll dir dabei helfen.

Visualisierung zum Loslassen

1. Finde eine angenehme Sitzposition an einem ruhigen Ort. Achte auf einen geraden Rücken. Schließ deine Augen und entspanne dein Gesicht.
2. Gib dir ein paar Minuten Zeit, um dich nur auf deine Atmung zu konzentrieren und im Moment anzukommen. Entspanne deine Muskulatur und lass deine Atemzüge tiefer werden.
3. Stell dir vor, du gehst auf eine Wanderung und hast einen Rucksack dabei. Dein Rucksack ist gefüllt mit Steinen, die dich nach unten ziehen. Öffne ihn und schau hinein.
   Welche Steine aus deiner Vergangenheit befinden sich dort?
4. Stell dir folgende Fragen:
   Welche alten Glaubenssätze halten mich davon ab, meinen Weg zu genießen?
   Wie ging es mir in den letzten Tagen und Wochen?
   Welche Gewohnheiten rauben mir Energie?
   Welche Menschen rauben mir Energie?
   Was möchte ich verändern, um wieder mit mehr Kraft durchs Leben zu gehen?
   Was kann ich tun, um wieder mehr auf mich zu schauen?
5. *Was möchte ich loslassen?* Stell dir nun bildlich vor, wie du die Steine aus deinem Rucksack nimmst. Spüre, wie sich dein Körper leichter anfühlt. Lass dir dafür Zeit und leg Stein für Stein ab.
6. Atme noch dreimal so tief wie möglich durch die Nase ein und sehr langsam aus.
7. Öffne deine Augen. Wie fühlst du dich?
   Schnapp dir einen Zettel und einen Stift, dein Journal und schreib deine Gedanken nieder.

Diese Meditation habe ich als geführte Meditation für dich aufgezeichnet. Du kannst sie dir ganz einfach mit diesem QR-Code anhören.

https://marcelclementiyoga.com/
good-vibes-yoga-bonus/

Wenn wir Gedanken und Erkenntnisse niederschreiben, können wir uns zum einen immer wieder daran erinnern, und zum anderen werden sie sich ganz anders in unserem Bewusstsein verankern, sodass wir sie unterschwellig in unsere Handlungen einfließen lassen und uns danach ausrichten.

Indem du deine Notizen immer wieder anschaust, kannst du auch überprüfen, ob du noch auf deinem richtigen Weg bist. Was du schreibst oder wie viel, ist natürlich ganz dir überlassen. So wie die Yogaübungen, machst du auch das Journaling nur für dich. Es wird Tage geben, da schreibst du mehr, und an anderen schreibst du vielleicht nichts. Aber du weißt, dass dein Journal immer da ist, um deine Gedanken aus dem Kopf zu bekommen und so vielleicht eine andere Sicht zu erlangen.

Alles ist Energie!
Gleiche dich der Frequenz
der Realität an,
die du möchtest und
du kreierst diese Realität.
Das ist keine Philosophie.
Das ist Physik!

ALBERT EINSTEIN

Wer bist du wirklich?

Als ich mich damals für meinen Weg als Yogalehrer entschied, haben sehr viele Menschen an mir gezweifelt. Fremde Leute und sogar Freunde haben sich über meine Pläne lustig gemacht. Sogar die Bankberaterin, beim Eröffnen meines Kontos, hat mich nur belächelt.

»Yogalehrer ist doch kein Job?«, »Warum machst du nicht etwas Richtiges?«, »Das ist nur etwas für Frauen«, hörte ich ständig.

Als ich dann mein erstes Youtube-Video hochgeladen habe, kam als erste Reaktion ein Daumen nach unten und folgender Kommentar: »Was ist das denn für ein Sch…!«. Bei meiner ersten Podcastfolge war es ähnlich. »Schuster, bleib bei deinen Leisten«, hat jemand unter meine Folge geschrieben.

Hätte ich damals auf diese Stimmen gehört und wäre »bei meinen Leisten« geblieben, dann würde es dieses Buch nicht geben. Ich wäre heute noch unglücklich und würde einer Arbeit nachgehen, die mich nicht erfüllt. Ich habe mich dafür entschieden, anders zu sein, und ich bin dankbar dafür. Dankbar, dass ich nun jeden Tag aufstehe und meiner Leidenschaft nachgehe. Ich habe mich durch Yoga selbst gefunden und mir das Leben meiner Träume erschaffen.

Hast du auch Menschen in deinem Umfeld, die ständig an dir zweifeln? Leute, die dich belächeln und sich lustig über dich machen? Bedenke dabei immer, dass die Art, wie jemand mit dir umgeht, rein gar nichts über dich aussagt, sondern nur über den Menschen selbst. Das Handeln im Außen spiegelt die Welt im Inneren wider.

Nur weil andere an ihren Träumen gescheitert sind, heißt das nicht, dass es dir ebenso ergehen muss. Es ist wichtig, ja wirklich entscheidend, dass du dich nicht von anderen abhalten lässt, deinen eigenen Weg zu gehen. Niemand kennt dich besser als du selbst. *Nur du kannst wissen, was wirklich in dir steckt.*

Dazu möchte ich dir gerne eine Geschichte erzählen. Die Geschichte von den Hühnern und dem Adler: Ein Bauer findet auf einem Spaziergang ein Adlerei. Unwissend, um welches Ei es sich handelt, nimmt er es mit und legt es zu den anderen Eiern in seinem Hühnerstall. Der Adler schlüpft aus seinem Ei und wächst mit den Hühnern im Stall auf. Er verhält sich genau wie seine Hühnerfreunde. Der Adler bewegt sich wie die Hühner, gackert wie die Hühner und denkt wie die Hühner.

Eines Tages, als der Adler schon etwas älter ist, sieht er am Himmel einen eleganten Vogel kreisen. Fasziniert vom Anblick dieses Tieres, wendet sich der Adler zu einem seiner Hühnchen. »Wow, hast du den da oben gesehen? Wer ist das denn?«, fragt der Adler erstaunt. »Ach das, das ist der Adler. Er ist der König der Lüfte. Doch wir, wir sind nur Hühner. Wir gehören auf den Boden.« Der Adler nickt, geht weiter und stirbt Jahre später mit den anderen Hühnern im Hühnerstall.

Diese Geschichte verdeutlicht, wie ich finde, ganz wunderbar, dass den meisten von uns nicht automatisch bewusst ist, was in uns steckt. Was wir zu leisten fähig sind. Lässt du dich durch die

Meinung anderer davon abhalten, deine Träume zu leben? Halten dich alte Glaubenssätze davon ab, mehr aus deinem Leben zu machen?

Vielleicht hat jemand in deiner Jugend mal zu dir gesagt, dass du »zu dumm bist«. Oder du hast deine Karriere gestartet, jemand meinte aber, dass du noch »zu jung« für diesen Job seist. Es erfordert Arbeit, diese Glaubenssätze aufzudecken und zu überarbeiten. Aber es lohnt sich, genauer hinzuschauen, um dir klar zu werden, wer du in deinem Leben sein und was du hinterlassen möchtest. Lasse den Adler in dir seine Flügel ausbreiten und losfliegen.

Yoga abseits der Matte: Mach mal Digital Detox

Am Morgen greifst du sofort zum Handy und checkst schnell das Wetter in der App, die Zeitung kommt womöglich auf dem E-Reader und wird auf dem Weg in die Arbeit gelesen, im Laufe des Tages wird gemailt, gechattet, per Video telefoniert, fotografiert und am Abend läuft die Lieblingsserie über den Streaming-Anbieter. So oder so ähnlich schauen die Tage der meisten Menschen aus. Wir sitzen im Beruf ständig vor dem Computerbildschirm, um dann in unserer Freizeit auf einen noch kleineren Bildschirm, unser Handy, zu schauen. Und wenn wir das Handy dann endlich zur Seite legen, schauen wir in den Fernseher. Kein Wunder, dass wir uns so oft gestresst fühlen.

Auch bei mir läuft ein Großteil meines Business online ab. Elektronische Geräte gehören zu unserem modernen Leben und sind auch nicht mehr wegzudenken. Allerdings ist es in diesem Fall wie fast überall: Auf die Dosis kommt es an. Ein achtsamer Umgang mit Smartphone und Co. trägt enorm zu einem gesunden Lebensstil bei.

Wir können Gewohnheiten nur ändern, wenn wir uns ihrer auch bewusst werden. Wie wäre es also, wenn du dir in den nächsten Wochen zuerst einmal deinen Handykonsum anschaust? Dazu gibt es super Apps, mit denen du deine Bildschirmzeit tracken kannst. Ich bin sicher, du wirst, genauso wie ich, regelrecht erschrocken sein, wie sich zehn Minuten Instagram hier, fünf Minuten WhatsApp da am Ende des Tages summieren. Wir sagen oft, wir hätten »keine Zeit für Yoga, Meditation oder Sport«, doch Zeit zum Social-Media-Scrollen finden wir immer.

Es gibt viele kleine Stellschrauben, an denen du drehen kannst, um mehr im »echten Leben« zu sein und besser auf dich zu achten, statt deine Zeit vor Bildschirmen zu verbringen. Für mich hat es einen Riesenunterschied gemacht, als ich mich bewusst für regelmäßige handyfreie Tage entschieden habe. An diesen Tagen merkt man erst, wie oft man automatisch und oft auch ganz ohne Grund zum Handy greift, um irgendwelche Apps zu öffnen. Ich empfehle dir auch, sämtliche Push-Nachrichten, die sich mit einem Pling-Geräusch ankündigen, auszuschalten. Sie erzeugen nur den Stress, sofort reagieren zu müssen. Stattdessen ist es sinnvoll, sich feste Zeiträume am Tag einzuräumen, in denen man seine Mails oder Social-Media-Kanäle checkt. Ich persönlich habe sogar die E-Mail-App von meinem Smartphone gelöscht, damit ich Mails nur noch am Laptop beantworte, und nicht alle paar Minuten checke, ob ich eine neue Mail bekommen habe.

Wenn du dir deine Zeit nicht nimmst, dann nimmt sie dir jemand anderes.

Auch im Job lässt sich einiges ändern. Wie wäre es zum Beispiel mal mit mehr Offline-Meetings, vielleicht sogar bei einem Spaziergang, statt vor dem Rechner zu sitzen? Durch die Bewegung in der frischen Luft kommen dir gleich viel bessere Ideen! Es sollte auch ein No-Go sein, das Mittagessen so nebenbei vor dem Computer hinunterzuschlingen. Genieß doch deine Mahlzeit stattdessen lieber bei einem netten Gespräch mit einem Kollegen oder der Kollegin.

Das lässt sich Schritt für Schritt auf viele weitere Lebensbereiche ausweiten. Probier's mal aus und prüfe, wie es sich auf dein Wohlbefinden und auch auf deine Beziehungen auswirkt.

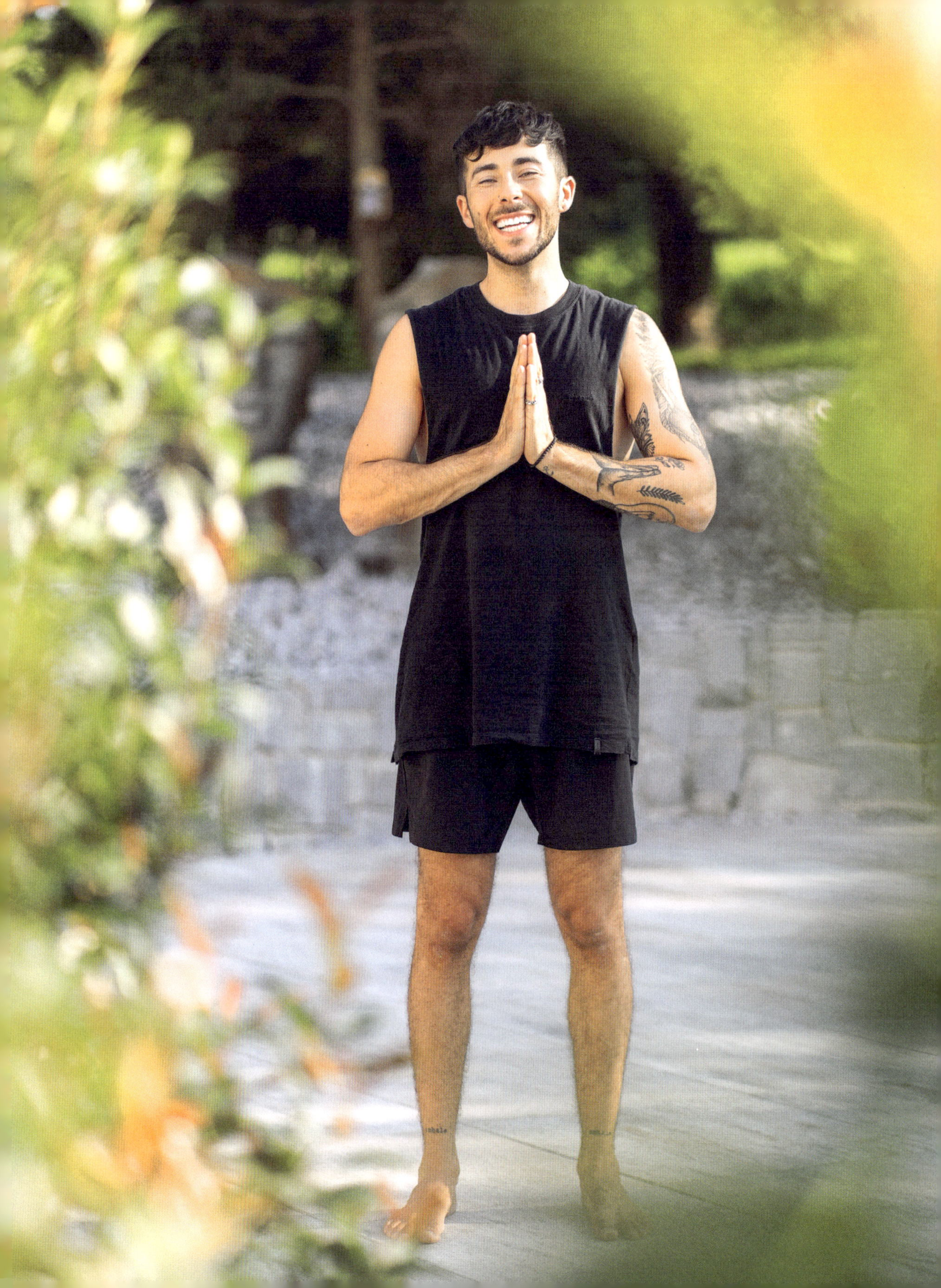

VINYASA-YOGA

DEINE ZUKUNFT KREIEREN

Der Weg ist das Ziel

Als ich mich damals mit 24 Jahren als Yogalehrer selbstständig gemacht habe, setzte ich mir große Ziele. Ich wollte auf den größten Bühnen Yoga unterrichten, 100 000 Follower auf Instagram erreichen und einer der bekanntesten Yogalehrer im deutschsprachigen Raum werden. Täglich habe ich stundenlang Yoga praktiziert, zahlreiche Bücher gelesen, durch Kurse und Fortbildungen Neues gelernt und Fotos sowie Videos auf Social Media gepostet (egal, wo ich um diese Uhrzeit gerade war, ob bei meinen Eltern zum Essen oder mit Freund:innen unterwegs – pünktlich um 17 Uhr kam mein Post und ich war für eine halbe Stunde nicht ansprechbar). All das habe ich getan, um meine Ziele zu erreichen. In der Hoffnung, so Erfüllung zu finden.

Nach über tausend Postings hatte ich endlich die erträumte Anzahl an Instagram-Followern erreicht, nach ein paar Jahren unterrichtete ich auf großen Festivalbühnen. Ich war in dieser Zeit immer wieder in Zeitungen, Magazinen und im Fernsehen zu sehen und darüber hinaus wurde ich als Yogalehrer für die größten Marken gebucht.

Doch ich stellte voller Überraschung fest, dass sich an meinem »Happiness-Level« überhaupt nichts geändert hatte! Alles blieb genauso wie davor. Kein Feuerwerk an Gefühlen. Kein ewiges, andauerndes Glücksgefühl, welches mich plötzlich begleitete. Kein Topf mit Gold am Ende des Regenbogens.

Da war es, worauf ich tagtäglich so lange hingearbeitet hatte. Ich hatte all meine Ziele in nur fünf Jahren erreicht.

Doch anstatt überglücklich zu sein, fühlte ich mich innerlich leer.

Plötzlich stellte ich mir morgens die Frage, warum ich denn um 6 Uhr aufstehen sollte, um meine Morgenroutine durchzuführen. Ich verlor den inneren Antrieb, der mich die letzten Jahre meinen gesamten Tag über begleitet hatte. So ging es einige Zeit weiter, bis ich mir selbst nicht mehr in die Augen schauen konnte. Diese Antriebslosigkeit kannte ich von mir nicht. Ich schnappte mir mein Journal, suchte mir einen ruhigen Platz und stellte mir folgende Fragen: »Worin liegt der Sinn, mir jetzt neue Ziele zu setzen, wenn ich mich danach nur wieder leer fühle? Waren meine Ziele einfach zu klein und sollte ich mir noch viel höhere Ziele setzen? Bin ich vielleicht undankbar und sollte zufriedener sein, mit dem, was ich erreicht hatte? Aber ich verspüre doch täglich Dankbarkeit. Das kann nicht das Problem sein. Woran liegt es dann?«

Es gibt Tage, da braucht man viel Ruhe, um nachzudenken und sich über einige Dinge klar zu werden. Ich merkte aber, dass Bewegung in diesem Moment genau das Richtige für mich war. Ich beschloss, gemeinsam mit meiner Hündin Akouna eine schöne Wanderung zu unternehmen. Wir fuhren zum Achensee, einem meiner liebsten Plätze, den ich von meinen Yoga-Retreats sehr gut kannte.

Wir starteten unten am Parkplatz, mit dem Blick auf den Gipfel gerichtet. »Da geht's heute hoch, Schatzi«, sagte ich zu Akouna. Sie schaute zwar

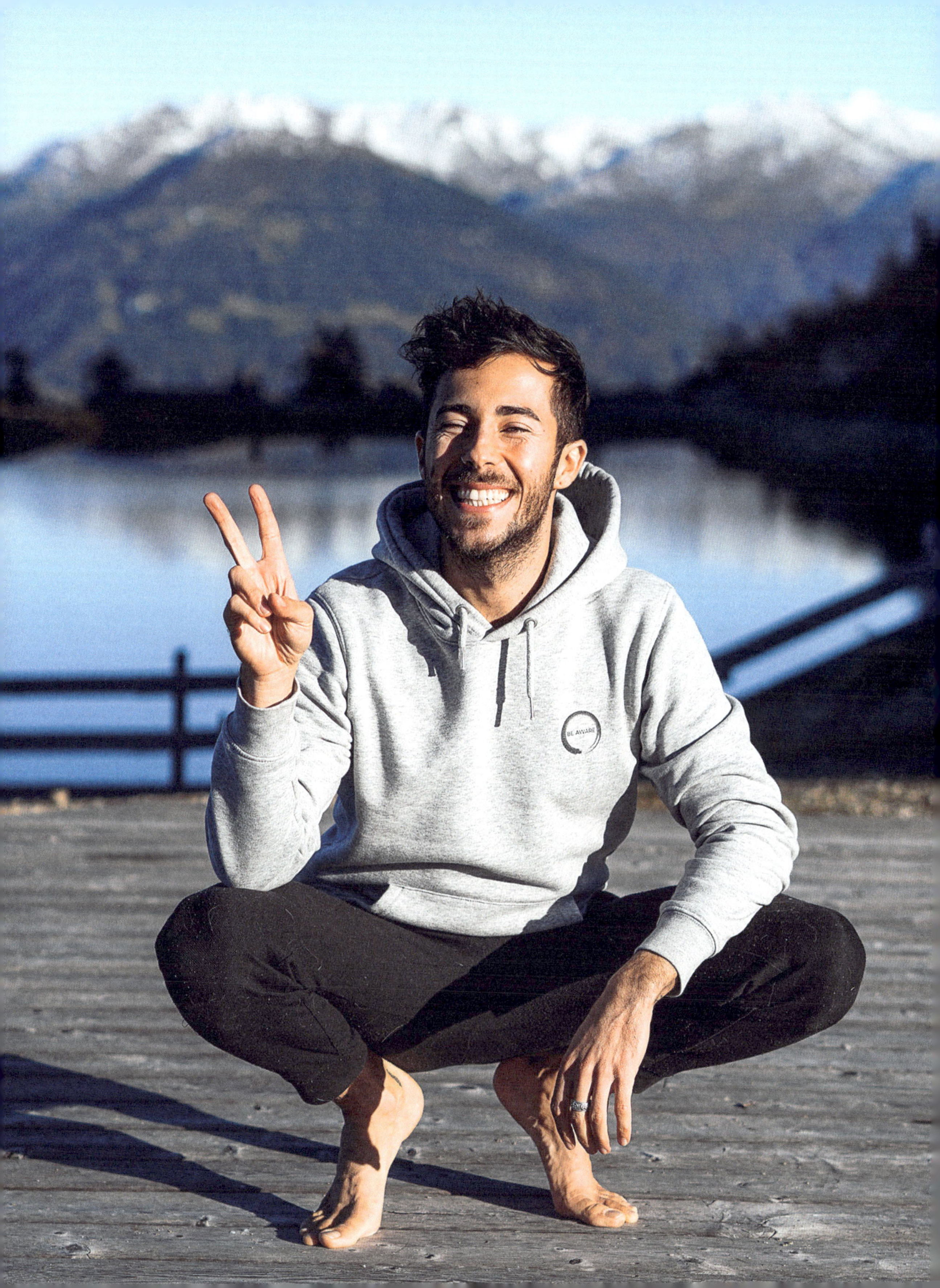
BE AWARE

nicht so begeistert drein, doch ich wusste, dass sie den längeren Ausflug mit mir sehr genießen würde.

Die Wanderung war nicht ohne. Vor allem die ersten paar Höhenmeter hatten es wirklich in sich. »Die ersten Schritte sind immer die schwierigsten«, erinnerte ich mich und ging weiter. Mit der Zeit hatten wir ein gutes Tempo für uns beide gefunden. Doch es gab auch steilere Stücke, die mich sehr an meine Grenzen brachten. Immer wieder machten wir kurze Pausen, um die wunderschöne Aussicht auf den türkisfarbenen Achensee zu genießen. Unser heutiges Ziel war zwar der Gipfel, doch ich richtete die Augen auch immer wieder bewusst auf die Natur um mich herum. **Ich genoss die Anstrengung und merkte, wie mein Kopf langsam frei wurde. Ich merkte, wie ich ankam.**

Ganz oben auf dem Gipfel, saßen wir – Akouna und ich ganz alleine – für fast eine Stunde, um die Aussicht zu genießen. Wir aßen gemeinsam unsere Jause und ich streichelte sie an ihrer liebsten Stelle. Gemeinsam beobachteten wir, wie die Wolken langsam neben uns vorbeizogen. Vögel flogen mit Leichtigkeit in diesen Höhen.

Ich blickte auf einen anderen Berg in der Ferne, der mir noch etwas höher erschien. »Vielleicht gehen wir da das nächste Mal rauf«, sagte ich zu Akouna und deutete auf den fernen Gipfel, »doch jetzt genießen wir erst mal den Moment.«

Und dann wurde mir alles bewusst.

Im Leben geht es nicht darum, nur seinen Zielen hinterherzujagen. Zwar wollte ich den Gipfel erreichen, doch bin ich immer wieder stehen geblieben, um die Aussicht auf den See zu genießen. Ich nahm mir immer wieder Zeit, um zurückzublicken, und war stolz, welche Strecke wir bereits gemeistert hatten. Ich genoss die Wanderung selbst, nicht nur den Moment am Ende auf der Spitze. Und das Wichtigste: Ich steuerte auf dem Höhepunkt nicht bereits das nächste Ziel an, sondern nahm mir bewusst die Zeit, den Erfolg zu genießen.

Diese Wanderung hat die Sicht auf Erfolg für mich völlig verändert.

Wenn wir uns zu sehr auf unsere Ziele in der Zukunft konzentrieren, verlieren wir den Wert eines jeden Moments völlig aus den Augen. Wir schließen einen Pakt mit uns, bis zum Erreichen dieser Ziele unglücklich oder nicht zufrieden zu sein. »Ich bin erst glücklich, wenn ich eine Partnerin gefunden habe.« – »Ich bin erst erfolgreich, wenn ich ein Haus gekauft habe.« – »Ich bin erst wertvoll, wenn ich 500 Likes auf mein Foto bekomme.«

Was jedoch viel wichtiger ist als das Erreichen der Ziele, ist der Weg dorthin. Und vor allem, welcher Mensch du auf diesem Weg wirst. Seit diesem Tag habe ich aufgehört, mir Ziele zu setzen. Stattdessen baue ich auf Gewohnheiten auf, die mich zu dem Menschen machen, der ich sein möchte.

Es geht mir nicht mehr darum, eine Anzahl von Abonnenten auf Youtube zu erreichen, sondern darum, den bestmöglichen Mehrwert für meine Community zu geben. Diese Einstellung motiviert mich täglich, Neues über Yoga, Mindset, Rhetorik und Videodreh zu lernen und mich in diesen Bereichen zu verbessern. Und das Lernen hört nie auf. Ich gehe nicht mehr ins Fitnessstudio, um einen Sommerbody zu bekommen, sondern weil mir das Training Spaß macht und ich mich danach gut fühle. Ich habe gelernt, den Weg zu genießen. Somit wurde der Weg zum Ziel.

Meine Gewohnheiten und Routinen begleiten mich auf meinem Weg, der Mensch zu werden, der ich sein möchte.

Deshalb mein Tipp an dich: Steh morgens 20 Minuten früher auf, um deinen Tag mit Ruhe und Gelassenheit zu starten. Roll deine Yogamatte aus, nimm ein paar tiefe Atemzüge und wähle deine Lieblingsabfolge aus. Je öfter du praktizierst, ohne einen Tag auszulassen, desto schneller wird es zur Gewohnheit und Yoga somit Teil deines Lebens.

Vinyasa-Yoga für Kraft und Energie

Für Tage, an denen du dich mehr auspowern möchtest, empfehle ich dir den Yogastil Vinyasa. Im Vinyasa-Yoga kombinieren wir Atem mit Bewegung und fließen dabei durch verschiedene Asanas. Mithilfe der kontrollierten Bewegungen und einer tiefen Atmung gelingt es dir leichter, im Moment anzukommen und die nötige Kraft und Energie aufzubauen, dir deine Zukunft selbst zu erschaffen. Gleichzeitig kräftigst du deine gesamte Muskulatur, verbesserst deine Balance und tust deinem Rücken etwas Gutes. Anfangs kann es vielleicht etwas schwierig sein, dir die gesamten Abfolgen zu merken. Doch je öfter du diese Flows machst, desto leichter wird es für dich, sodass du mit einem starken Körper all die Herausforderungen deines Alltags gut meistern kannst.

Ich habe dir hier den Sonnengruß B sowie zwei meiner liebsten Flows vorbereitet. Nimm dir die Zeit, die verschiedenen Positionen gut kennenzulernen, bevor du von einer Asana zur nächsten wechselst. Während deines Yogaflows kannst du sehr gerne die Ujjayi-Atmung (mehr dazu auf Seite 44) praktizieren. Denk immer daran: Deine Atmung gibt das Tempo vor, die Bewegung folgt. Wie bei einem Tanz findest du so einen Rhythmus, ohne dabei außer Atem zu kommen.

Wie wir nun bereits wissen, spielt die Atmung im Yoga eine sehr wichtige Rolle. Die Atmung passt sich immer wieder an deine Stimmung an und hat die Kraft, dich zu beruhigen. Allerdings kannst du Pranayama-Techniken auch nutzen, um wacher zu werden und mehr Energie zu bekommen. Am frühen Morgen, wenn ich meine tägliche Routine starte, aber noch nicht so wirklich in die Gänge komme, praktizieren ich eine Atemtechnik, die mir dabei hilft, richtig aufzuwachen. *Kapalabhati* oder auch »Feueratmung« nennt sich diese Atemtechnik.

Atemtechnik: Kapalabhati

Du fühlst dich ausgelaugt und ohne Energie? Bist am Morgen immer sehr müde? Dann habe ich hier die ultimative Lösung für dich!

Diese Atemtechnik ist der erste Teil meiner täglichen Morgenroutine. Ich kämpfte viele Jahre mit der Schlummertaste meines Weckers und startete immer total müde und verschlafen in den Tag. Mir das Schlummern abzugewöhnen, war eine der besten Entscheidungen in meinem Leben, um produktiver und glücklicher in den Tag zu starten. Diese Atemtechnik zu praktizieren eine weitere.

Beim Kapalabhati, oft auch »Feueratmung« genannt, geht es darum, mithilfe einer schnellen, kraftvollen Ausatmung deinen Körper zu reinigen und gleichzeitig mit neuer Energie zu füllen. Ich beschreibe diese Art der Ausatmung immer gern als »Hiebe« aus dem Bauchraum. Deine Einatmung passiert dabei ganz automatisch, ohne dass du lang darüber nachdenken musst. Wenn es dir hilft, kannst du eine Hand auf deinem Zwerchfell, also in der Gegend deiner untersten Rippe, platzieren.

1. Komm in eine angenehme Sitzposition. Für Kabalabhati setze ich mich gerne in den Fersensitz. Doch die Wahl der Position überlasse ich natürlich dir. Hauptsache, dein Rücken ist dabei gerade und du hast genug Platz, um frei zu atmen.
2. Nimm ein paar natürliche Atemzüge, um erst mal im Moment anzukommen. Spür kurz in dich hinein. *Fühlst du dich müde? Fehlt es dir an Energie? Wenn ja, wie fühlt sich diese Müdigkeit an?*
3. Platziere, wenn du möchtest, eine Hand am Bauch in der Höhe deines Zwerchfells. Atme so tief wie möglich ein. Halte am obersten Punkt deine Luft und zähle langsam bis 5.
4. Atme vollständig aus. Wirklich so lange, bis die gesamte Luft aus deinem Körper entwichen ist.
5. Atme zur Hälfte ein.
6. Beginne mit 20 bis 30 Hieben. Achte hier darauf, kurz und kräftig aus der Nase auszuatmen. Versuch hier wirklich fest auszuatmen, sodass sich deine Bauchdecke wie eine Pumpe bewegt.
7. Nach deinen Hieben atme wieder so tief wie möglich ein.
8. Halte die Luft und zähle bis 5. Lass dabei deine Schultern und dein Gesicht entspannt.
9. Atme vollständig aus.
10. Atme zur Hälfte ein. Wiederhole für Runde zwei.
11. Mach insgesamt drei Runden mit je 20 bis 30 Hieben.
12. Atme wieder natürlich durch die Nase ein und aus.
    Wie fühlt sich dein Körper jetzt an? Bist du wacher? Spürst du mehr Energie?

Nimm diese Power mit in den Rest deines Tages und teile sie mit allen, die sich müde fühlen.

Achtung: *Praktiziere diese Atemübung nicht während einer Schwangerschaft, starken Blutungen oder wenn du unter hohem Blutdruck leidest.*

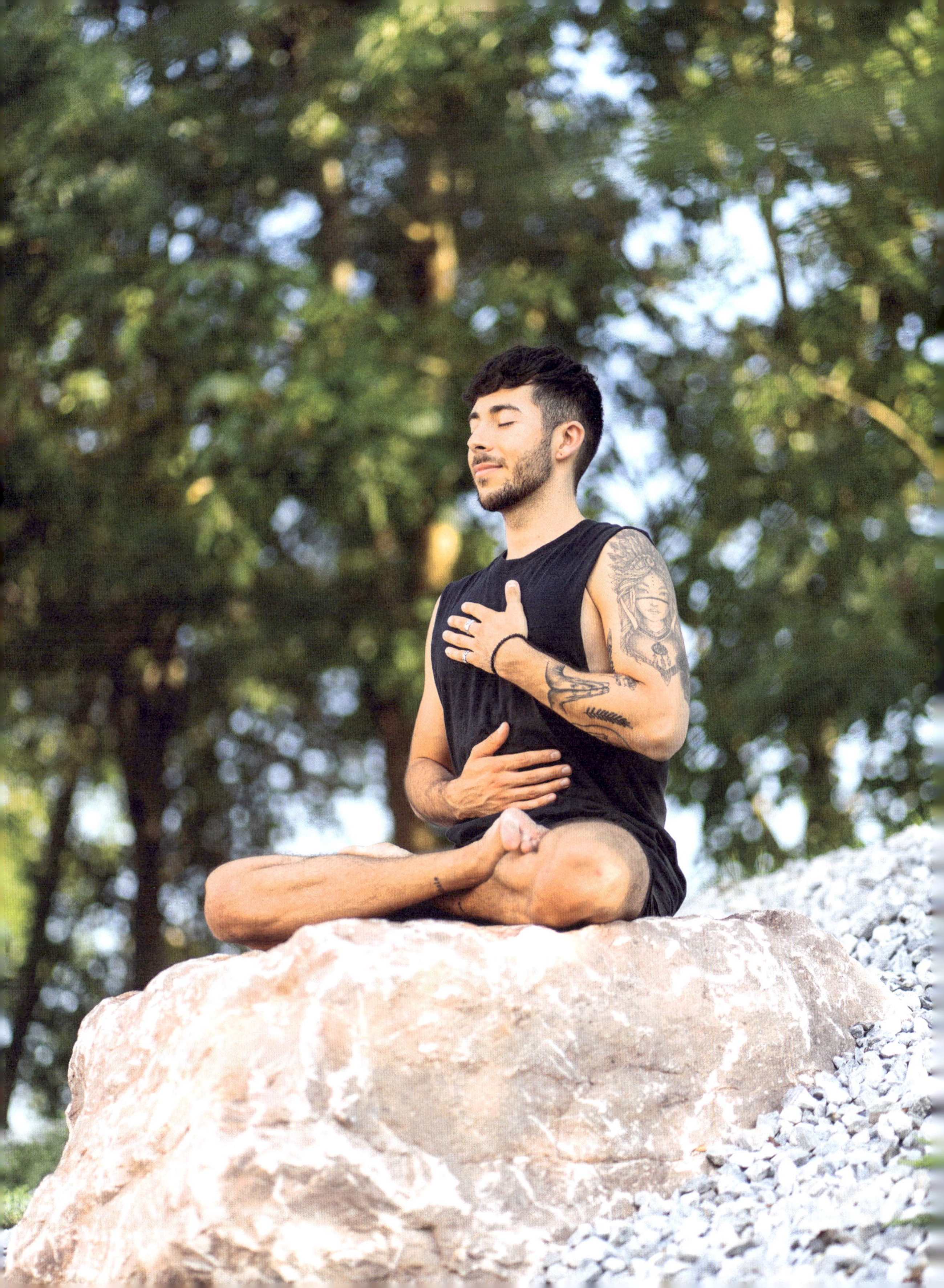

Die Geschichte des Fischers

Angelehnt an die »Anekdote zur Senkung der Arbeitsmoral« von Heinrich Böll

Ein glücklicher, zufriedener Fischer lebt in einem kleinen Fischerdorf in Spanien. Nennen wir ihn Emilio. Emilio lebt ein einfaches Leben mit seiner Frau und seinen beiden Kindern. Er steht morgens bei Sonnenaufgang auf, macht ein bisschen Yoga, meditiert und bereitet sich und seiner Familie ein leckeres Frühstück zu. Dann macht sich Emilio auf den Weg zum Meer, um dort Fische zu fangen. Er setzt sich in sein kleines Ruderboot und rudert hinaus in das offene Meer. Ausgestattet mit seiner Angel und einem kleinen Netz, fischt er dort für drei, vier Stunden, bis er genügend Fische gefangen hat. An manchen Tagen sind es mehr, an manchen Tagen vielleicht etwas weniger. Doch Emilio weiß, dass nicht immer alles in seiner Hand liegt.

Er rudert zurück an den Strand, packt seinen Fang in einen Eimer und marschiert mit einem zufriedenen Lächeln im Gesicht zum Fischmarkt, wo er seine Fische an die lokalen Händler verkauft. Das Geld, das er damit verdient, reicht aus, um die Kosten für sein Haus zu bezahlen, seine Familie zu ernähren und seinen einfachen Hobbys nachgehen zu können. Mit dem Geld holt er auch gleich noch frisches Obst und Gemüse, aus welchem er gemeinsam mit seiner Frau das Mittagessen zubereitet. Nach einer selbst gemachten, köstlichen Mahlzeit legt sich Emilio für eine halbe Stunde auf die Couch, um dort eine kleine Siesta zu genießen.

Wenn er aufwacht, verbringt er seine Zeit mit den Kindern und seiner Frau. Er ist dankbar, die Zeit zu haben und seinen Kindern beim Aufwachsen zusehen zu können. Am meisten schätzt Emilio jedoch das Lachen seiner wunderschönen Frau. Er liebt ihre funkelnden Augen und ihr dunkles Haar, wenn es im Wind weht. Die beiden nehmen sich jeden Tag die Zeit für einen gemeinsamen Spaziergang am Meer, um sich über die Neuigkeiten des Tages auszutauschen und über gemeinsame Ziele, Werte und Gefühle zu sprechen.

Abends, wenn sie die Kinder ins Bett gebracht haben, trifft sich Emilio gerne noch mit seinen Amigos in einer kleinen Bar. Dort spielen sie Gitarre, ein paar Runden Karten oder essen noch eine Kleinigkeit in netter Gesellschaft. Emilio lebt vielleicht ein einfaches Leben. Doch er ist ein sehr glücklicher und zufriedener Mann.

Eines Tages kommt ein erfolgreicher Geschäftsmann in das kleine Fischerdorf, um dort seinen einzigen Urlaub zu genießen, den er für dieses Jahr zur Verfügung hat. Nennen wir ihn doch Charly. Zehn Tage möchte Charly hier in Spanien verbringen, bevor er wieder zurück in sein Unternehmen muss. Er ist es nach vielen Jahren so sehr gewohnt, mit Druck und Stress zu arbeiten, dass es ihm schwerfällt, in seinen Ferien nichts zu tun und einfach mal abzuschalten. Charly kann nicht wirklich gut schlafen und steht deshalb bereits bei Sonnenaufgang auf, um einen Spaziergang zu machen.
Plötzlich entdeckt er in der Ferne einen Fischer, der gerade mit einem kleinen Ruderboot in das Meer hinausrudert. Der Geschäftsmann, der nicht recht weiß, was er mit seiner freien Zeit anfangen soll, beschließt, den Fischer beim Fischen zu beobachten. Er setzt sich in ein kleines Café, bestellt dort ein Frühstück und schaut dem Mann bei seiner Arbeit zu.
Völlig überraschend sieht Charly, wie der Fischer bereits nach wenigen Stunden und mit nur ein paar gefangenen Fischen zurück an den Strand rudert. Bevor Charly sein erfolgreiches Unternehmen gegründet hat, hat er auf einer sehr bekannten Universität Business studiert. Nach seiner jahrelangen Ausbildung und Erfahrung kann er nicht anders und muss mit dem Fischer sein wertvolles Wissen teilen.
»Guten Tag!«, sagt Charly.
»Guten Tag, Senor!«, antwortet Emilio mit einem freundlichen Lächeln.
»Ich habe gerade in diesem Café gefrühstückt und konnte Sie bei der Arbeit beobachten. Ich bin der Inhaber von Charly Enterprise, habe auf einer sehr anerkannten Universität studiert und würde Ihnen gerne ein paar Tipps für Ihr Unternehmen geben«, erklärt der Geschäftsmann mit erhobener Brust.
»Man kann immer etwas Neues lernen«, antwortet Emilio und setzt sich im Schneidersitz auf einen großen Stein gegenüber von Charly.

»Ich habe beobachtet, dass Sie mit nur einer Angel und einem Netz arbeiten. Und auch nur für wenige Stunden fischen. Warum fischen Sie nicht länger? Was machen Sie denn den ganzen restlichen Tag?«
»Das Leben genießen, Senor. Ich habe eine wunderschöne Frau und zwei glückliche Kinder zu Hause. Ich lebe ein einfaches Leben. Ich bin sehr zufrieden.«

»Okay. Hören Sie mir zu. Wenn Sie zukünftig nicht nur ein paar Stunden fischen, sondern auch den gesamten Nachmittag nutzen, könnten Sie sich schon bald eine zweite Angel und ein größeres Boot kaufen«, erklärt der Geschäftsmann mit hastiger Stimme.

»Und dann, Senor?«, fragt Emilio entspannt.

»Sie würden sofort doppelt so viele Fische fangen, wenn nicht noch mehr. Wenn Sie das einige Zeit alleine durchziehen und bis in die späten Stunden Ihre Fische fangen, dann könnten Sie schon bald jemanden einstellen, der Sie bei der Arbeit unterstützt.«

»Und was mache ich dann, Senor?«

»Mit der größeren Menge an Fischen könnten Sie schon bald nicht nur auf den lokalen Märkten verkaufen, sondern in ganz Spanien! In wenigen Jahren könnten Sie expandieren!«

»Was geschieht dann, Senor?«

»Anfangs wird es natürlich schwer sein, sich gegen Ihre Mitbewerber im ganzen Land durchzusetzen. Doch Sie können immer mehr Leute einstellen, die für Sie dann das Fischen übernehmen. Ihre Aufgabe wäre es dann, sich um Marketing, Strategie, Buchhaltung, Finanzierungen und Teamführung zu kümmern. Aber Sie müssen nicht mehr selbst fischen!«

»Ich fische sehr gerne, Senor. Das ist meine Leidenschaft. Doch erzählen Sie weiter. Was passiert dann?«

»Das mag schon sein! Doch das müssen Sie dann irgendwann nicht mehr! Ihr Unternehmen wird so groß werden, dass Sie es an der Börse verkaufen können. Dann können Sie in den Ruhestand gehen!«

»Wie lange wird das dauern, Senor?«

»Puh … Wenn Sie morgen damit beginnen, den ganzen Tag zu fischen, und ständig investieren, schätze ich mal dreißig, vielleicht vierzig Jahre.«

»Was mache ich dann, Senor?«, fragt der Fischer noch immer entspannt auf seinem Stein sitzend.

»Dann können Sie das Leben so richtig genießen! Sie können Ihrer Leidenschaft nachgehen, Zeit mit Ihrer Frau verbringen, Siesta machen und sich abends mit Ihren Amigos zum Gitarrespielen treffen!«

Ich finde, diese Geschichte kann man nicht oft genug lesen. Durch ihre Aussage habe ich eine komplett neue Ansicht über die Definition eines »erfolgreichen« Lebens gewonnen und meine Ziele alle hinterfragt. Ständig sind wir am Rennen. Wir wollen höher, schneller, besser. Das ist auch kein Wunder! Tagtäglich werden wir von Werbungen, Filmen und Social Media mit neuen Bildern bombardiert und es entsteht ein Ideal, wie ein erfolgreiches Leben für uns auszusehen hätte. Dabei vergessen wir völlig, uns selbst zu fragen, wie denn ein glücklicher Alltag *wirklich* aussieht. Oder besser gesagt – uns bleibt nicht die Zeit, uns diese Frage zu stellen, weil wir so beschäftigt damit sind, »mehr« zu bekommen, um irgendwann in der Zukunft auch »mehr zu sein.«

Erfolg ist kein Stempel, den man dir auf die Stirn drückt, wenn du den Großteil deines Lebens mit Arbeit verbringst. Du bekommst kein Abzeichen, wenn du sogar am Wochenende deine E-Mails beantwortest und bis in die späten Abendstunden arbeitest. Natürlich gibt es Phasen, in denen man mit mehr Druck umgehen muss, und ich spreche hier auch nicht davon, faul zu werden. Man sollte kontinuierlich an seinen Zielen arbeiten. Man sollte an seinen Träumen festhalten. Doch herrscht hier auch die richtige Balance?

Die Frage, die ich gerne in den Raum werfen würde, ist »Warum das alles?«. Was ist dein Ziel? Wo soll es hingehen? Wie sieht dein erfülltes Leben aus? Vielleicht wird durch die Beantwortung der Fragen auch dir bewusst, dass manchmal weniger einfach mehr ist.

Ich habe mir, nachdem ich diese Geschichte zum ersten Mal hörte, Zeit genommen, um für mich zu notieren, wie denn mein idealer Tag aussehen würde. Würde ich von morgens bis abends arbeiten, wie ich es die letzten Jahre gemacht habe? Nein.

Ich würde mir Zeit für meine Beziehungen nehmen. Viel Zeit für meine Gesundheit, für meine Routinen. Zeit für Gespräche mit meinen Liebsten. Zeit für leckeres, selbst gemachtes Essen. Ich würde mir Zeit nehmen für Sonnenuntergänge, tiefgründige Gespräche und andere kostbare Momente, für die es irgendwann zu spät sein könnte.

Denn Zeit ist unser kostbarstes Geschenk.

Würde der Fischer seinen Alltag, wie es der Geschäftsmann vorgeschlagen hatte, ändern, so würde ihm seine wunderschöne Frau wahrscheinlich davonlaufen, und die Beziehung zu seinen Kindern wäre nicht dieselbe. Er würde seine Amigos aus den Augen verlieren und wäre sicherlich nicht mehr so entspannt, wie er es in der Geschichte war. Möglicherweise hätte er nach vielen Jahren mehr Geld. Doch würde ihn das glücklich machen?

Ich habe für mich beschlossen, den Druck so oft wie möglich rauszunehmen. Mir täglich Zeit zu nehmen, um zu lesen, meine Yogaübungen zu praktizieren, mit meinen Hunden spazieren zu gehen, dabei die Natur zu genießen und täglich frisch zu kochen. Ich habe durch diese Geschichte gelernt, dass der Weg das Ziel ist.

Was kannst du für dich aus dieser Geschichte mitnehmen? Nimm dir Zeit, vielleicht bei einem Spaziergang, um zu reflektieren, oder schnapp dir dein Journal und schreib deine Gedanken nieder.

Abfolge 1: Sonnengruß B

Um dich daran zu gewöhnen, Atmung und Bewegung zu kombinieren, möchte ich dir den Sonnengruß B vorstellen. In diesem Flow kräftigst du deine gesamte Muskulatur, unterstützt durch die Vor- und Rückbeugen deine Verdauung, und löst Verspannungen im Rücken. Diese Abfolge kann an sich schon eine komplette Einheit sein, oder dir ideal als Warm-up für einen weiteren Flow oder dein nächstes Work-out dienen. Das Besondere am Sonnengruß B ist, dass er überall auf der Welt gleich praktiziert wird. Wenn du ihn also einmal beherrschst, kannst du immer und an jedem Ort durch diese Asanas flowen.

1

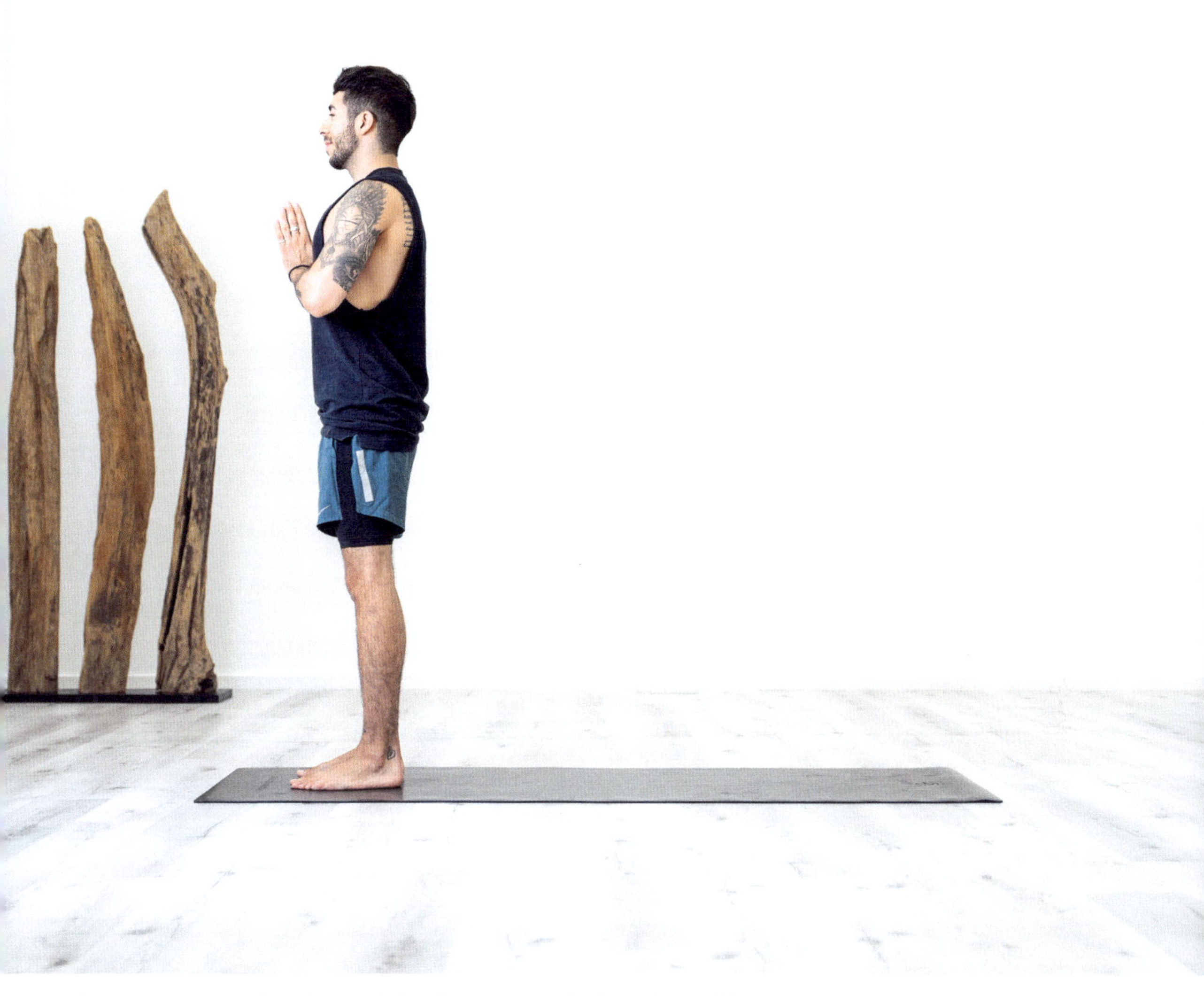

Starte in einer stehenden, stabilen Position am Anfang deiner Matte. Lass deine Arme seitlich hängen oder bring sie vor die Brust in Gebetshaltung. Entspanne hier deine Schultern. Deine Füße können leicht geöffnet sein, oder auch zusammen. Atme hier einmal tief ein und vollständig aus.

2

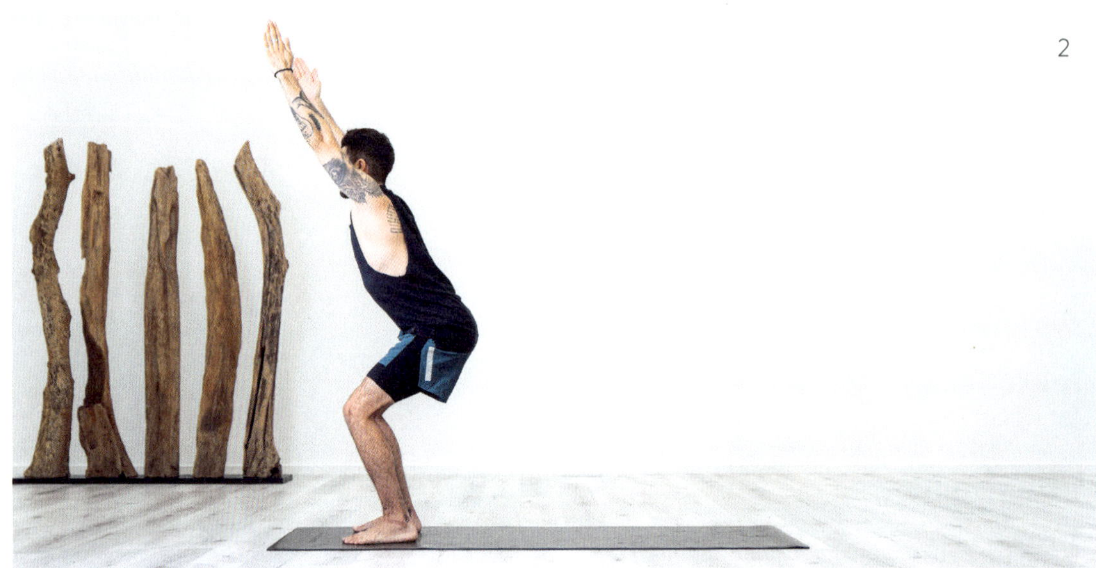

Beug deine Knie und bring deine Arme nach oben in die Chair Pose. Deine Füße und Knie schauen parallel in dieselbe Richtung. Verlagere dein Gewicht nach hinten. Um nicht in ein Hohlkreuz zu fallen, kippe dein Becken nach vorne, dein unterer Rücken bleibt gerade. Der Blick geht nach vorne.

3

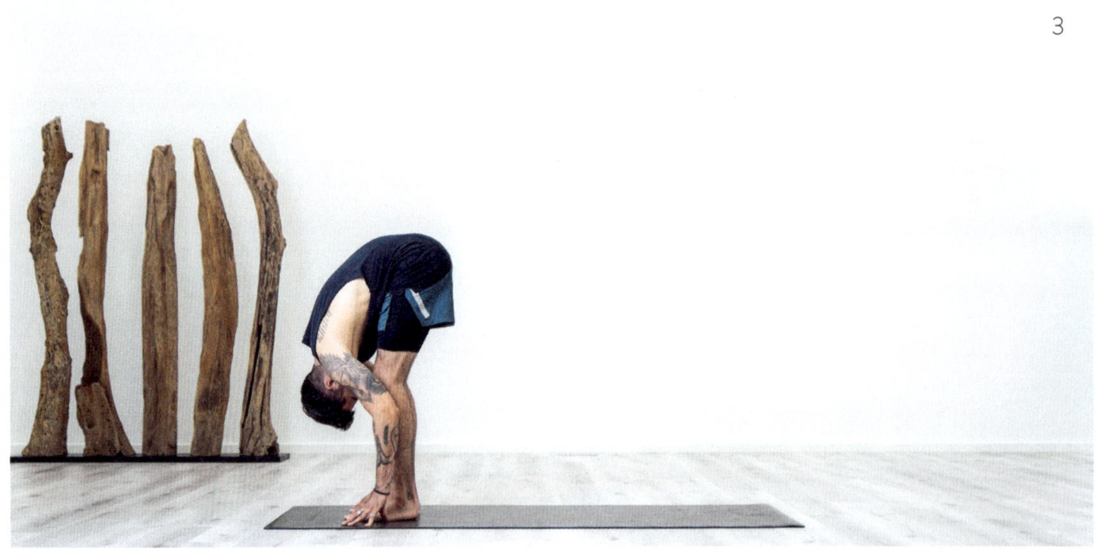

Mit deiner nächsten Ausatmung streckst du deine Beine und kommst in eine Vorbeuge. Du kannst hier anfangs gerne deine Knie gebeugt lassen, sollte der Druck in den Knien oder im Rücken zu viel werden.

4

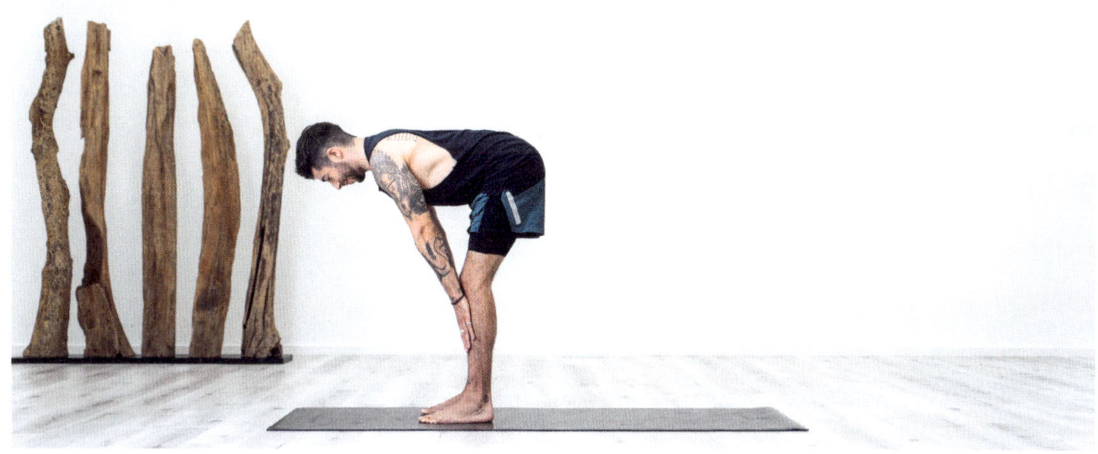

Atme tief ein und komm in eine halbe Vorbeuge. Dabei versuchst du, in eine Art »L-Position« zu kommen und deinen Rücken so gerade wie möglich zu lassen. Du musst hier nicht die Matte berühren (das »musst« du sowieso nie).

5

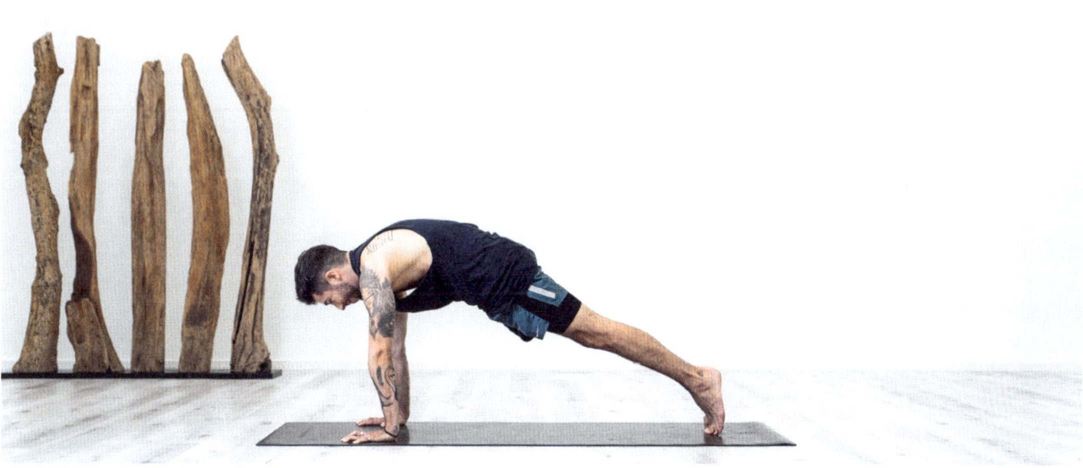

Komm mit deiner nächsten Ausatmung in den Stütz.

6

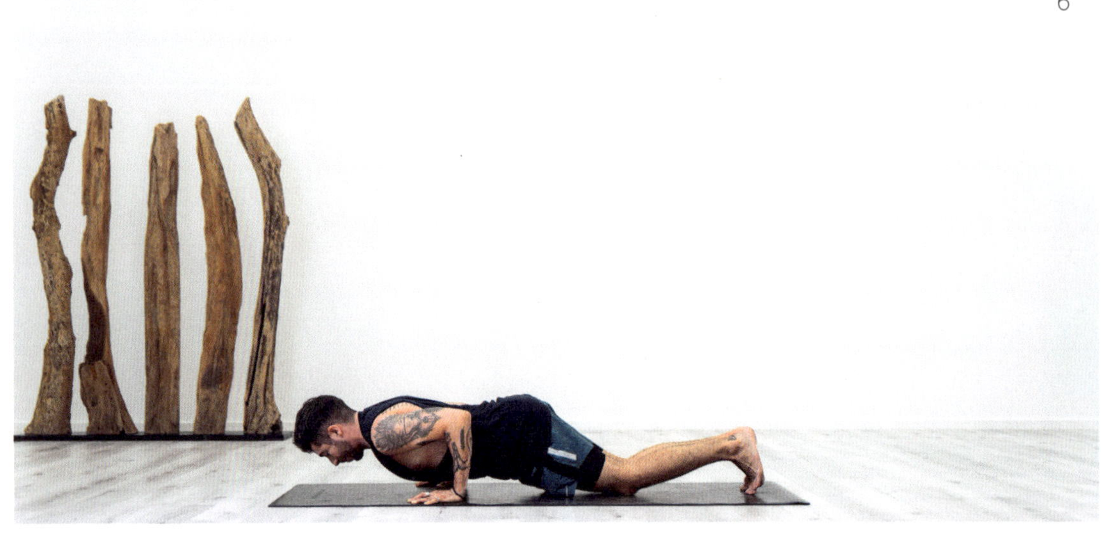

Atme hier ein und schieb dein Gewicht nach vorne, um deine Handgelenke zu schützen. Mit der nächsten Ausatmung senk dich ab in dein Chaturanga.

7.1

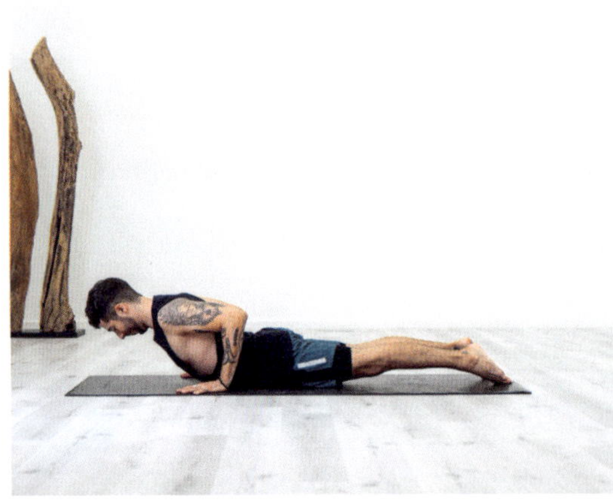

7.2

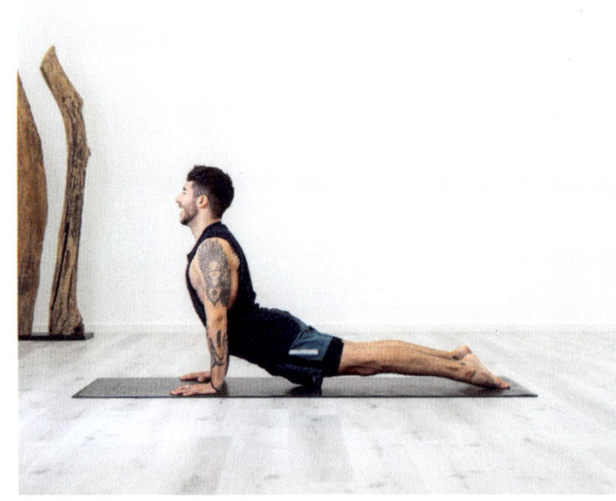

Vom Chaturanga kannst du in die Kobra oder den heraufschauenden Hund wechseln. Bei Letzterem sind nur noch deine Hände und Füße auf der Matte. Die Oberschenkel sind dabei angespannt, um deinen Rücken zu stützen. Die Schultern rollst du nach hinten und öffnest so deine Brust.

8

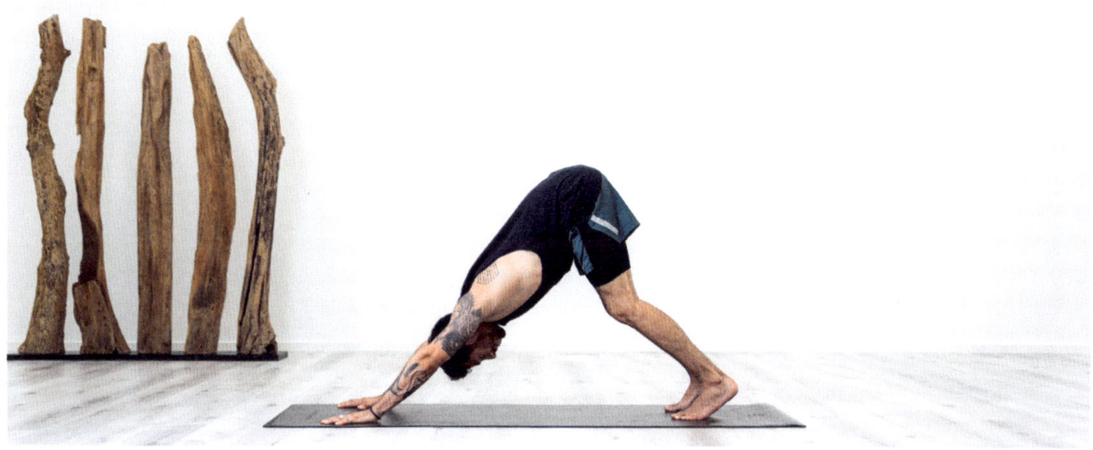

Drück dich mit deiner nächsten Ausatmung nach hinten in die Child's Pose oder deinen herabschauenden Hund.

9

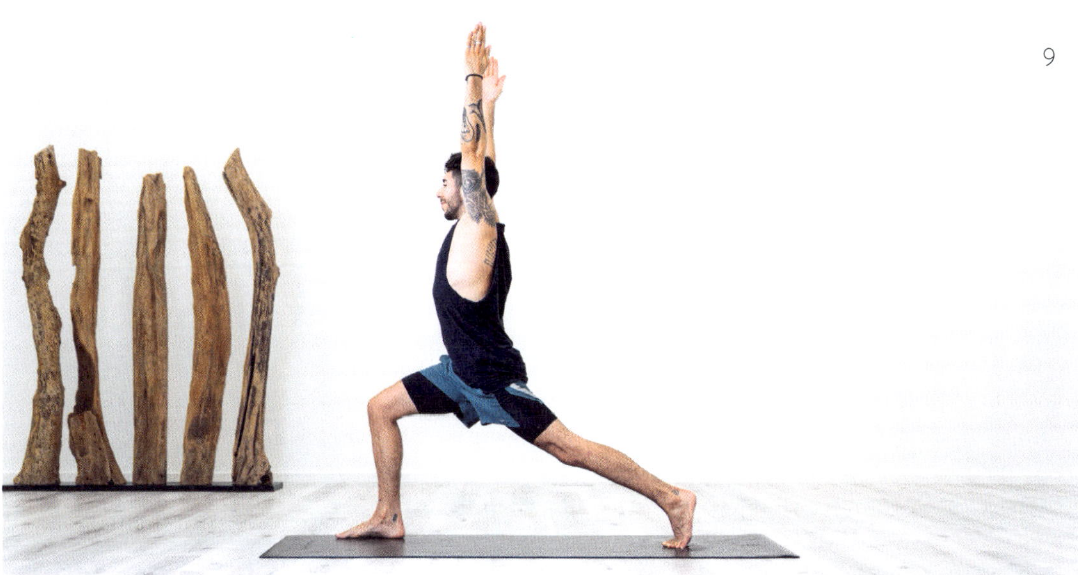

Steig mit der nächsten Einatmung mit deinem rechten Fuß zwischen deine Hände nach vorne, nah an deinen rechten Daumen. Lass deinen hinteren Fuß gerne auf den Zehenspitzen aufgestellt. Bring deine Arme nun weit nach oben in den High Lunge.

10.1

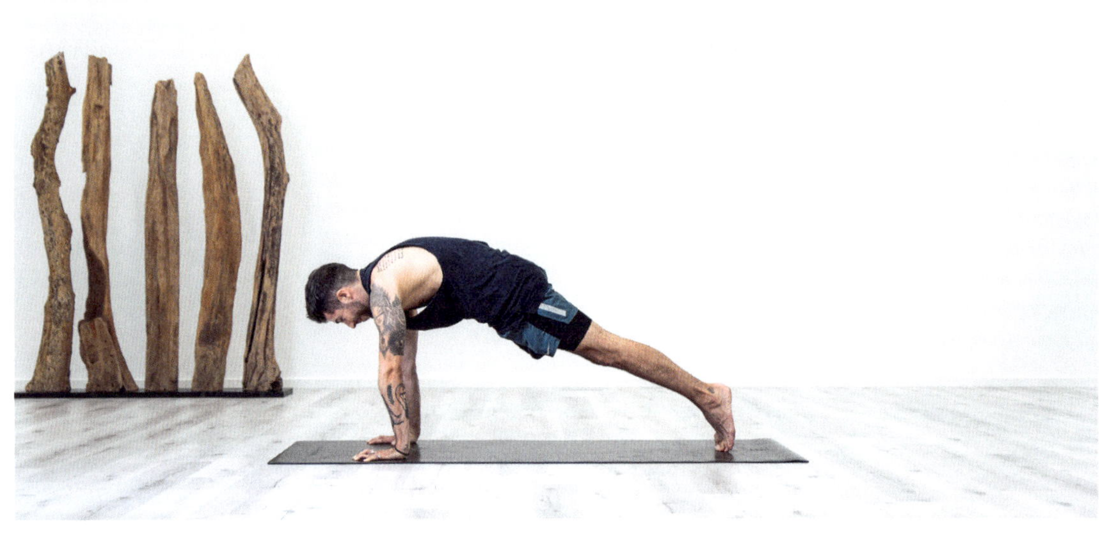

10.2

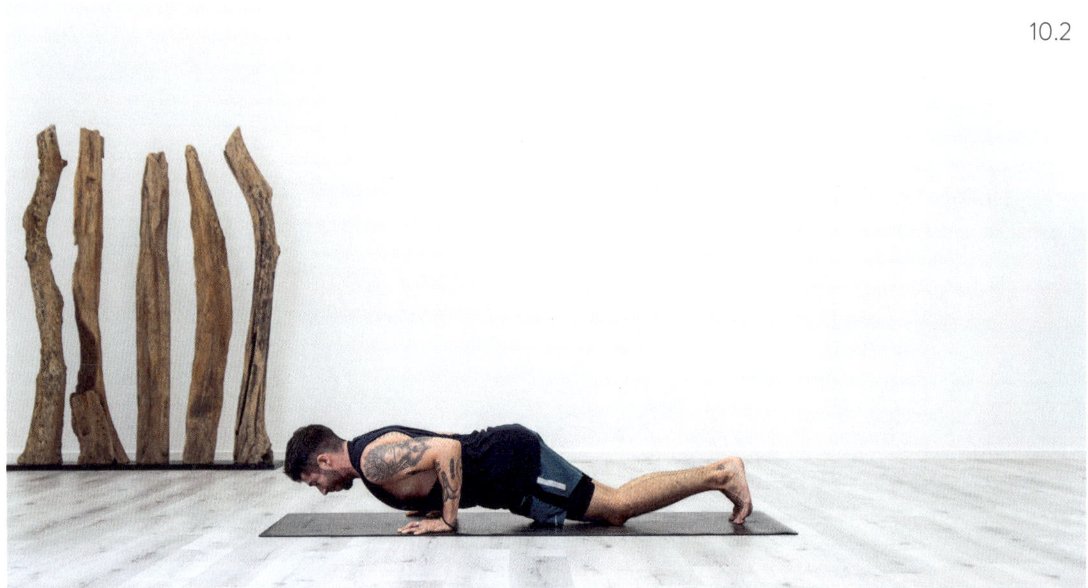

Atme wieder aus und platzier deine Hände auf der Matte. Steig von hier nach hinten in deinen Stütz und fließ durch dein Vinyasa (Stütz – Chaturanga – Kobra/heraufschauender Hund – herabschauender Hund).

10.3

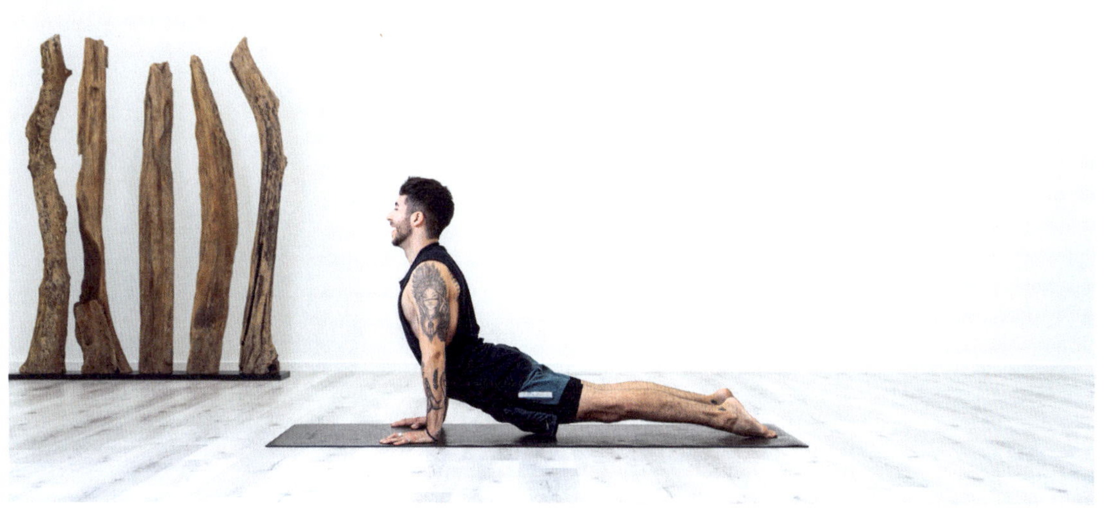

10.4

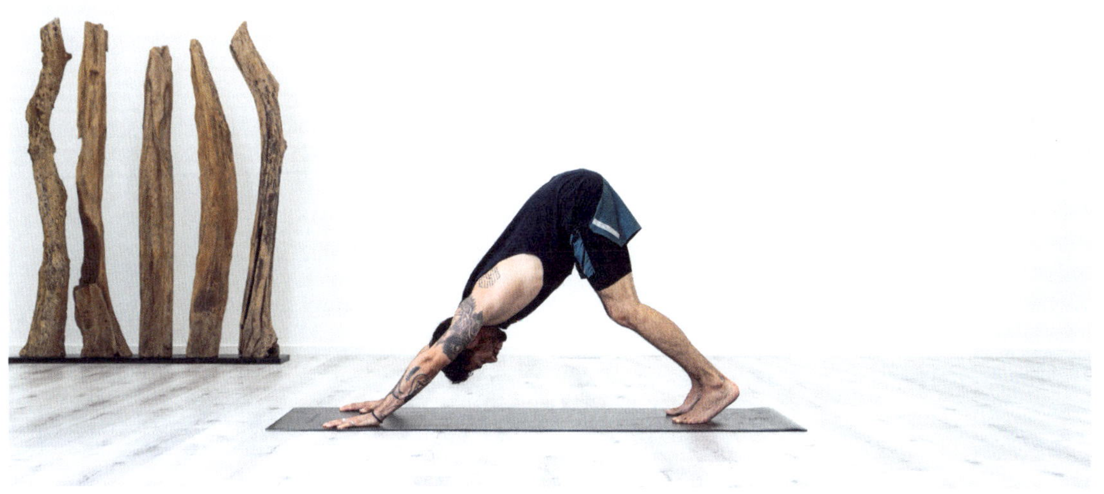

11

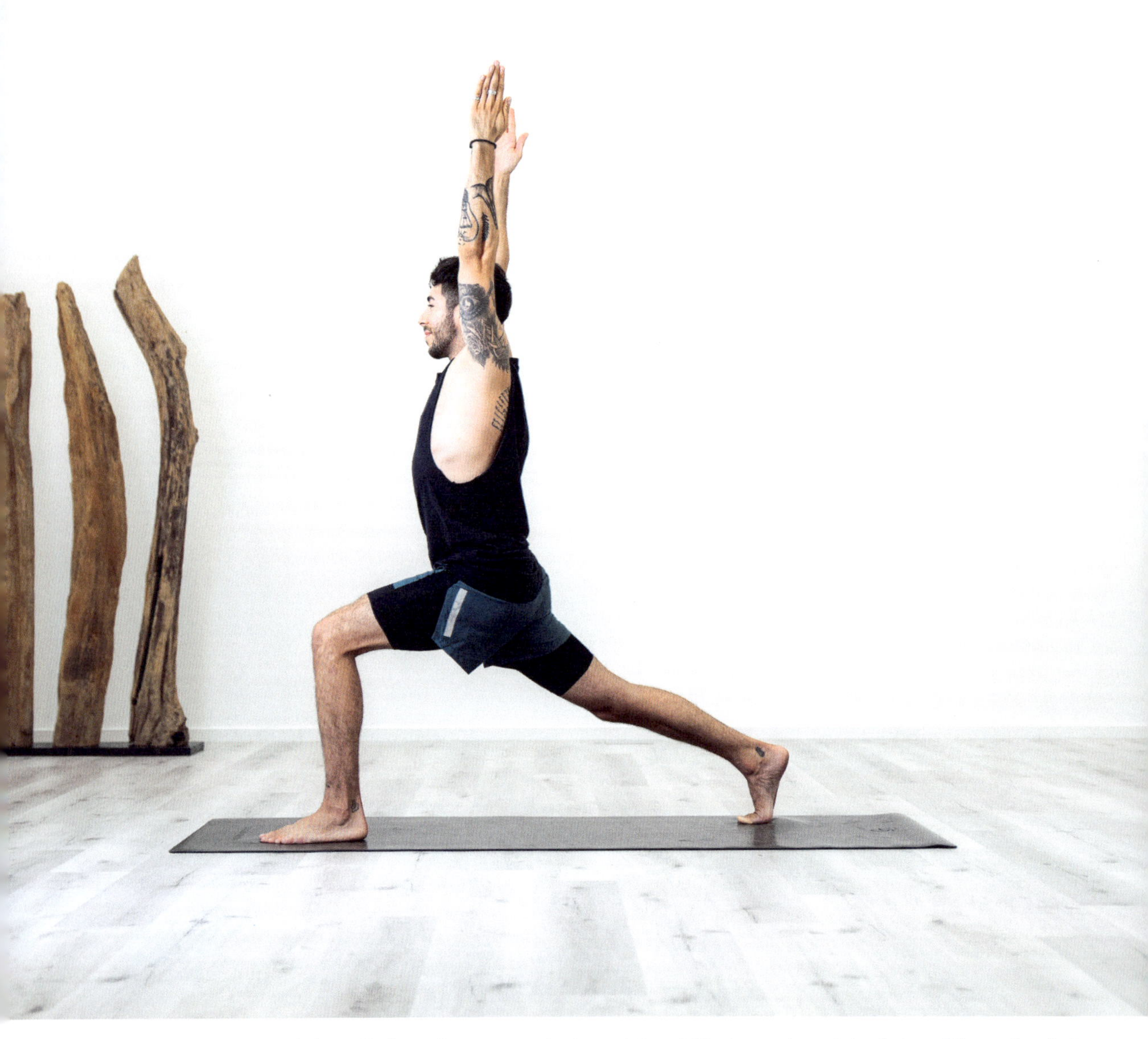

Steig mit deinem linken Fuß nach vorne zwischen deine Hände, sodass dein linker Oberschenkel gerade nach vorne ausgerichtet ist. Dein rechter Fuß bleibt auf den Zehenspitzen und deine Ferse schiebt dabei nach hinten. Bring deine Arme wieder weit nach oben.

12.1

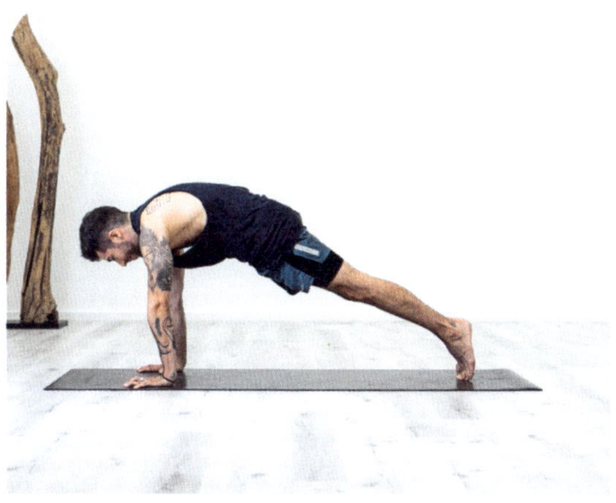

12.2

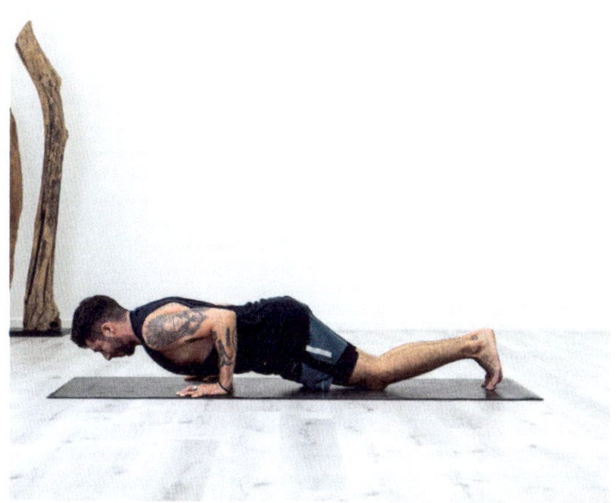

12.3

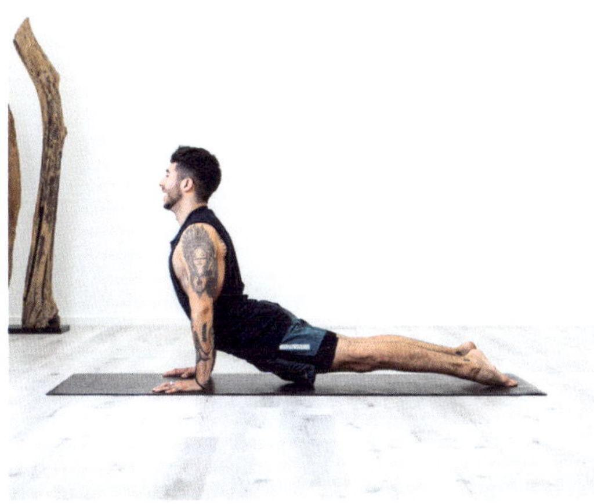

12.4

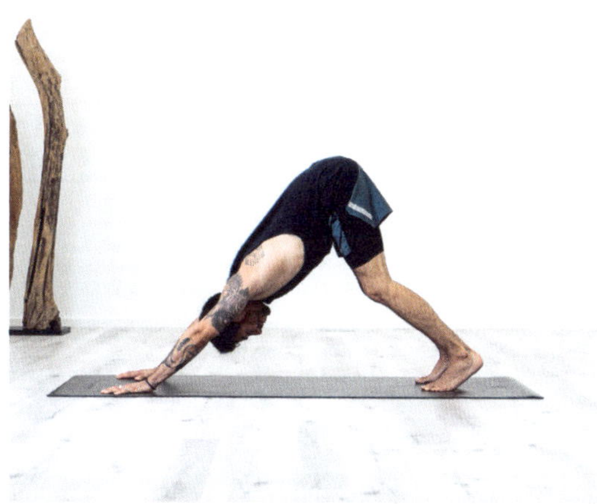

Mit der Ausatmung steig nach hinten in den Stütz und fließe wieder durch dein Vinyasa.

13

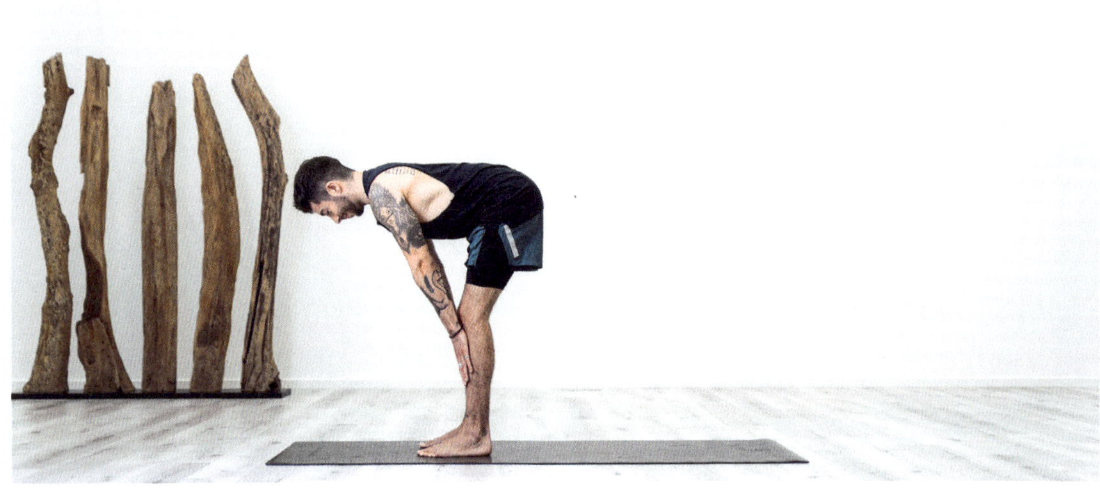

Steig vom herabschauenden Hund mit beiden Füßen nach vorne. Atme hier tief ein und komm in eine halbe Vorbeuge.

14

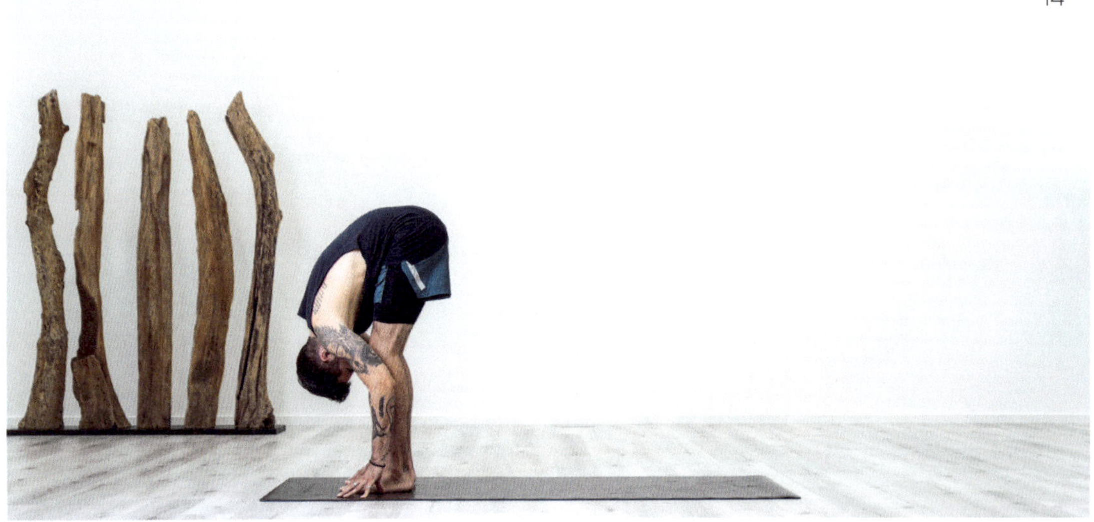

Atme aus und komm in deine ganze Vorbeuge. Versuche hier gerne, die Beine durchzustrecken.

15

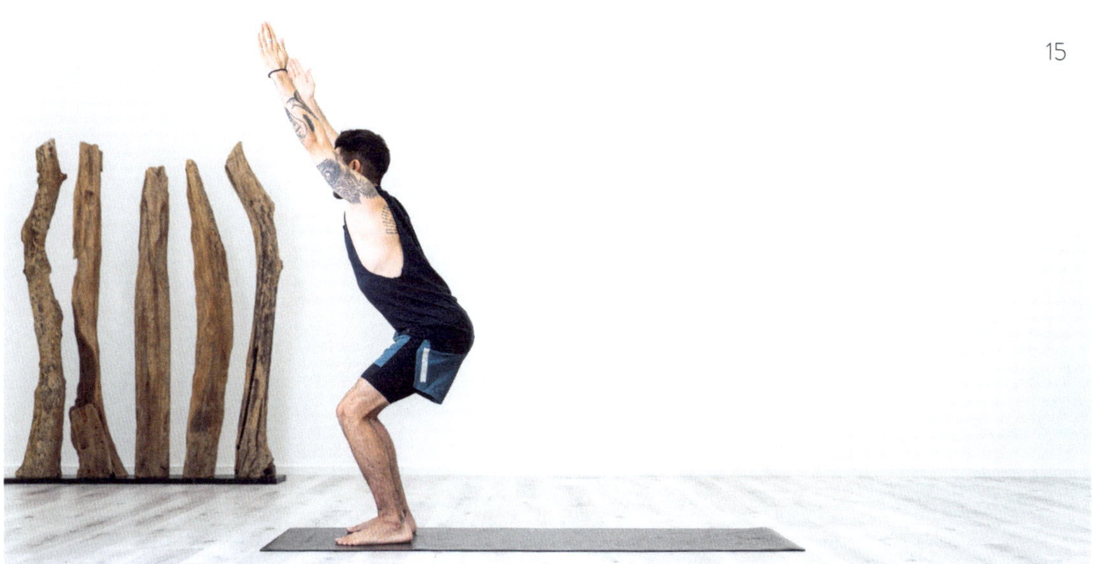

Atme tief ein, beug deine Knie und komm wieder in deine Chair Pose. Streck deine Arme neben deinen Ohren weit nach oben. Schau gerne noch mal kurz nach unten und prüfe, ob deine Knie parallel sind. Konzentriere dich hier auf die Spannung in deiner Oberschenkelmuskulatur.

16

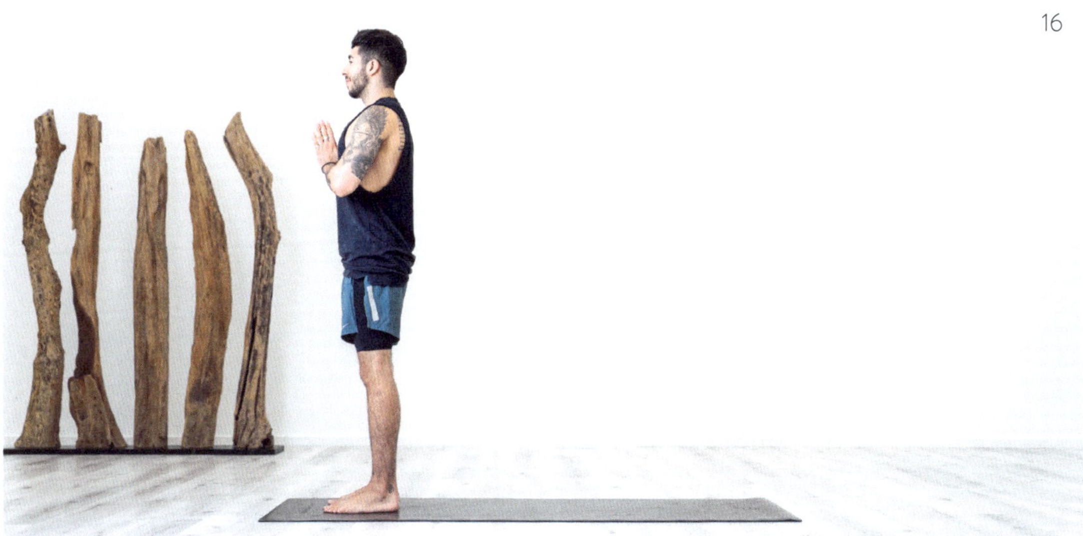

Atme aus und komm wieder zurück in deine Ausgangsposition.

Gratulation! Das war (vielleicht) dein erster Sonnengruß B! Du fühlst dich aufgewärmt und bereit für den Tag? Dann leg los!

Falls du noch mehr Bewegung möchtest, mach einfach noch ein paar weitere Runden von dieser Abfolge, bis du so richtig schön ins Schwitzen kommst. Falls dir die eine oder andere Übung aus den Hatha-Yoga-Abfolgen besonders gefällt, kannst du auch gerne noch ein paar Übungen davon einbauen. *Mach es zu deiner Yogapraxis!*

Da der Sonnengruß B meist als Aufwärm-Flow genutzt wird, gibt es nach dieser Abfolge auch kein Shavasana. Falls du dir an dieser Stelle etwas Ruhe wünschst, kannst du natürlich gerne trotzdem ein Shavasana oder eine Meditation (zum Beispiel einfach 5 Minuten sitzen und dich auf deinen Atmen fokussieren) einbauen.

Wichtig ist, dass du immer auf dich selbst hörst. Du weißt am besten, was dein Körper braucht. An manchen Tagen sind das vielleicht fünf weitere Sonnengrüße, an einem anderen Tag mal nur eine Runde und dafür eine Atemübung.

Lerne, deiner inneren Stimme zuzuhören, auf dein Bauchgefühl zu vertrauen und selbst Entscheidungen für dich zu treffen.

Denn »Happiness is your choice«, nicht die Wahl eines anderen.

Meine 5 Tipps für einen fitten Körper

Nachdem ich das zweite Mal in Indien war, um eine weitere Yogaausbildung in Goa zu absolvieren, packte mich Yoga so richtig. Ich habe wirklich jeden Tag mindestens 90 Minuten praktiziert. Da ich so viel Zeit und Energie ins Yoga steckte, blieb nicht wirklich Raum für anderen Sport. Das führte dazu, dass ich zwar beweglich wie ein Gummiband war, jedoch kaum Kraft in den Armen oder Beinen hatte. Ich fühle mich in diesen Bereichen einfach schwach. Mir fehlten ganz klar die Reize aus dem Krafttraining.

Ein paar Yogi:nis werden jetzt vielleicht aufschreien und sagen »Yoga ist das einzig Wahre«. Doch wie ich bereits öfter in diesem Buch erwähnt habe, teile ich hier nur meine persönliche Meinung, und mir sind Authentizität und Ehrlichkeit sehr wichtig. Ich glaube nicht, dass Yoga langfristig und ganzheitlich alleine für einen gesunden, fitten Körper ausreicht. Zusätzliches Krafttraining und/oder Cardio-Training in dein Leben einzubauen, wird dir körperlich und auch mental guttun.

Egal, welchen Yogastil wir uns ansehen – ja, sogar Power-Yoga –, es fehlt immer eine ganz wichtige Bewegung. Wir führen zwar beim Chaturanga, dem Handstand und ähnlichen Übungen eine Push-Bewegung, also horizontales und vertikales Drücken, aus. Jedoch gibt es keine einzige Asana, in der du eine Pull-Bewegung, also vertikales oder horizontales Ziehen, durchführst. Diese Bewegung brauchst du aber für eine Vielzahl an Muskeln wie deinen Bizeps am Oberarm oder deinen Latissimus am seitlichen Rücken.

Das bedeutet jetzt natürlich nicht, dass du eine teure Mitgliedschaft in einem Fitnessstudio brauchst, um Kraft in diesen Bereichen aufzubauen. Was dir schon helfen kann, diese zusätzliche Bewegung in deine Yogaroutine zu integrieren, ist eine Klimmzugstange, Gym Rings oder ein Set Kurzhanteln. Training mit dem eigenen Körpergewicht kann ausreichen, um mehr Muskulatur aufzubauen. Ich persönlich trainiere auch gerne mit zusätzlichen Gewichten, um meinem Körper immer wieder neue Reize zu geben und so an meine Grenzen zu gehen.

1. Neue Reize bieten

Damit ein Muskel wachsen kann, braucht er neue Reize. Das bedeutet, wenn du es gewohnt bist, zehn Liegestütze in deine Yogapraxis einzubauen, wird irgendwann nicht mehr viel passieren. Dein Körper gewöhnt sich an diese Anstrengung, sodass sie keine Herausforderung mehr darstellt. Daher ist es wichtig, dass du die Anzahl, das Gewicht oder die Schwierigkeit der Übung erhöhst. Bei Liegestützen könntest du beispielsweise deine Beine auf eine Erhöhung legen, um das Drücken deines Körpergewichts schwieriger zu gestalten.

Folgende Übungen eignen sich ideal als Kombination für deine Yogaroutine:

- Kniebeugen
- Bulgarian Split Squats
- Varianten von Liegestützen
- Klimmzüge
- Dips
- Sämtliche Übungen zum Kräftigen für den Bauch und Rücken

2. Nimm ausreichend Proteine zu dir

Um zu wachsen, brauchen Muskeln außerdem Proteine. Egal, für welche Ernährungsform du dich entscheidest, achte darauf, dass sie ausgewogen ist und du genügend Eiweiß zu dir nimmst. Man liest in unterschiedlichen Studien Zahlen von 0,8 bis 1,5 g Proteine pro Kilogramm Körpergewicht. Für Kraftsportler, die gezielt Muskelmasse aufbauen möchten, kann diese Zahl durchaus noch etwas höher sein.

Ich hatte vor einigen Jahren mal eine Phase, in der ich es mit dem Fasten etwas zu weit trieb und daher über den Tag verteilt zu wenig aß. Aufgrund der fehlenden Kalorien sowie dem Mangel an Proteinen, habe ich damals sehr viel Muskelmasse verloren und fühlte mich nicht mehr wohl in meinem Körper.

Seitdem achte ich bewusst auf meine Kalorien- und Proteinzufuhr und verwende gerne auch eine App (wie MyFitnessPal), um einen besseren Überblick über meine Ernährung zu bekommen. Oft glaubt man, Faktoren wie Kalorienzufuhr und Menge an Proteine gut einschätzen zu können, liegt aber in der Realität weit daneben. Das Tracken mithilfe solcher Apps kann dich im Alltag unterstützen, sollte aber keinesfalls zwanghaft werden. Neben tierischen Produkten liefern beispielsweise Nüsse, Hülsenfrüchte und Tofu viele Proteine.

Solltest du dich mehr mit diesem Thema auseinandersetzen wollen, empfehle ich dir eine:n Ernährungsberater:in oder Fitnesstrainer:in aufzusuchen.

3. Hab Spaß beim Training

Das beste Training ist das, das du auch durchziehst. Um mehr Kraft aufzubauen, braucht es nämlich Zeit. Das heißt, du musst lange genug dabeibleiben, um erste Erfolge zu spüren (und dann natürlich auch zu sehen). Anstatt dich über Wochen in einer Fitnessroutine zu quälen, die dir überhaupt keine Freude bereitet und die du dann wieder beendest, ist es wesentlich sinnvoller, dir einen Sport zu suchen, der dir Spaß macht. Training muss nicht immer im Fitnessstudio sein. Du kannst zu einem Calisthenics Park laufen, um dort an der frischen Luft mit deinem Eigengewicht zu trainieren, oder dich beim Tanzen, Fußball, Kickboxen oder Tennisspielen so richtig auspowern!

Ich mache mein Krafttraining am liebsten alleine bei mir zu Hause. Aber vielleicht bist du der Typ, der in Gesellschaft noch mehr an seine Grenzen geht? Finde es heraus und probiere unterschiedliche Sportarten aus, bis du etwas gefunden hast, das du über längere Zeit durchziehst. Dann steht deinen körperlichen Erfolgen nichts mehr im Weg.

4. Kreiere eine Routine

Wenn du dich tagtäglich neu aufraffen musst, um zu entscheiden, welchen Sport du wann und wie lange machst, kann es sein, dass du das Training an manchen Tagen einfach skippst. Nicht nur der richtige Trainingsplan kann hier hilfreich sein, sondern auch eine persönliche Routine. In zahlreichen Motivationsbüchern liest man, dass Sport das erste am Morgen sein sollte, um sich gut zu fühlen.

Doch wenn ich morgens aufstehe, ist Sport eines der letzten Dinge, worauf ich Lust habe. Viel lieber starte ich meinen Morgen gemütlich mit einem Buch und roll eine Stunde später meine Yogamatte für Dehnübungen und Meditation aus. Für mich hat sich der Nachmittag als optimale Trainingszeit herausgestellt, weil ich mir meinen Tag meistens frei einteilen kann.

Finde für dich selbst heraus, wann du am liebsten Sport machst, und bleib dabei. Schau, dass es in deinen individuellen Tagesablauf passt. Und ganz wichtig – starte mit kleinen Schritten. Falls du noch nicht regelmäßig Sport treibst, nimm dir nicht gleich vor, fünfmal die Woche für eine Stunde zu trainieren. Du wirst dich wahrscheinlich überfordert fühlen.

Starte mit 15-Minuten-Work-outs, bis diese zur Gewohnheit werden, und baue dann langsam darauf auf. Dasselbe gilt natürlich für deine Yogaroutine.

5. Erlaube dir Pausen

Einen Fehler, den ich selbst oft gemacht habe, ist es, zu motiviert zu sein und dem Körper nicht genügend Pausen zu gönnen. Damit ein Muskel wachsen kann, muss er ruhen. Durch zu viel Training steigt nämlich auch das Verletzungsrisiko an. Das würde dich dann wieder länger von deinem regelmäßigen Training abhalten. Weitere Nebeneffekte von Übertraining können Müdigkeit, Reizbarkeit, Unkonzentriertheit sowie Motivationsprobleme sein. Achte auf ausreichend Schlaf und Erholung. Das heißt nicht, dass du dich an trainingsfreien Tagen nicht bewegen darfst. Greif gerne zu Faszienbällen, roll deine Yogamatte aus oder mach einen Spaziergang.

Um auf meine Regeneration zu achten, mache ich Folgendes:

- Ich gehe (fast) täglich ins Eisbecken (alternativ kalte Dusche)
- Wöchentlich eine 90-minütige Massage (Zu teuer? Dachte ich mir anfangs auch. Aber dein Körper wird es dir danken und das Gefühl danach ist unbezahlbar.)
- Regelmäßig Sauna
- Faszienrollen oder Massagepistole
- Power Naps, wenn es zeitlich möglich ist
- Jede Nacht ausreichend Schlaf, für mich mindestens 7,5 h

Abfolge 2: Good Vibes Flow

Ein paar gute Vibes gefällig? An dieser Stelle vielleicht mal ganz kurz – was sind denn eigentlich »Good Vibes«? Warum heißt dieses Buch so? Warum heißen mein Podcast und mein Yogafestival so?
Good Vibes bedeutet übersetzt »gute Stimmung« oder »positive Schwingung bzw. Ausstrahlung«. Und die möchte ich verbreiten!
Dieser Flow lässt dich ins Schwitzen kommen, schüttet durch die körperliche Bewegung Glückshormone wie Dopamin, Serotonin und Endorphin aus und bringt dir damit gute Laune. Wichtig dabei ist, dass du Spaß hast. Es geht hier also nicht darum, jede Position »perfekt« zu halten, sondern deinem Körper etwas Gutes zu tun und dabei die Zeit zu genießen.
Du wirst so beschäftigt damit sein, dich auf deine Atmung und die dazugehörige Bewegung zu konzentrieren, dass du die Zukunft und die Vergangenheit mal für eine Zeit vergessen kannst. Somit wird aus deiner Yogapraxis eine bewegte Meditation. Denk auch hier wieder daran, geduldig mit dir zu sein. Klappt's bei den ersten paar Malen noch nicht so, wie du es dir vorstellst? Dann ändere etwas an deiner Vorstellung!
Gib dir Zeit, übe diese Abfolge immer wieder, und du wirst sehen, wie gut sie dir tut! Und darum geht es schließlich.

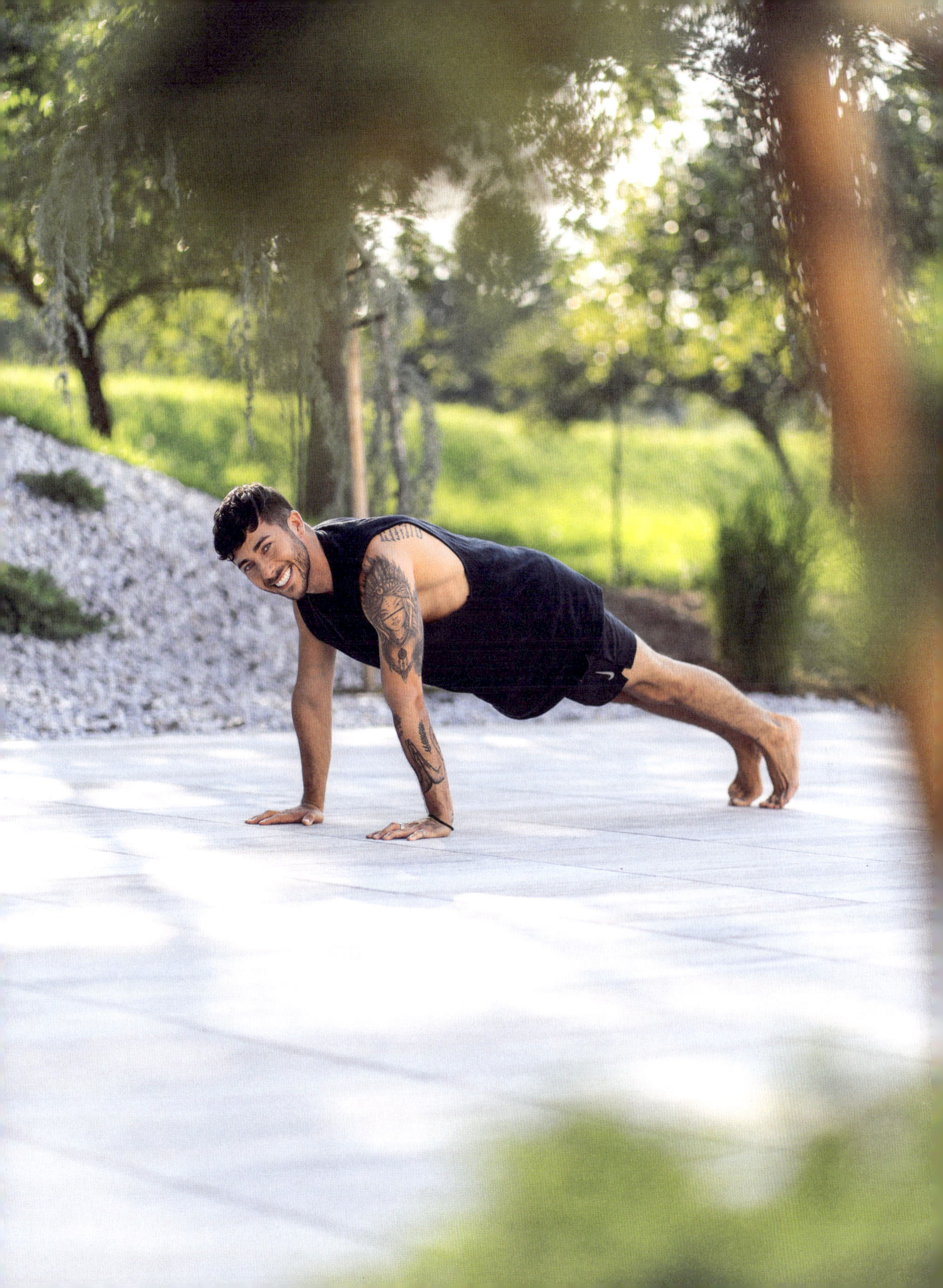

1. Schneidersitz

Starte in einem Schneidersitz. Sollte der Schneidersitz für dich unangenehm sein, geht natürlich auch jede andere Sitzposition. Wichtig ist nur, dass du dir vor dem Vinyasa-Flow ein paar Atemzüge Zeit nimmst, um im Moment anzukommen. *Achte auf einen geraden Rücken, entspanne deine Schultern und richte deine Aufmerksamkeit für die nächsten 3 bis 5 Minuten auf deine Atmung.*

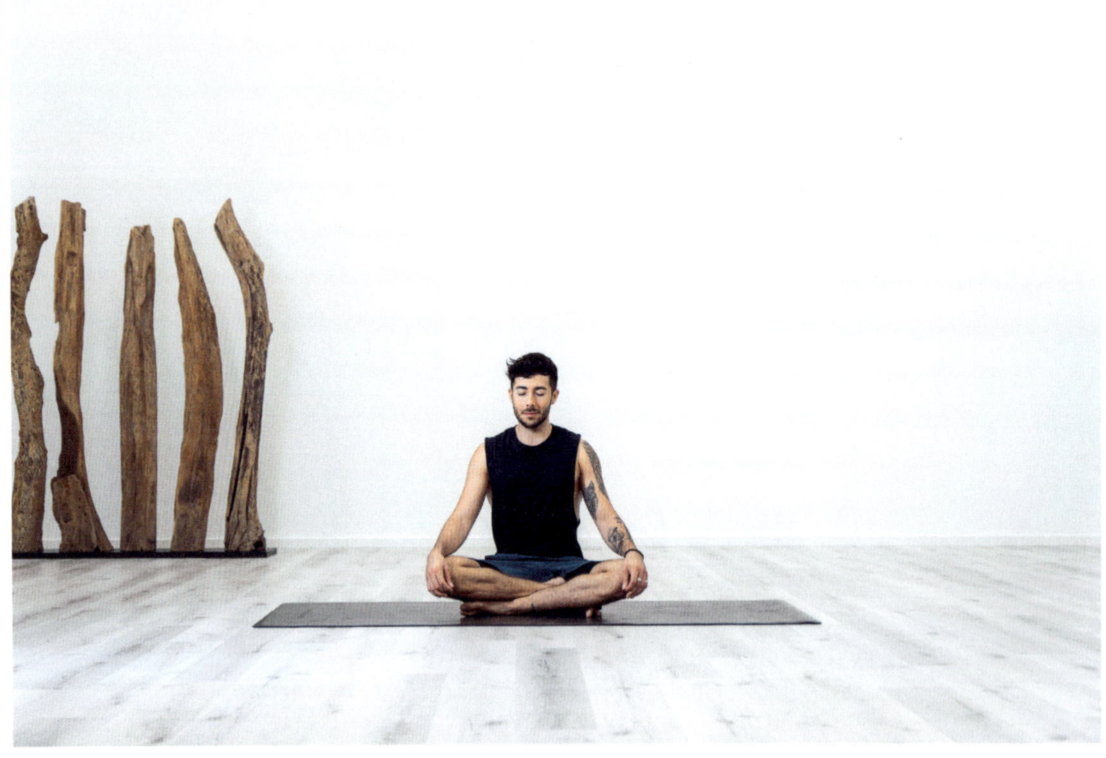

2. Handgelenke aufwärmen

Um Verletzungen vorzubeugen, braucht es das richtige Warm-up. Gerade im Vinyasa-Flow fließt du mehrmals durch Positionen, in denen du dich auf deinen Händen abstützt. Denk daher bitte immer daran, deine Handgelenke aufzuwärmen. Verschließ dafür einfach deine Finger ineinander und beginne mit kreisenden Bewegungen. Um dich selbst etwas herauszufordern, kannst du versuchen, die Fäuste gegengleich zu bewegen. Das heißt, eine Faust kreist zu dir, während die andere Faust weg von dir kreist. Das ist am Anfang gar nicht so leicht, wie es klingt, ist aber eine gute Übung, um deine Konzentration und Koordination zu verbessern. Besonders vor Arm-Balancen ist es wichtig, deine Handgelenke sehr gut aufzuwärmen.

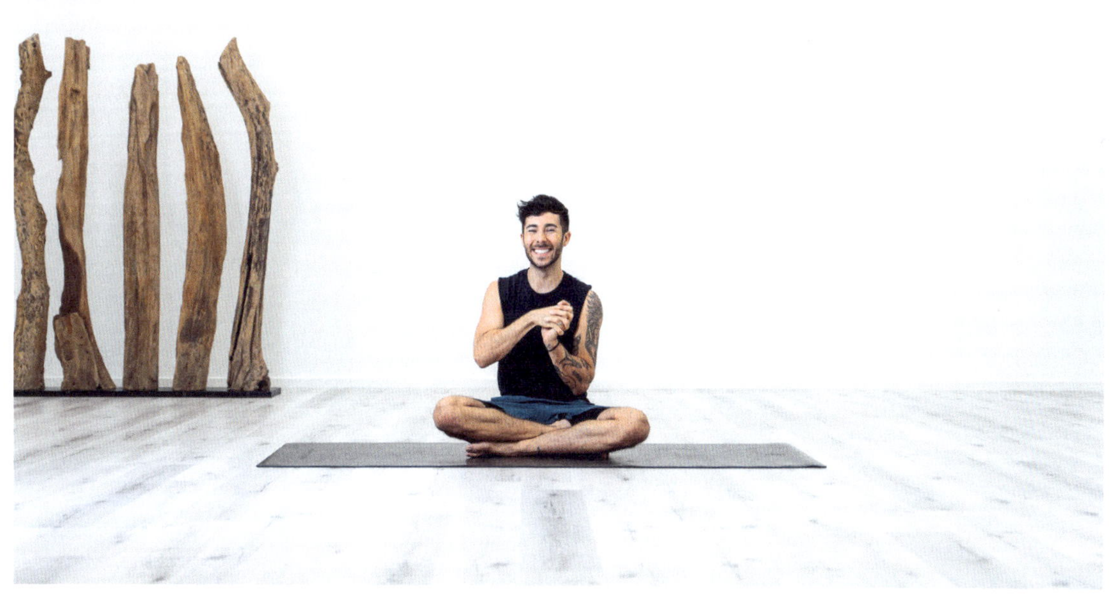

3. Sonnengruß B

Damit auch dein restlicher Körper richtig aufgewärmt wird, empfehle ich dir noch ein bis drei Runden des Sonnengruß B durchzuführen, bevor du mit deinem Vinyasa-Flow startest.

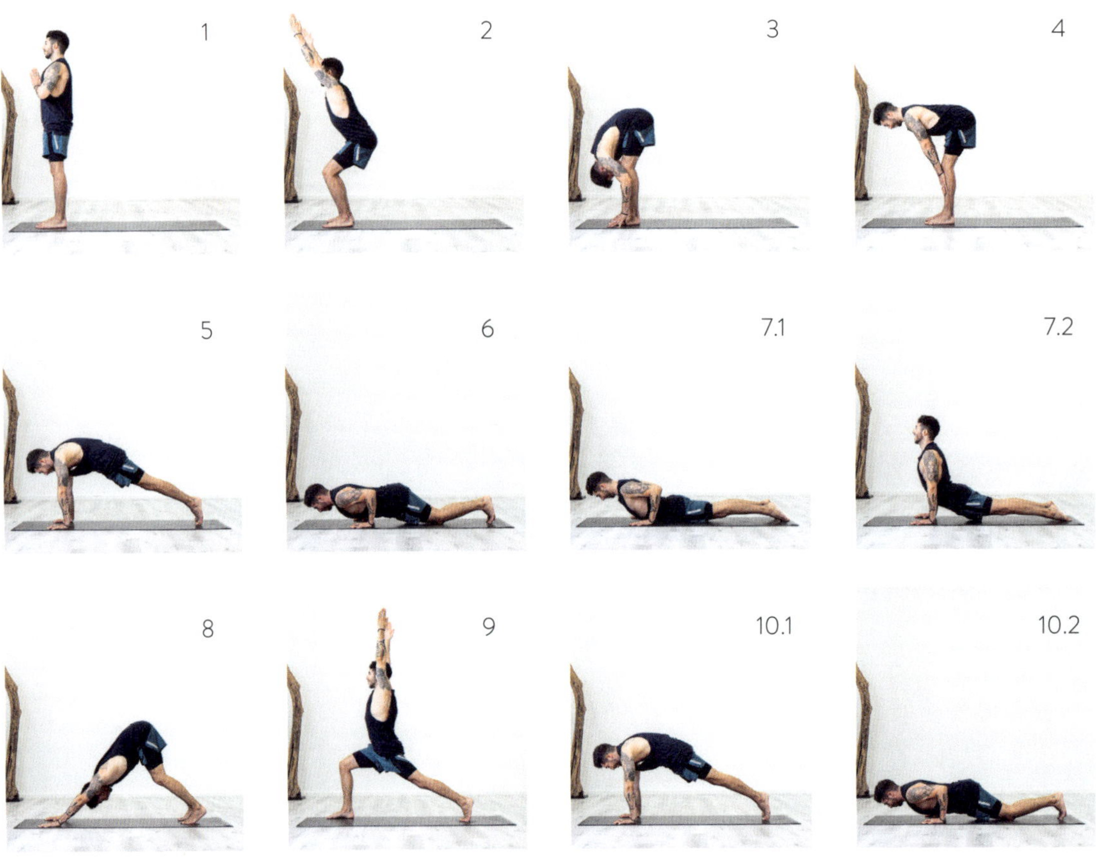

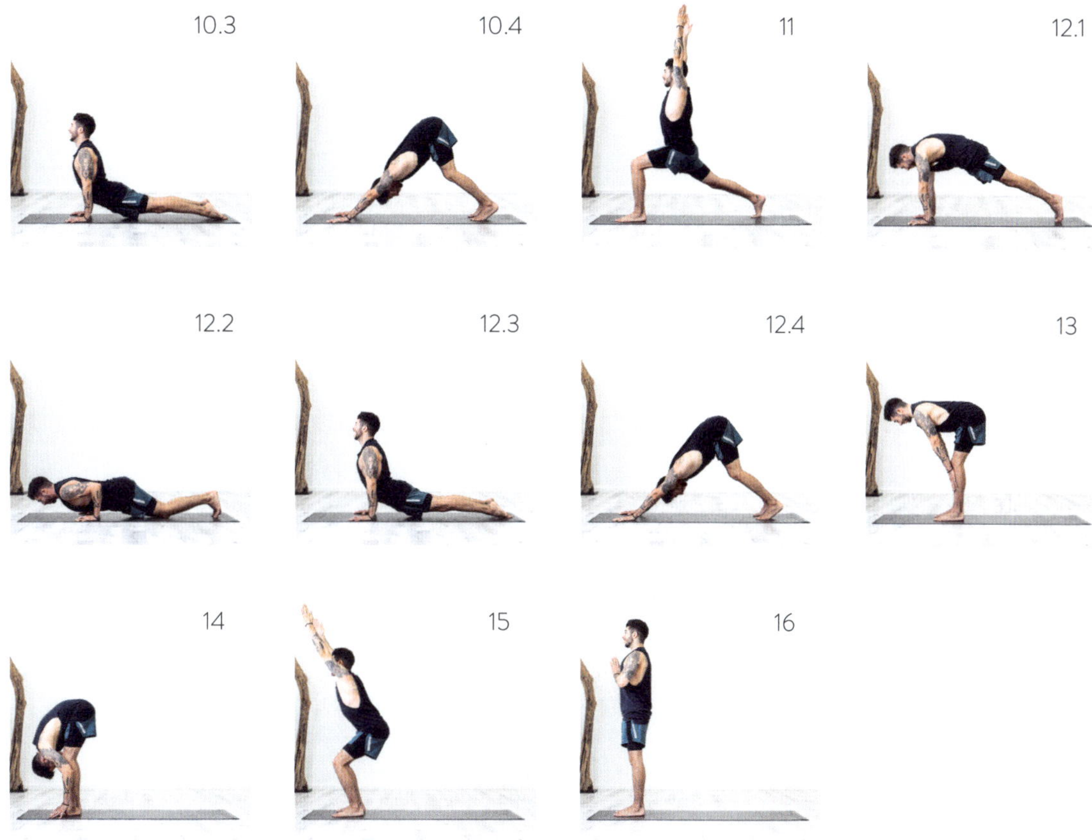
10.3
10.4
11
12.1
12.2
12.3
12.4
13
14
15
16

4. High Lunge

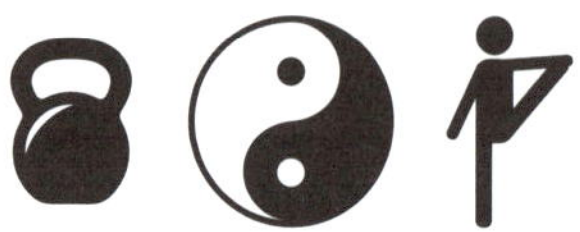

Nachdem du den Sonnengruß B durchgeführt hast und dein Körper aufgewärmt ist, können wir mit dem Flow beginnen. Fließ dafür durch dieselbe Abfolge wie im Sonnengruß B, bis zu dem Punkt, an dem du mit deinem rechten Fuß nach vorne steigst und in deinen High Lunge hochkommst.

Diesmal aber halte hier für 5 tiefe Atemzüge.

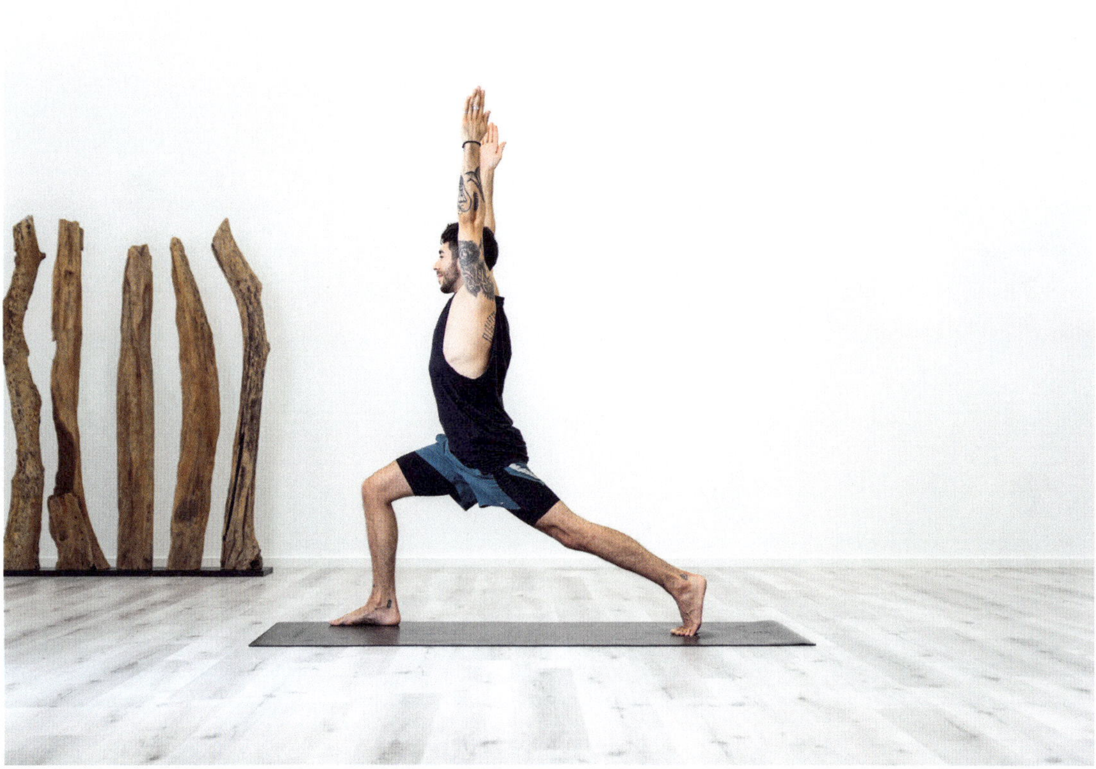

5. Krieger 3

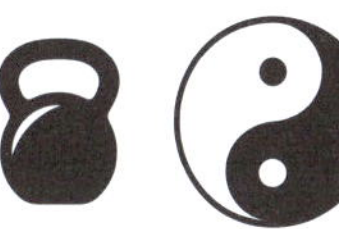

Bring nun deine Hände zur Brust und beginne, dein Gewicht auf dein vorderes Bein zu verlagern. Dein hinteres Bein sollte sich dadurch langsam von der Matte lösen. Das »Ziel« dieser Asana ist es, deinen Oberkörper und dein ausgestrecktes Bein auf eine waagrechte Ebene zu bringen. Dein Standbein darf dabei natürlich gerne gebeugt bleiben. Achte darauf, dass deine Hüfte geschlossen bleibt. Das bedeutet, dass dein Bauchnabel nach unten auf die Matte zeigt und nicht zur Seite. Deine Hände kannst du entweder auf Höhe deiner Brust lassen oder nach vorne ausstrecken, um es noch schwieriger zu machen. *Übe hier, für ein paar Atemzüge deine Balance zu halten.*

Um die Position wieder zu verlassen, versuch so langsam wie möglich zurück nach hinten in deinen High Lunge zu steigen.

Info

Damit die Ausführung der Übung möglichst gut sichtbar für dich ist, habe ich auf dem Foto die andere Seite dargestellt.

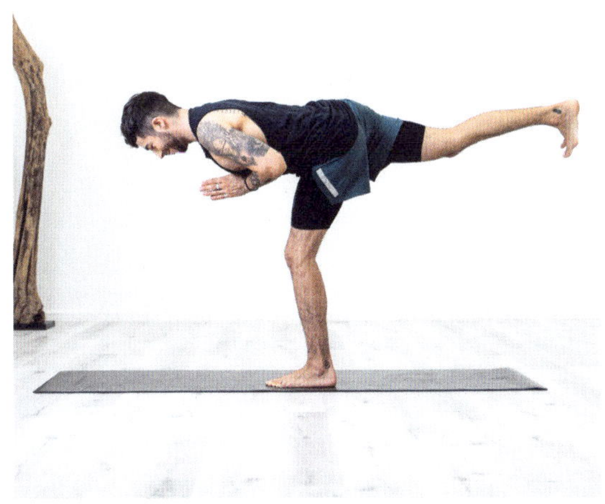

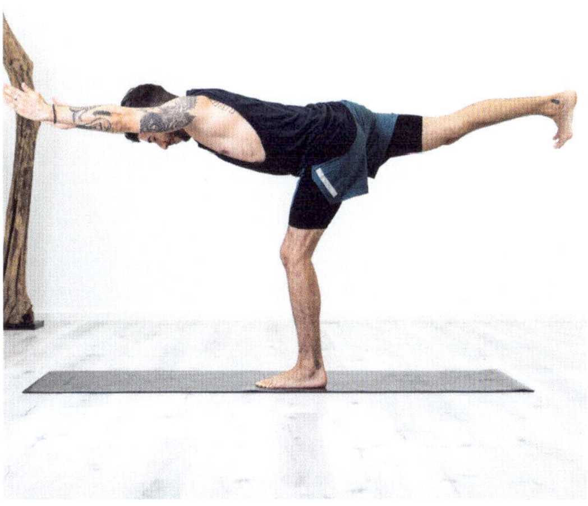

6. Krieger 2

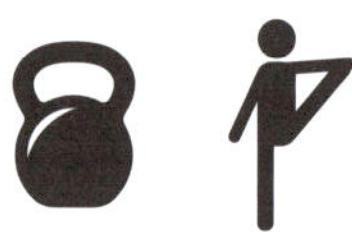

Von deinem High Lunge drehst du nun deinen hinteren Fuß parallel zur kürzeren Seite der Matte. Bring deine Arme auf Schulterhöhe und öffne deine Hüfte zur längeren Seite deiner Matte. Dein Blick geht über die rechte Schulter nach vorne. Wie weit du die Füße voneinander entfernt aufstellst, ist dir überlassen. Je größer der Schritt, desto kraftvoller wird diese Position. Drück die Außenkante deines hinteren Fußes fest in die Matte und spann dein hinteres Bein fest an. Dein vorderes Knie bleibt weiterhin in einem rechten Winkel gebeugt.

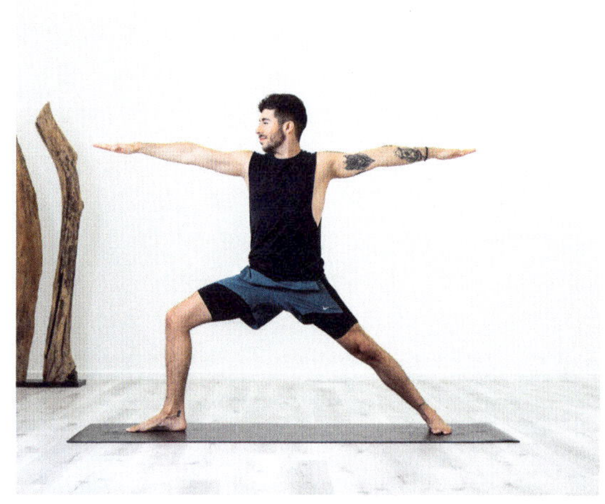

7. Reverse Warrior

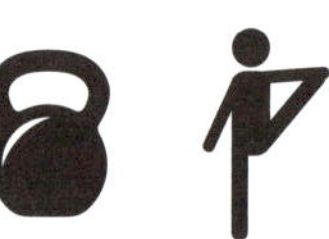

Atme in deinem Krieger 2 tief ein und verlagere dabei dein Gewicht nach vorne. Dreh deine vordere Handfläche auf, sodass die Hand zur Decke schaut. Bring mit deiner nächsten Ausatmung deinen vorderen Arm weit nach oben Richtung Decke. Deine hintere Hand liegt ohne Druck auf dem ausgestreckten Bein. Deine Beine sowie auch deine Hüfte bleiben in derselben Position wie im Krieger 2. Um die Position wieder zu verlassen, kommst du einfach mit einer Ausatmung zurück in deinen Krieger 2.

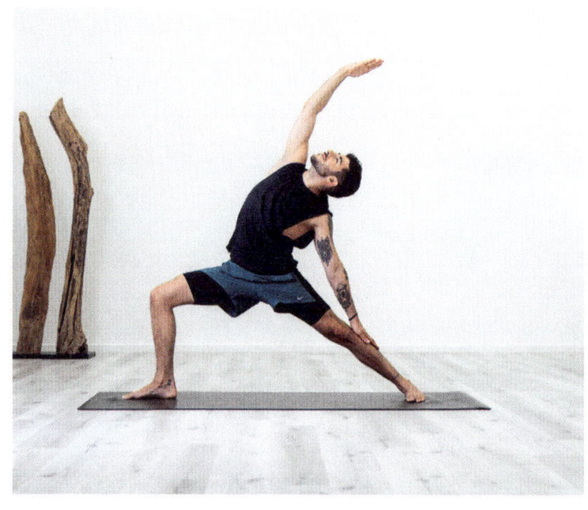

Tipp

Wenn du dich hier zusätzlich herausfordern willst, dann versuch die vordere Ferse von der Matte zu heben.

8. Halbmond

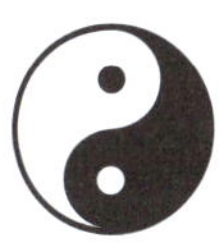

Beginne, langsam aus dem Krieger 2 dein Gewicht auf dein vorderes Bein zu verlagern. Bring dafür deine vordere Hand auf die Matte und deine hintere Hand auf deine Hüfte. Hier bietet es sich an, einen Yogablock zu verwenden, um dich darauf abzustützen. Achte darauf, dass dein Arm unter deiner Schulter bleibt. Ähnlich wie im Krieger 3 geht es auch hier darum, Balance zu finden und dein ausgestrecktes Bein in Höhe deiner Hüfte zu bringen. Sobald du die Balance gefunden hast, kannst du versuchen, deine Hand von der Hüfte zu lösen und nach oben Richtung Decke zu strecken. Dein Blick kann dabei nach unten, vorne oder nach oben zu deiner Hand gehen. Bleib hier für ein paar tiefe Atemzüge und komm dann wieder langsam und kontrolliert zurück in deinen Krieger 2.

Tipp

Sollte es dir leichtfallen, deine Balance zu halten, kannst du versuchen, deine vordere Hand vom Block oder sogar von der Matte zu lösen.

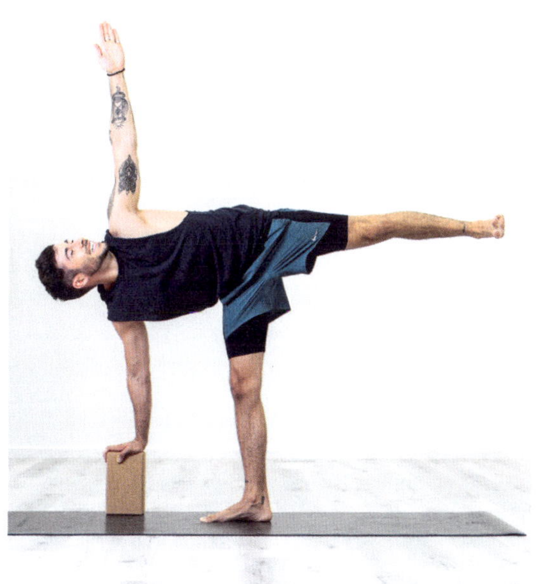

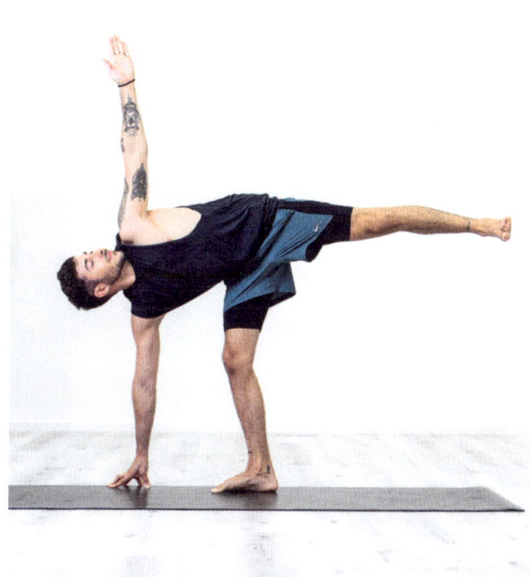

9. Vinyasa

Bring von deinem Krieger 2 beide Hände auf die Matte, steig nach hinten in deinen Stütz und fließ durch dein Vinyasa.

1

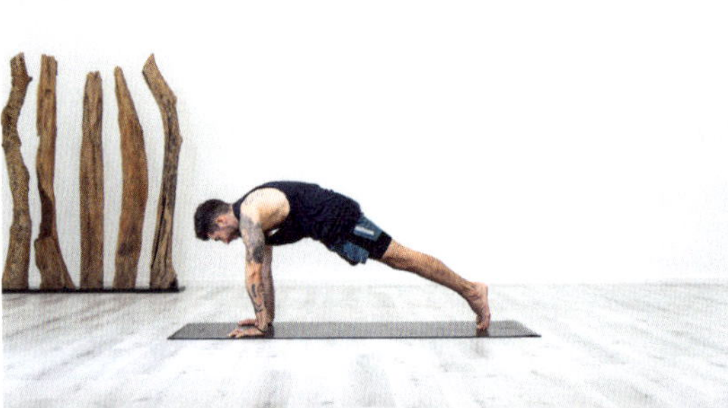

2

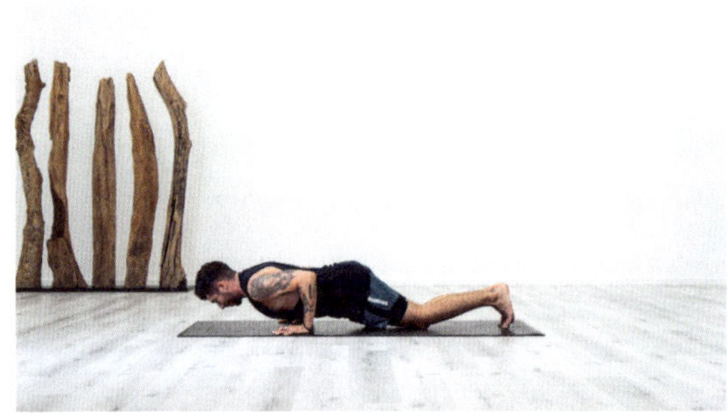

3

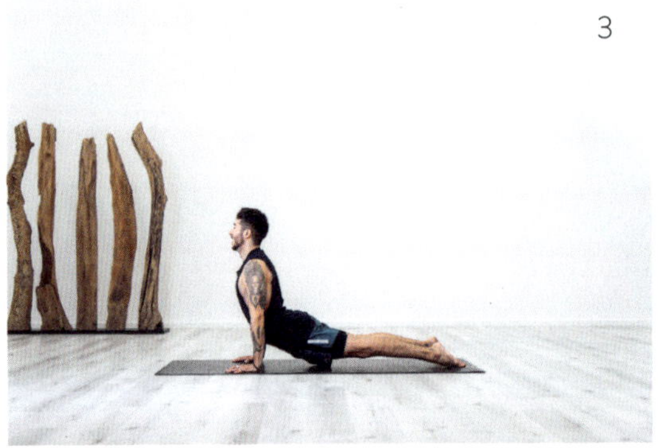

4

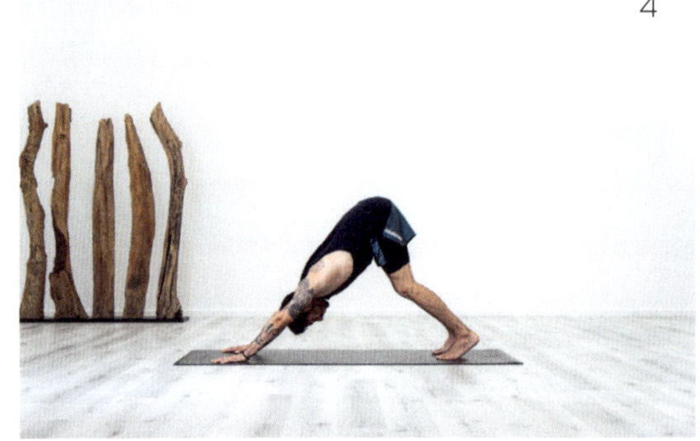

10. Flow auf der zweiten Seite wiederholen

Wiederhole deinen Flow auf der zweiten Seite (High Lunge links – Krieger 3 – High Lunge – Krieger 2 – Reverse Warrior – Krieger 2 – Halbmond – Krieger 2 – Vinyasa), bis du dich wieder im herabschauenden Hund befindest. Natürlich kannst du diesen Flow auch gerne mehrmals wiederholen, bis du richtig schön ins Schwitzen gekommen bist.

11. Yogi Squat

Steig nun von deinem herabschauenden Hund mit beiden Füßen nach vorne an den jeweiligen Mattenrand. Dreh hier deine Füße leicht aus, sodass deine Zehen in dieselbe Richtung wie deine Knie schauen.Versuche, dich hier tief in deinen Yogi Squat zu setzen.

Sollte dir das aus dem herabschauenden Hund heraus nicht gelingen, kannst du dich natürlich auch zuerst einfach an den Mattenanfang stellen. Dreh dann hier deine Füße aus und komm langsam in eine Hocke. Diese Übung solltest du nicht mit Schmerzen in den Knien durchführen. Sollte dir (im Moment) die Beweglichkeit dafür fehlen, kannst du in einer höheren Hocke halten, um deine Muskulatur zu kräftigen.

Tipp

Was mir persönlich auch immer sehr hilft, ist es, meine Matte einzurollen und die Fersen darauf zu platzieren. Das macht die Position angenehmer.

Platziere deine Arme innerhalb deiner Oberschenkel und drück gerne mit deinen Armen etwas gegen deine Oberschenkelinnenseiten. Bring hier deine Handflächen zueinander und denk an fünf Dinge, für die du heute dankbar bist. Nachdem du dir Zeit für Dankbarkeit genommen hast (oder es nicht länger in dieser Position aushältst), setz dich nach hinten in einen Langsitz.

Benefit

Dieser Yogi Squat ist nicht nur super für deine Hüften, sondern entlastet für einen Moment deinen Rücken und unterstützt auch deine Fußgesundheit.

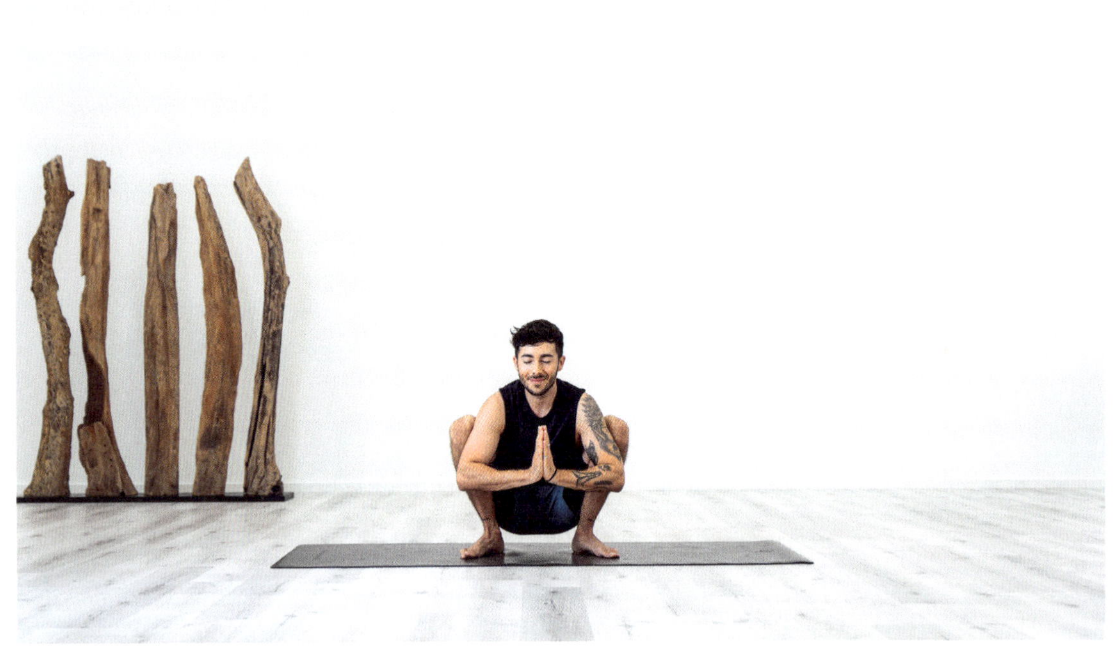

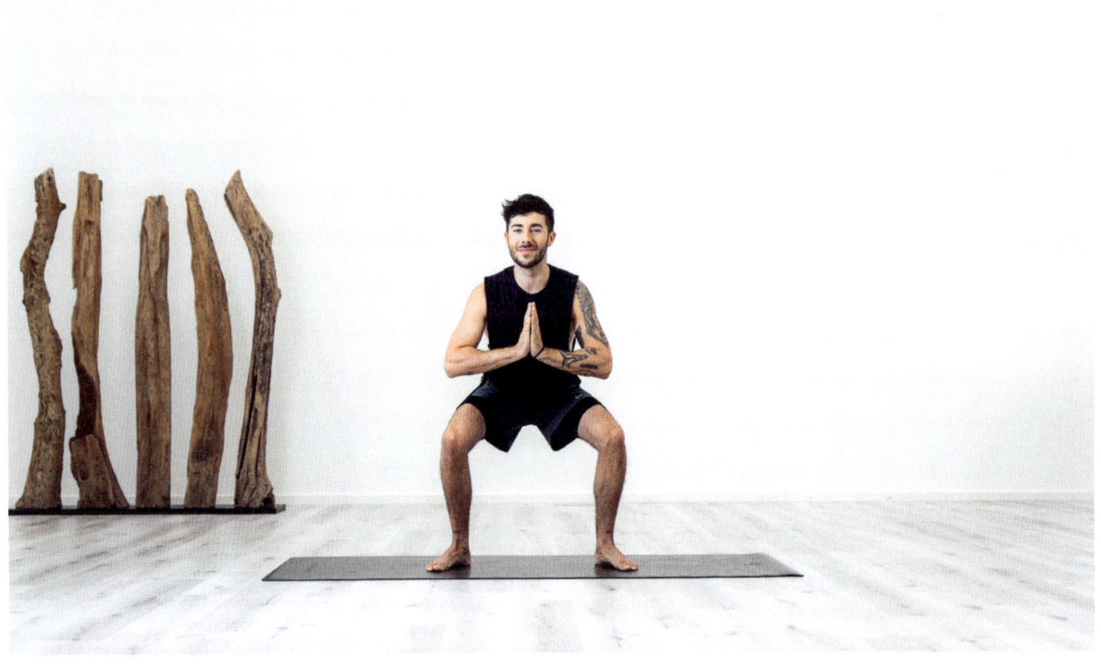

12. Einbeinige Vorbeuge

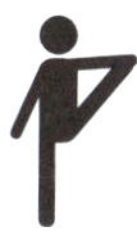

Winkle dein linkes Knie an und platziere deine Ferse nah am Körper. Dein rechtes Bein bleibt dabei ausgestreckt. Versuche so gerade wie möglich zu sitzen. Richte dich mit der nächsten Einatmung noch mal mehr auf. Versuche mit deiner nächsten Ausatmung mit einem möglichst geraden Rücken deinen rechten Fuß oder dein Schienbein zu greifen. Du kannst hier gerne auch einen Gurt verwenden. Achte dabei vor allem darauf, dass dein oberer Rücken gerade bleibt und dein Blick weiterhin leicht nach vorne gerichtet ist. Versuch dich mit jeder Einatmung etwas mehr in die Länge zu ziehen und mit jeder Ausatmung noch tiefer in deine Vorbeuge zu kommen.

Bleib hier für 10 tiefe Atemzüge. Richte dich mit der Einatmung wieder auf und verlasse mit der Ausatmung die Vorbeuge.

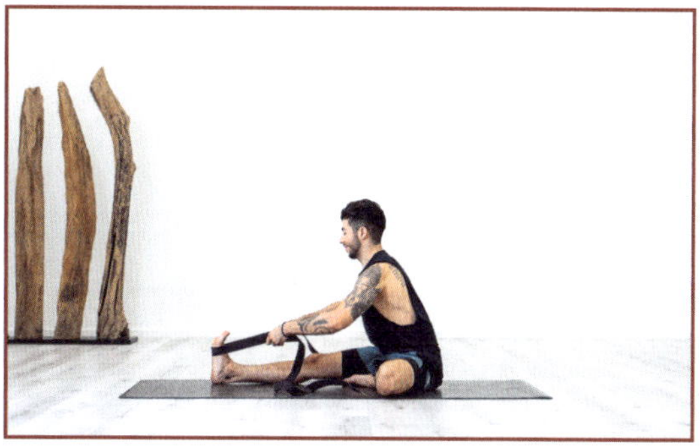

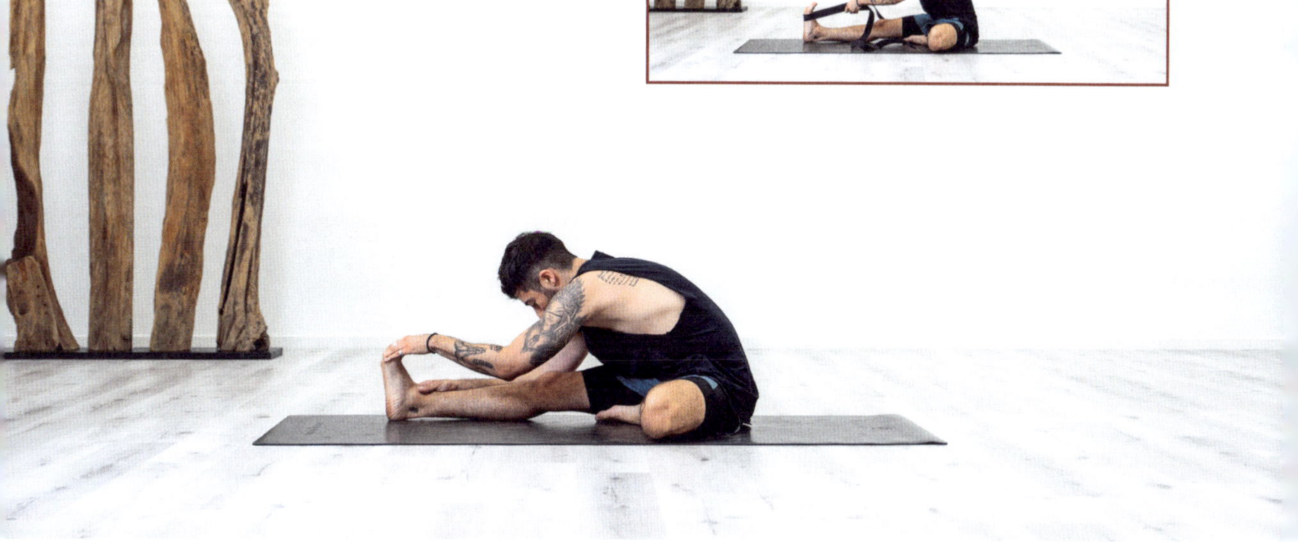

13. Drehung

Lass deine Beine in dieser Position mit deinem linken Knie gebeugt und deinem rechten Bein ausgestreckt. Platziere nun deine linke Hand links hinter deinem Körper und deine rechte Hand am linken Knie. Atme tief ein und richte dich auf. Mit der nächsten Ausatmung beginnt deine Drehung im Bauch und geht weiter über Brust und Schultern, erst zum Schluss richtest du deinen Blick über die linke Schulter. Halte hier am tiefsten Punkt. Atme weiterhin tief ein und versuche, mit jeder Ausatmung ein kleines Stück tiefer in deine Drehung zu kommen.

Bleib hier für 10 Atemzüge und komm dann wieder zurück zur Mitte.

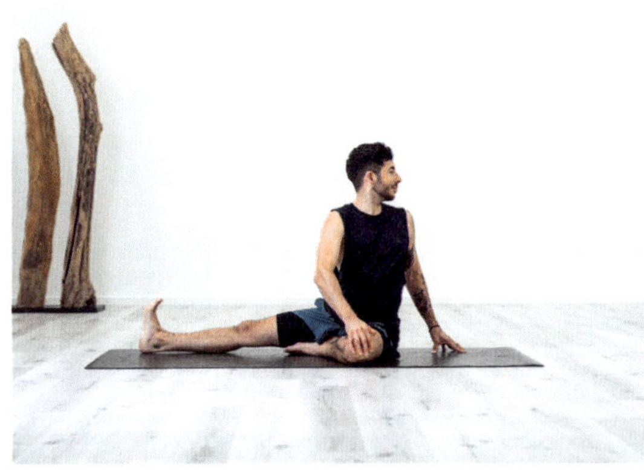

14. Rückbeuge

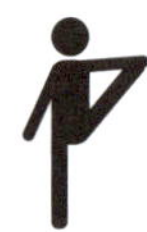

Bleib noch immer in derselben Position mit deinen Beinen. Um die Vorbeuge sowie die Drehung auszugleichen, kommen wir nun zu einer Rückbeuge. Platziere dafür deine linke Hand hinter dir, um dich darauf abzustützen. Schwing deinen rechten Arm über deinen Kopf nach hinten. Beginne nun, deine Hüfte weit von der Matte nach oben zu drücken. Denk daran – diese Position ist eine Rückbeuge, keine Dehnung für die Seite. Dein Bauchnabel schaut daher hinauf zur Decke. *Drück dich so fest wie möglich nach oben und halte hier für 5 bis 10 tiefe Atemzüge.* Komm dann langsam wieder zurück auf die Matte und wiederhole alle drei Übungen (Einbeinige Vorbeuge – Drehung – Rückbeuge) auf der anderen Seite.

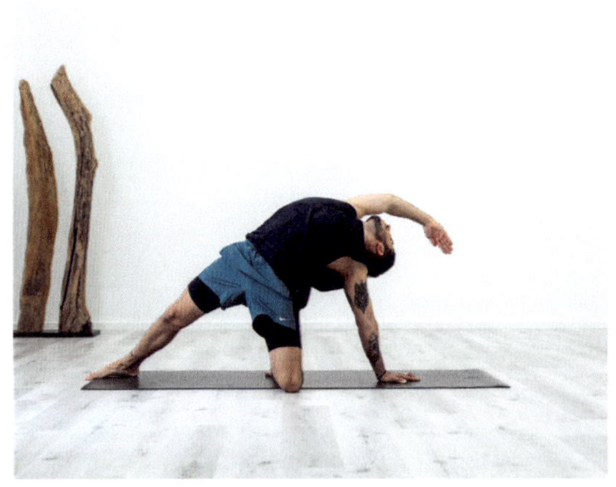

15. Shavasana

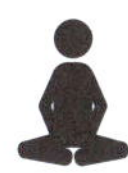

Jetzt ist es Zeit für dein Shavasana. Leg die Beine gemütlich an die unteren Ecken deiner Matte, lass deine Arme seitlich neben dir liegen und genieß die Ruhe in dir und um dich herum.

Entspanne jeden einzelnen Muskel und spür, wie sich dein Herzschlag mit der Zeit verlangsamt.

Nimm dir kurz die Zeit, und denk daran, welche Menschen, Hobbys oder Erlebnisse dir besondere »Good Vibes« schenken?

Welcher Mensch tut dir gut? Mit wem kannst du so richtig herzhaft lachen und alles um dich herum vergessen?

Bei welchem Hobby, bei welcher Aktivität kommst du in einen richtigen Flow-Zustand und vergisst völlig die Zeit?

Schreib dir am besten eine kleine Good-Vibes-Liste mit Menschen und Dingen auf, denen du gerne mehr Zeit schenken würdest.

Wenn du mehr Momente in dein Leben bringst, die dich glücklich machen, so wird dein gesamtes Leben glücklicher. Es liegt an dir, dein Leben positiv zu gestalten. Das bedeutet nicht, dass du dein Leben dafür von Grund auf ändern musst. **Es sind die kleinen Veränderungen, die auf längere Zeit viel bewirken.**

Tausche ein Treffen mit einer Person, auf die du eigentlich keine Lust hast, einfach mit einer Aktivität, die dich mehr erfüllt. Sei ehrlich zu dir selbst und zu anderen. Niemand wird dich dafür verurteilen, dass du so bist, wie du bist. Und wenn doch, dann sind das sowieso nicht die richtigen Leute, mit denen du dein Leben teilen willst. Denn für die wirklich bedeutenden Dinge finden wir oft nicht genug Zeit. Daher ist es umso wichtiger, sich den Raum dafür bewusst zu schaffen. Auch wenn das bedeutet, zu jemand anderem mal »Nein« zu sagen.

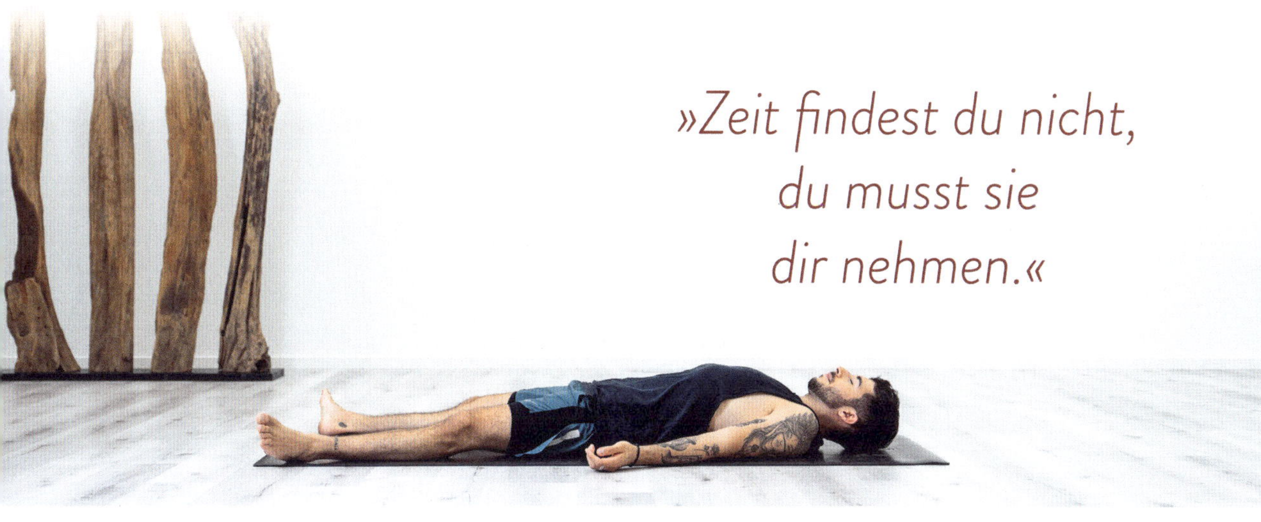

»Zeit findest du nicht, du musst sie dir nehmen.«

Yoga abseits der Matte: Finde deinen Flow

Ist es dir bisher schon gut gelungen, dich beim Vinyasa-Yoga völlig auf den Flow zu konzentrieren und im Moment zu bleiben? Wenn ja, super! Wenn nicht, dann gib dir einfach noch mehr Zeit. Je öfter du die Abfolge machst, desto flüssiger wird sie werden.

Diesen Flow-Zustand kannst du nicht nur im Yoga erreichen, sondern auch abseits deiner Matte. Sportler berichten oft davon, im Training oder während eines Wettkampfes »in the zone«, also in ihrer Zone zu sein. Beschrieben wird dabei ein Zustand, der uns alles um uns herum vergessen lässt. Du bist dabei so sehr in eine Aufgabe vertieft, dass du jegliche Ablenkungen einfach ignorierst. Vielleicht ist es dir schon einmal passiert, dass du während einer bestimmten Tätigkeit die Zeit völlig vergessen hast. Du sitzt mit deinen besten Freund:innen bei einem Spieleabend beisammen und plötzlich ist es Mitternacht. Oder du malst ein Bild, machst etwas Kreatives oder baust ein Möbelstück zusammen und ein ganzer Nachmittag ist auf einmal um.

Auch hier können wir uns wieder ein Beispiel an den Kindern nehmen: Sie können so richtig im Spiel versinken, ohne daran zu denken, dass es jetzt Zeit zum Abendessen oder für die Hausaufgaben ist. Sie spielen schlicht und einfach aus der Freude am Spielen.

Aus meiner Sicht ist es für ein erfülltes Leben ganz wichtig, auch die richtige Balance zu finden zwischen der Pflichterfüllung im Alltag und Handlungen, die uns so guttun, dass wir sie einfach aus der Lust an der Sache selbst ausüben. Das kann Singen, Zeichnen, Gärtnern, Kochen oder was auch immer sein, und zwar ganz ohne daran zu denken, ob wir »gut darin« sind.

So oft geht es darum, Ziele zu erreichen oder einen bestimmten Zweck zu verfolgen, dass wir es gar nicht mehr gewohnt sind, Dinge nur um ihrer selbst willen zu tun.

Auch in der Meditation möchten wir Gedanken, die auftreten, ganz wertfrei annehmen und sie aber auch wieder ziehen lassen. Diese Herangehensweise, nämlich offen für den Ausgang einer Sache zu bleiben, und dann locker und flexibel an die Lösung zu gehen, kommt uns auch im Alltag zugute. Denn dann lernen wir, das Leben nicht verbissen und krampfhaft anzugehen, sondern uns auf seinen Flow einzulassen. Das nimmt uns so viel Druck raus.

Versuche in den nächsten Wochen so viele Flow-Tätigkeiten wie möglich auszuprobieren, um dann mehr davon in dein Leben zu holen. Mein Tipp für dich: Geh dahin, wo die Freude ist.

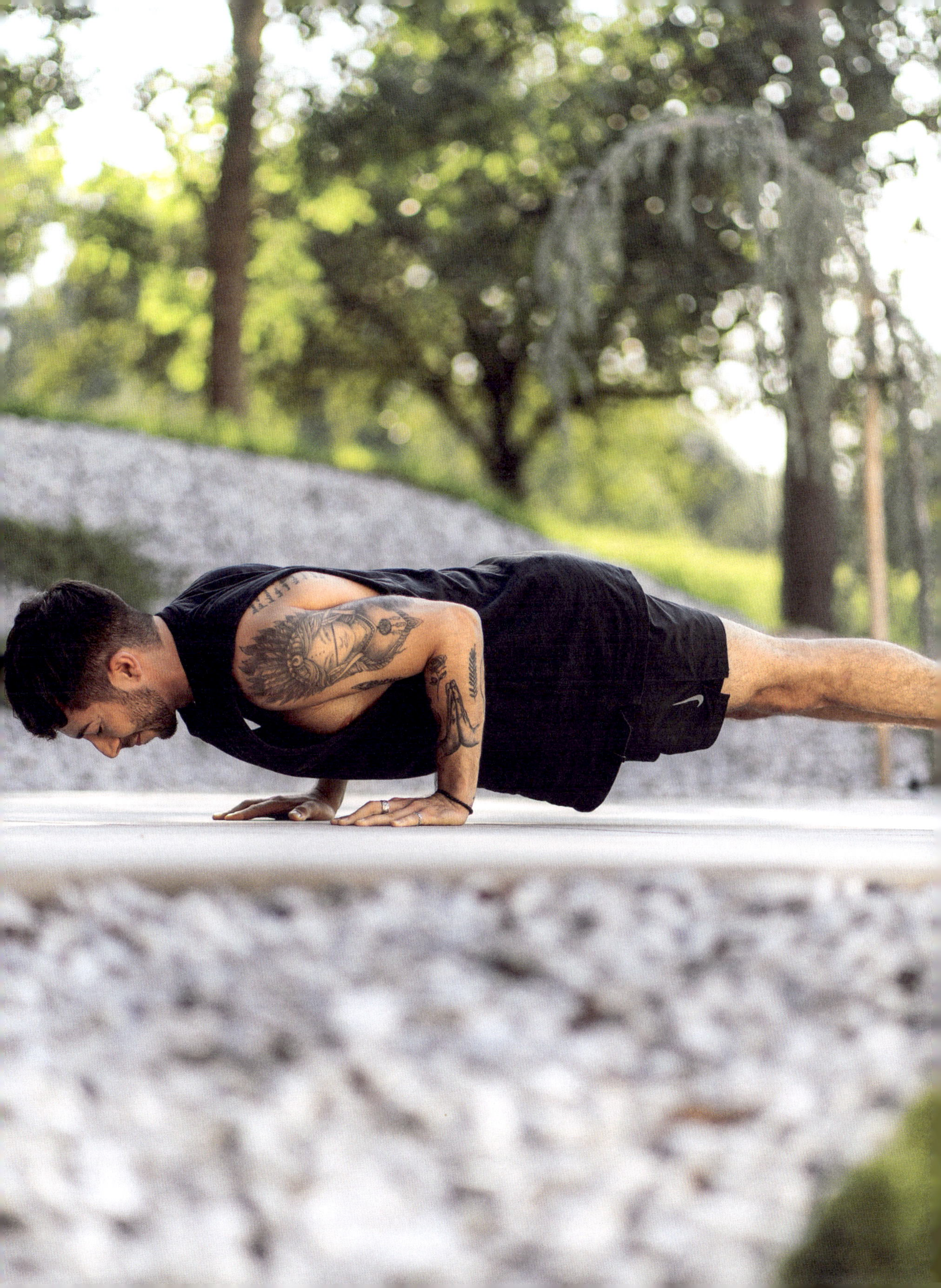

Abfolge 3: Power Flow

Yoga ist doch nur ein bisschen im Schneidersitz sitzen und dehnen? Yoga ist doch nicht anstrengend? Das war anfangs meine Meinung zu Yoga und vielleicht auch deine. Doch spätestens mit dem letzten Flow in diesem Buch möchte ich dich vom Gegenteil überzeugen! Dieser Power Flow lässt dich noch mal durch einzelne Asanas fließen. Du trainierst deine Muskulatur, arbeitest an deiner Balance und stärkst dein Durchhaltevermögen. Wie lange du die einzelnen Posen hältst, ist ganz dir überlassen. Du kannst anfangs versuchen, für fünf Atemzüge in einer Position zu bleiben, bis du in die nächste wechselst. Mit jeder Runde kannst du das Tempo leicht steigern, bis du nur noch einen Atemzug pro Asana hältst. Wenn du die Abfolge auswendig beherrschst, gelingt es dir möglicherweise, alles andere um dich herum zu vergessen und dich auf den Moment einzulassen.

Beobachte, welche Gedanken auftreten, wenn dich eine Haltung besonders herausfordert. Wie gehst du mit Herausforderungen um? Das stellt sich bei diesem Power Flow heraus.

1. Ankommen

Starte im Stehen. Komm dafür an den Anfang deiner Matte. Du kannst entscheiden, ob du die Füße zusammenbringst oder leicht voneinander geöffnet lässt. Wichtig ist, dass du einen stabilen und sicheren Stand findest. *Nimm hier, bevor du mit den Asanas startest, 5 bis 10 tiefe Atemzüge.*

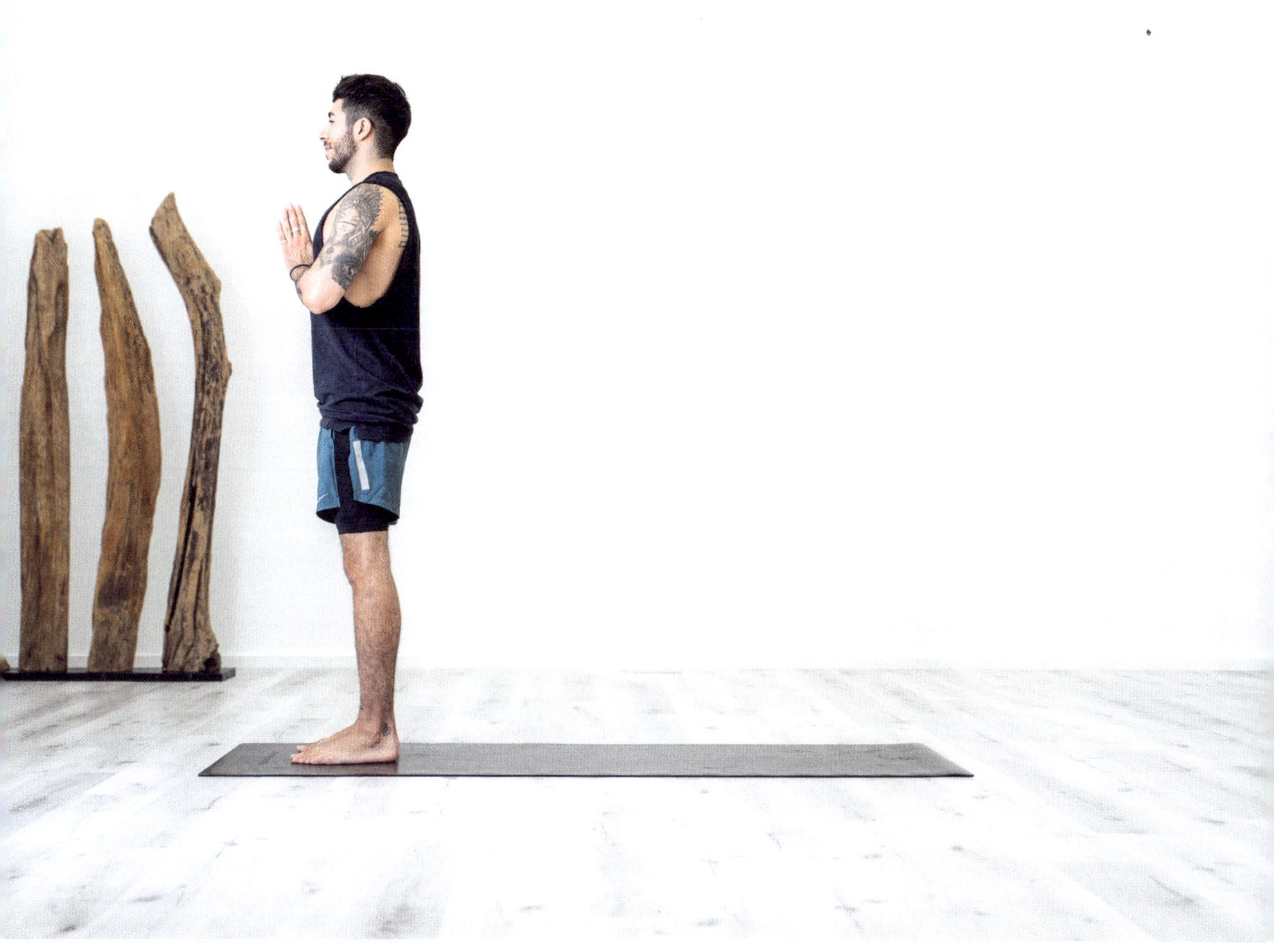

2. Handgelenke aufwärmen

Streck nun beide Arme weit nach oben, um die Dehnung seitlich im Oberkörper zu spüren. Beginne, mit deinen Händen Fäuste zu ballen und die Finger wieder zu spreizen, so als würdest du Energie in deinen Körper pumpen. Öffne und schließ deine Hände so schnell es geht für dreißig Sekunden. Das wärmt nicht nur deine Handgelenke auf, sondern kräftigt auch deine Unterarme.

Du kannst hier auch gerne deine Handgelenke oder deine gesamte Schulter kreisen. Wichtig ist nur, dass du dich vor den kraftvolleren Flows und deinen Work-outs immer richtig aufwärmst.

Tipp

Ich werde oft gefragt »Marcel, was kann ich tun, um weniger Schmerzen im Handgelenk zu haben?« Meine Antwort: Kräftige deine Unterarme. Es gibt sogenannte »Handgriffverstärker«, aber du kannst auch einen Ball in der Hand kneten. Eine tolle Übung, um Kraft in den Armen, im Rücken und im Bauch aufzubauen, sind Klimmzüge. Auch wenn dir im Moment vielleicht noch keiner gelingt, schaffst du es, dich an der Stange zu halten. Platziere anfangs am besten einen Stuhl unter deiner Klimmzugstange oder deinen Ringen, spring hoch, um dich am höchsten Punkt kurz zu halten, und lass dich dann so langsam und kontrolliert wie möglich nach unten. Wiederhole diese Übung 8 bis 12-mal mit drei Sätzen.

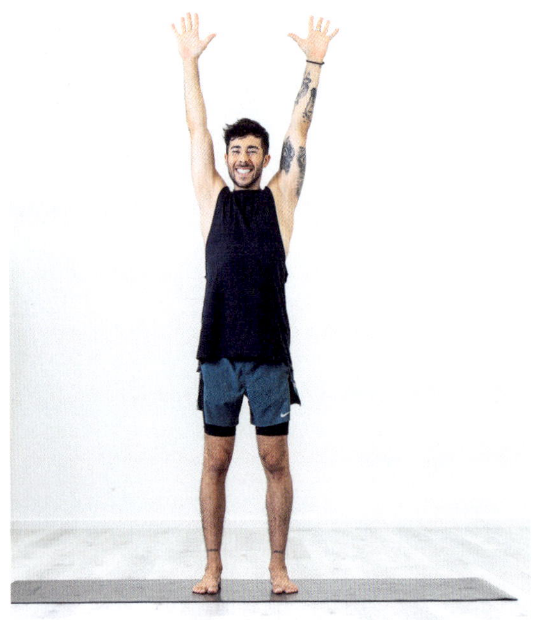

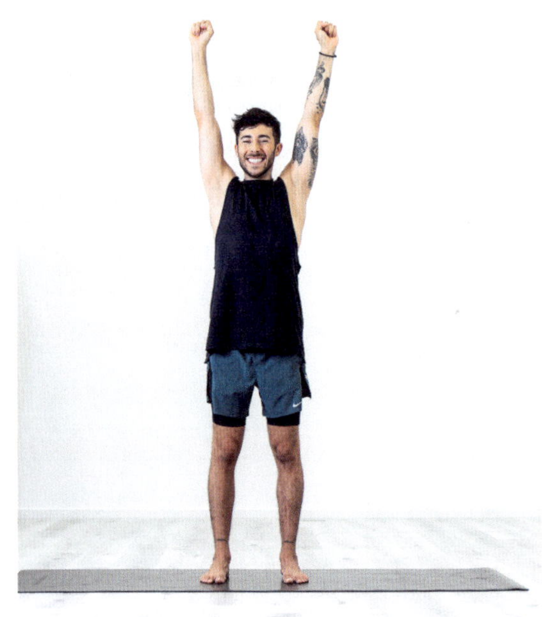

3. Side Stretch

Schüttle deine Arme und Hände kurz aus. Heb deine Arme nun wieder weit nach oben. Greif mit deiner linken Hand dein rechtes Handgelenk. Atme tief ein und zieh dich dabei noch mehr in die Länge. Streck mit der nächsten Ausatmung deine Arme weit auf die linke Seite. Achte dabei darauf, dass dein Stand stabil bleibt und du in der Hüfte nicht einknickst. Hier geht es um die seitliche Dehnung im Oberkörper. *Halte hier für 5 bis 10 Atemzüge und wechsle dann die Seite.*

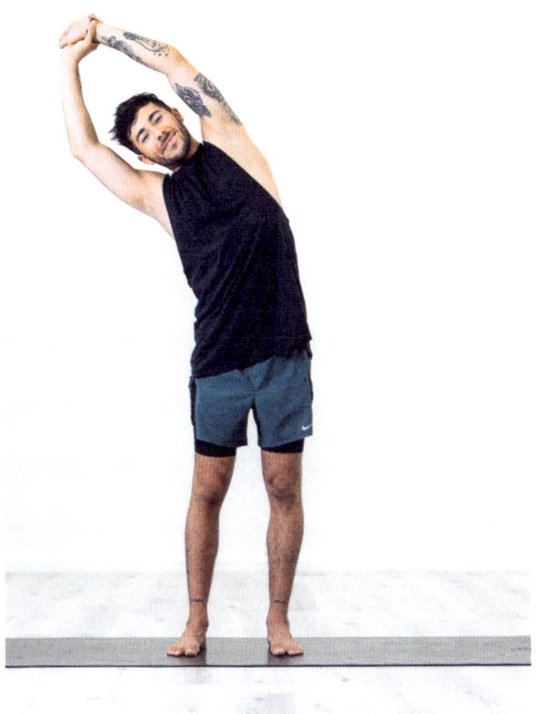

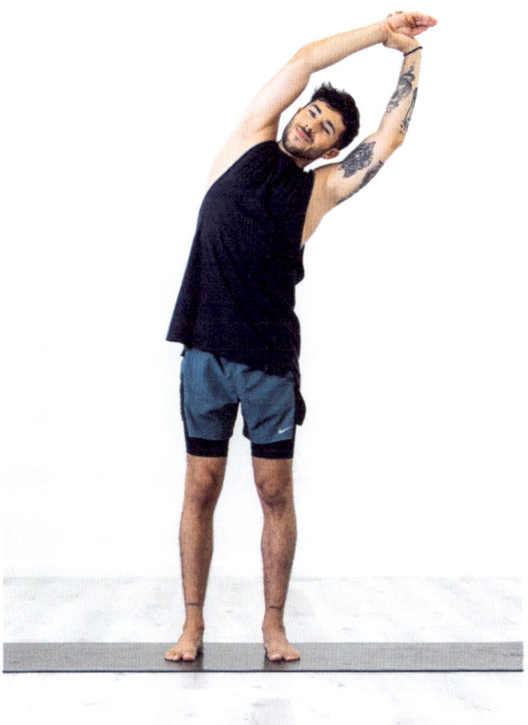

4. Lockere Vorbeuge

Platziere deine Füße nun hüftbreit voneinander entfernt. Atme noch mal tief ein. Mit deiner nächsten Ausatmung beug deine Knie, bring deinen Oberkörper nach vorne und komm so in eine lockere Vorbeuge. Lass deine Knie weiterhin gebeugt. Entspanne deine Schultern und dein Gesicht. Bring gerne auch dein Kinn zur Brust, um deinen Nacken zu lockern. Wenn du möchtest, kannst du deinen Kopf ganz langsam nach vorne und hinten, links und rechts bringen (so als würdet du »Ja« und »Nein« sagen). Deine Arme kannst du ganz locker hängen lassen. Du kannst auch deine Ellbogen greifen und ganz entspannt nach links und rechts bewegen. Atme weiterhin durch die Nase ein und aus. *Bleib hier für 5 bis 10 tiefe Atemzüge und roll dich dann Wirbel für Wirbel (mit gebeugten Knien) nach oben.*

Benefit

Diese Übung ist super gegen Rückenschmerzen und löst Verspannungen. Das Beugen deiner Beine nimmt den Druck aus deinen Knien und dem unteren Rücken.

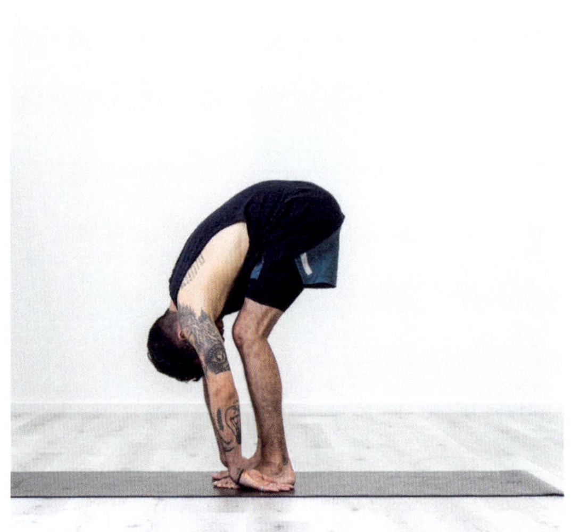

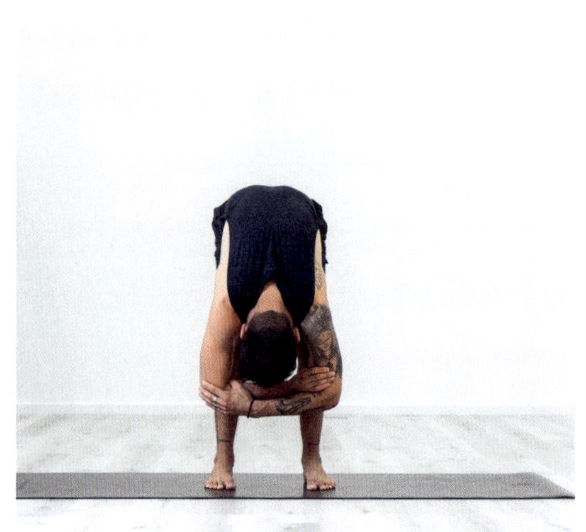

5. Brustöffner

Finde wieder einen hüftbreiten Stand. Verschränke nun deine Hände hinter deinem Rücken. Wenn du diese Übung regelmäßig machst, achte immer wieder darauf, die Position deiner Hände zu wechseln (siehe Tipp). Mit deiner nächsten Einatmung ziehst du die Arme weit nach hinten und rollst dabei deine Schultern über die Ohren zurück. *Nimm hier 5 bis 10 tiefe Atemzüge, um weiterhin deine Brust zu öffnen.* Deine Arme ziehen dabei nach hinten, also weg von dir, nicht nach unten Richtung Boden.

Tipp

Wir neigen dazu, immer unseren Lieblingsdaumen vorne zu platzieren. Wechsle hier immer wieder mal den Griff. Fühlt sich am Anfang seltsam an? So ist das immer mit Veränderungen – bis sie zur neuen Gewohnheit werden.

Benefit

Diese Übung ist ideal, um das viele Schreiben am Computer, Autofahren, aufs Handy Schauen und alle weiteren Positionen, in denen du deine Schultern nach vorne gerichtet hast, auszugleichen.

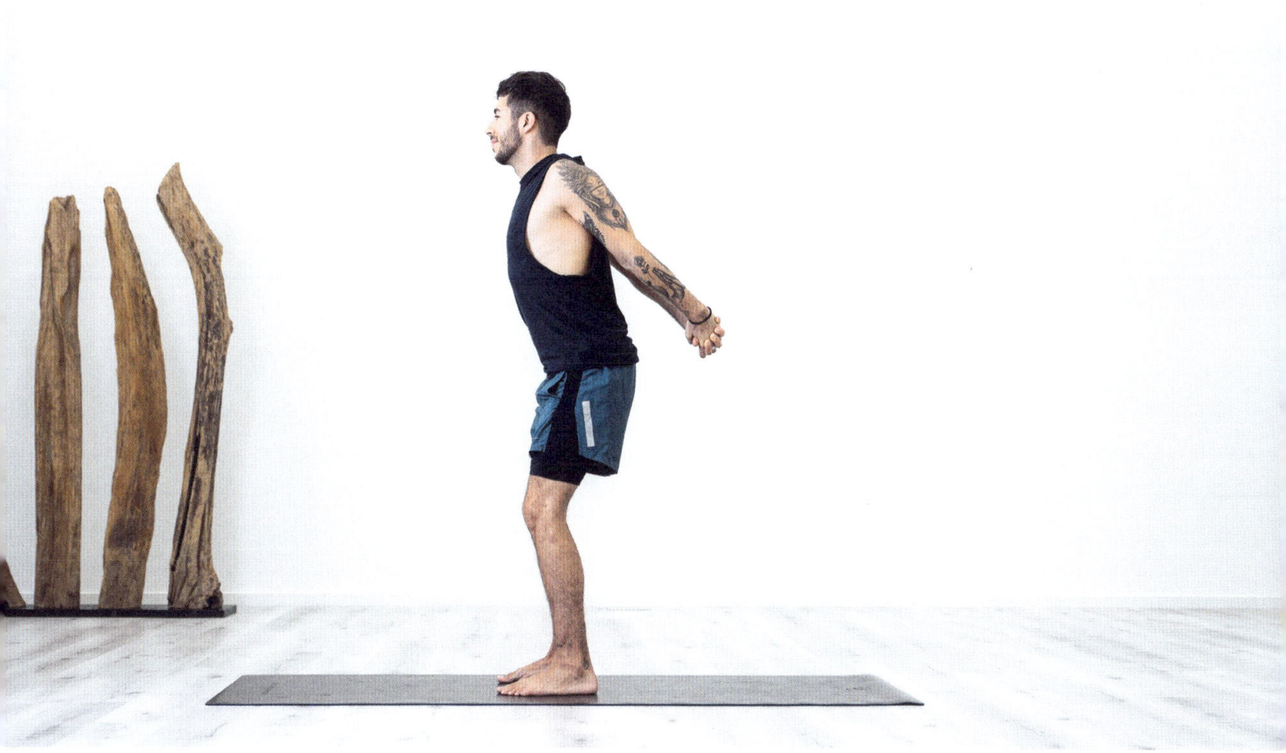

6. Sonnengruß B

Um deinen Körper noch so richtig in Schwung zu bringen, empfehle ich dir, hier ein bis drei Runden des Sonnengruß B durchzuführen. (Schau dazu auf Seite 172 bis Seite 183.)

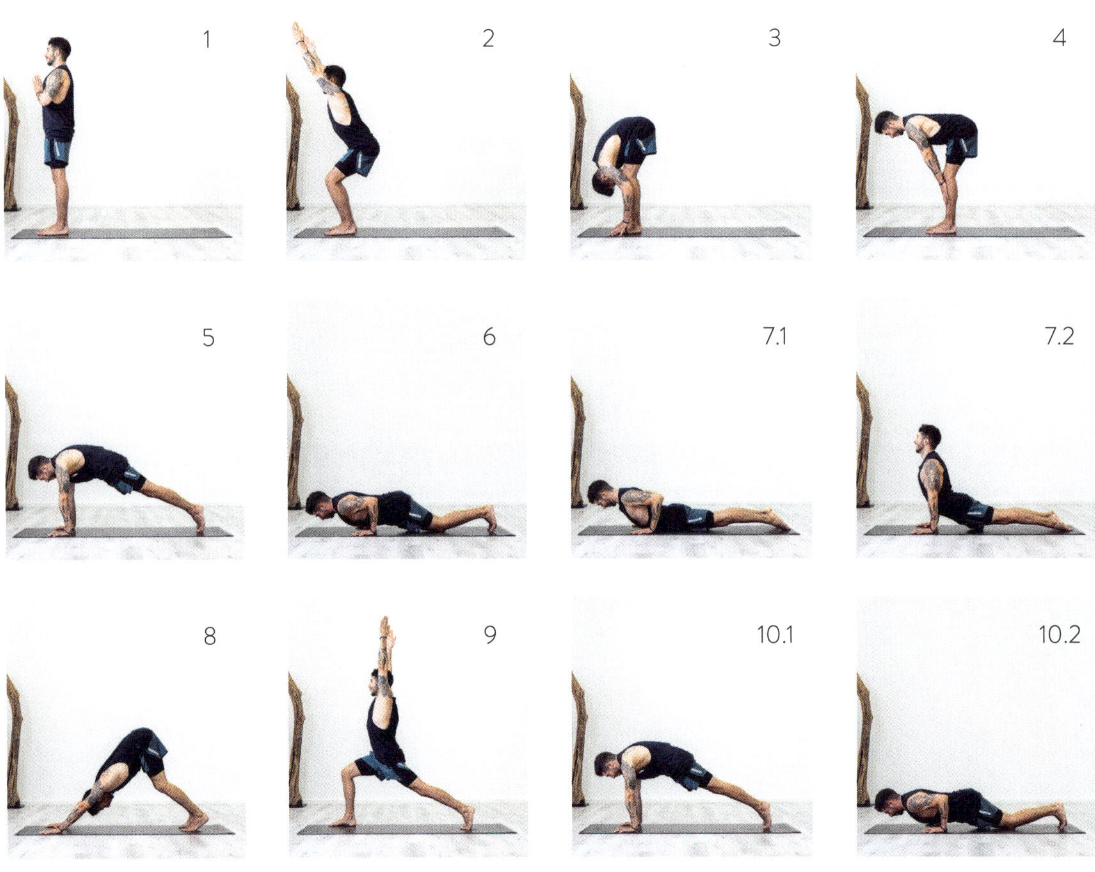

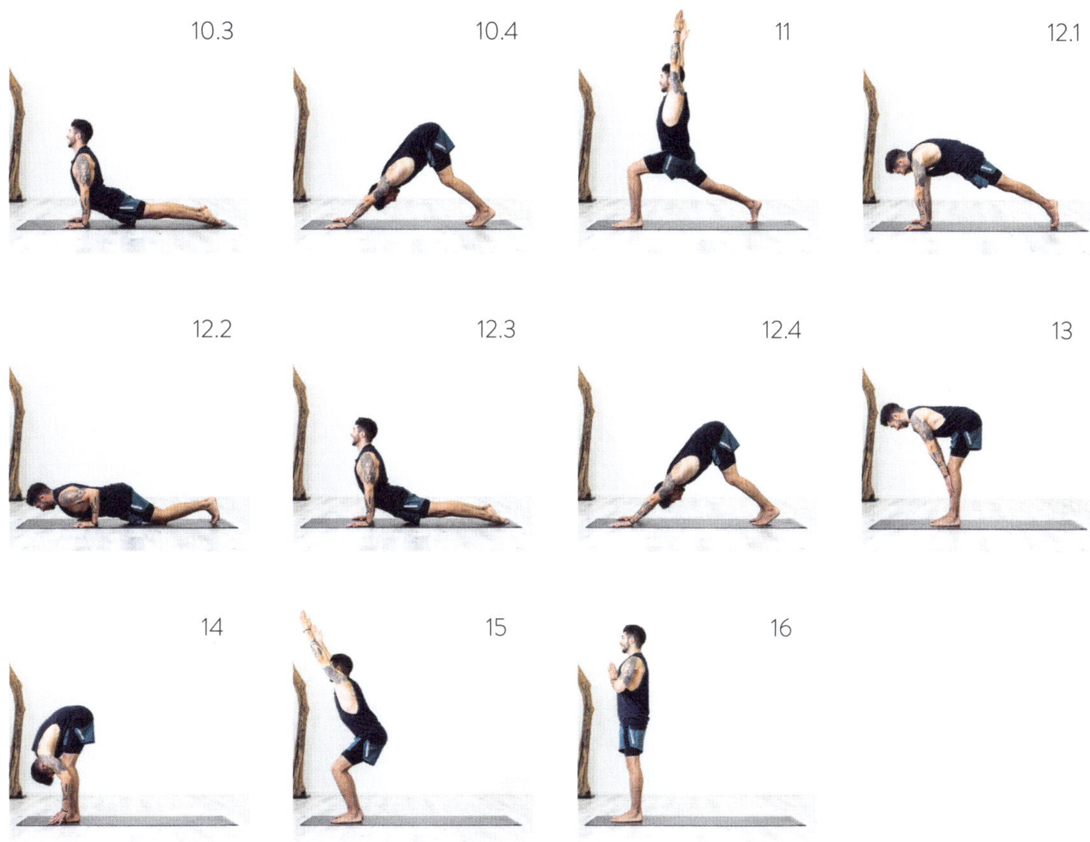
10.3
10.4
11
12.1
12.2
12.3
12.4
13
14
15
16

7. Dreibeiniger Hund

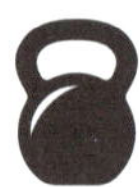

Nachdem du deine Runden des Sonnengruß B durchgeführt hast, fließ noch mal durch die Bewegungen, bis du wieder in einem herabschauenden Hund angekommen bist.

Heb nun mit der nächsten Einatmung dein rechtes Bein weit nach oben. Du kannst die Hüfte dabei geschlossen halten oder dein Bein so weit nach hinten strecken, dass sich deine Hüfte leicht nach außen dreht. Wichtig ist, dass deine Arme durchgestreckt und deine Schultern parallel bleiben. Versuch die linke Ferse fest in Richtung Matte zu drücken.

Tipp

Denk in dieser Position daran, dass du dich noch immer im herabschauenden Hund befindest. Ich sehe oft bei meinen Yogis, dass sie plötzlich die Position der Arme verändern oder die Schultern auf die Seite aufdrehen. Achte hier wirklich darauf, in deinen Schultern parallel zu bleiben und die Ferse auf der Matte weiterhin nach unten zu drücken.

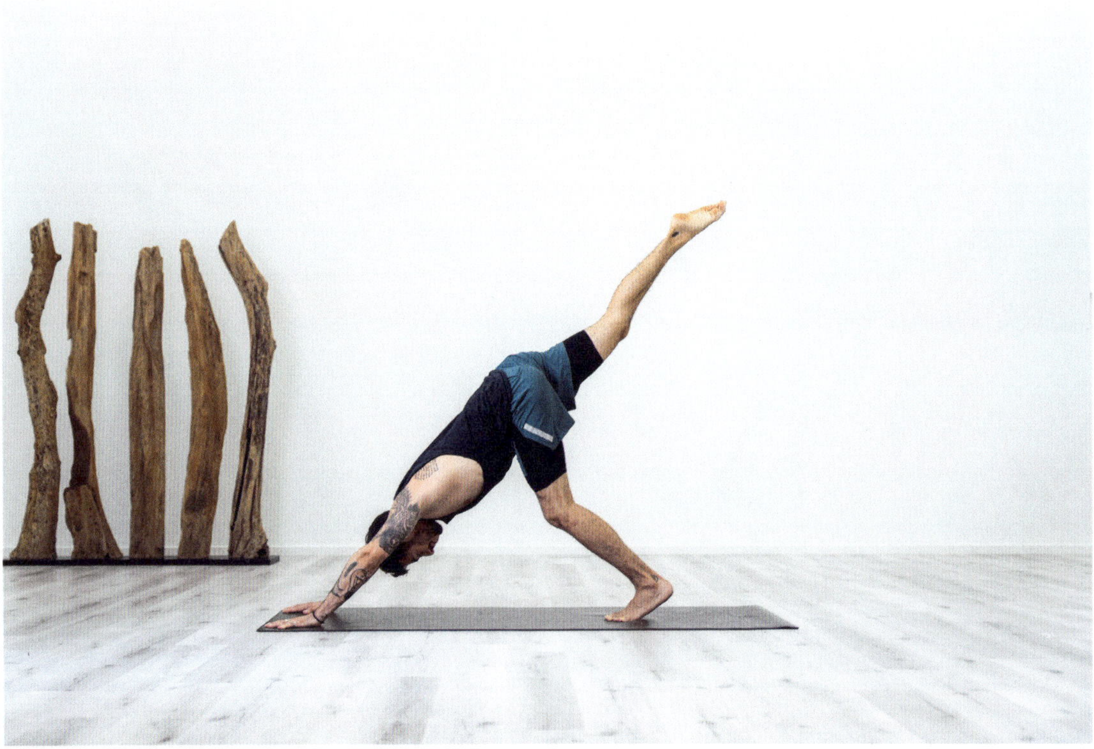

8. Option: Wild Thing

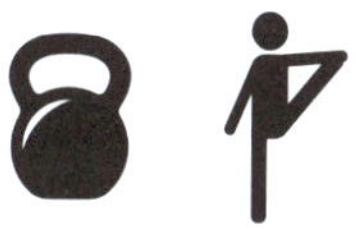

Du kannst selbst entscheiden, ob du deinen dreibeinigen Hund für ein paar Atemzüge halten möchtest oder in ein Wild Thing wechselst. Lass dafür deinen rechten Fuß aus dem dreibeinigen Hund einfach auf die linke Seite absetzen. Dein linkes Bein bleibt durchgestreckt und du stützt dich auf deiner linken Hand ab. Gerne kannst du dich hier als kleinen Zwischenschritt kurz auf die Matte setzen. Dein rechtes Knie ist gebeugt. Dein linkes Handgelenk ist unter deiner linken Schulter platziert. Atme tief ein und beginne, dich fest aus deiner Hüfte herauszudrücken. Deinen rechten Arm kannst du gerne nach vorne über den Kopf bringen. Diese Übung ist eine Rückbeuge, kein Side Stretch. Versuch hier wirklich deinen Bauchnabel in Richtung Decke zu heben. *Halte hier für 5 tiefe Atemzüge.*

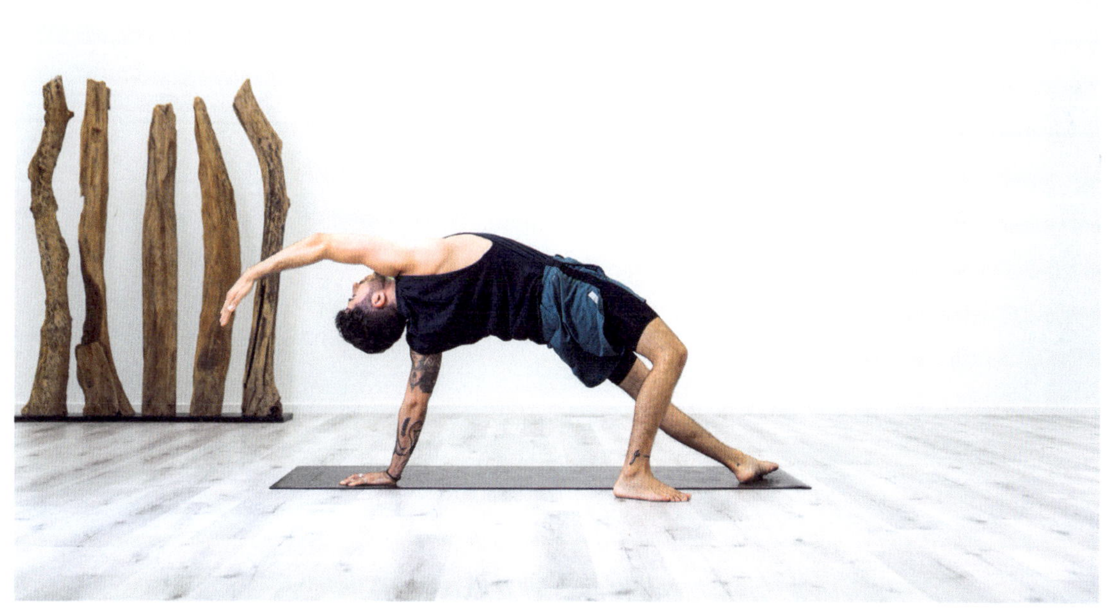

9. Twist

Versuch aus deinem Wild Thing mit deinem rechten Fuß nach vorne zu steigen, neben deine linke Hand. Du kannst gerne einen Zwischenschritt einbauen, doch vielleicht gelingt es dir auch ohne und du verwendest nicht einmal deine zweite Hand. Denk daran: Übung macht den Meister.

Lass deine linke Hand direkt unter deiner linken Schulter auf der Matte platziert und spreiz deine Finger hier weit auf. Dein rechtes Knie bleibt über deinem rechten Fuß ausgerichtet. Zieh mit deiner nächsten Einatmung deinen rechten Arm seitlich weit nach oben Richtung Decke und komm so in einen Twist. Dein Blick geht mit nach oben zur rechten Hand. *Schieb deine linke Ferse weit nach hinten und halte hier für 5 bis 10 Atemzüge.*

Tipp

Sollte dir die Übung in dieser Ausführung zu viel sein, kannst du auch jederzeit dein hinteres Knie ablegen.

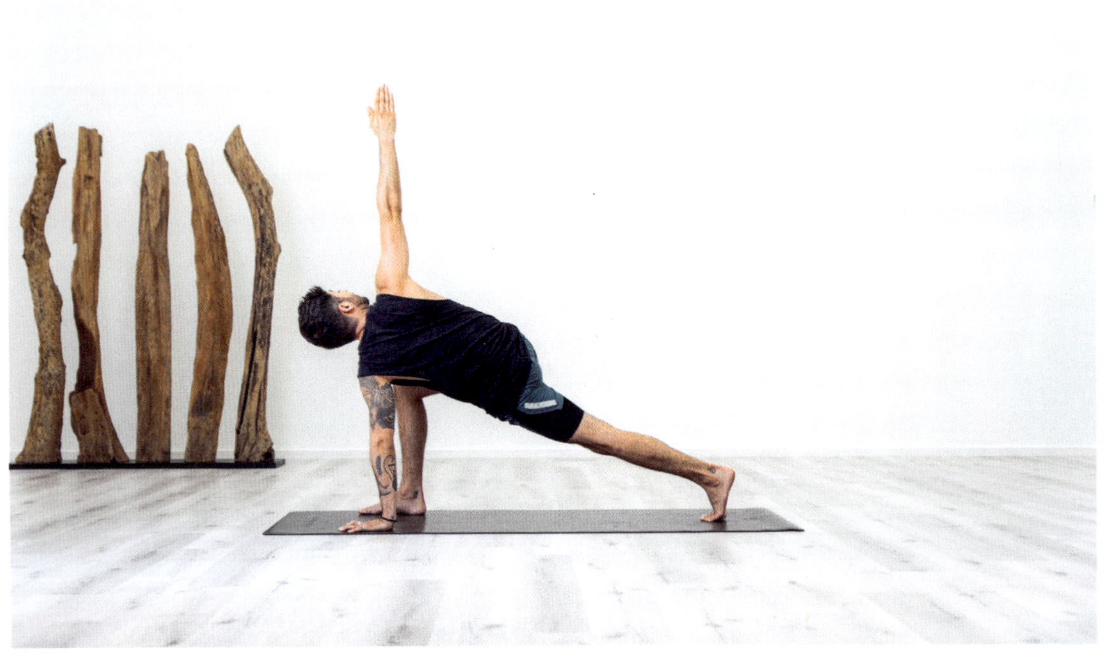

10. Twisted High Lunge

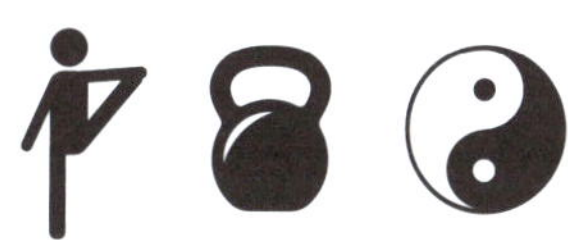

Blick nun nach unten auf deine linke Hand und komm auf die Fingerspitzen. Dein rechter Arm bleibt weiterhin nach oben ausgestreckt. Atme tief ein und bring langsam deine beiden Arme waagrecht auf Schulterhöhe. Dein linker Arm ist nach vorne ausgestreckt. Dein rechter Arm nach hinten. Auch hier befindest du dich noch in einer Drehposition. Dein Blick geht über die rechte Schulter nach hinten. Achte darauf, dass du deinen Oberkörper nicht nach vorne lehnst, sondern aufrecht bleibst. Versuch mit jeder Ausatmung noch etwas tiefer in deine Drehung zu kommen.

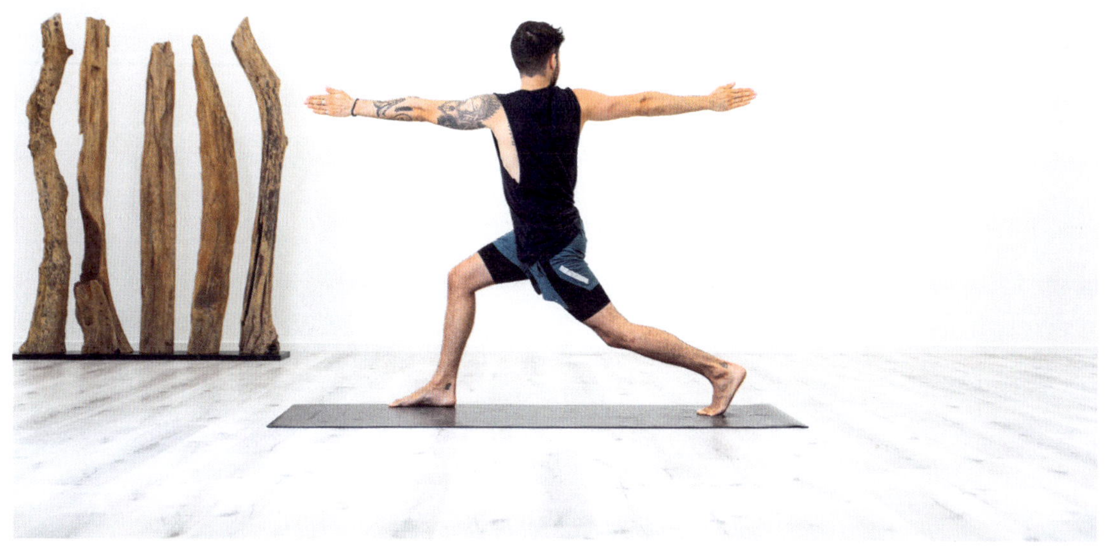

11. Krieger 2

Jetzt kommt einer meiner liebsten Übergänge im Vinyasa-Yoga. Schwing deinen linken Arm langsam und kontrolliert über die Schulter nach hinten. Gleichzeitig streckst du deinen rechten Arm über unten nach vorne aus und bringst so beide Arme wieder auf Schulterhöhe. Dein linker Arm ist nach hinten ausgestreckt, dein rechter Arm nach vorne. Deine Handflächen zeigen nach unten. Lass dein vorderes Knie weiterhin 90 Grad gebeugt. Solltest du deine Beine mal kurz ausschütteln müssen, kannst du das natürlich gerne tun.

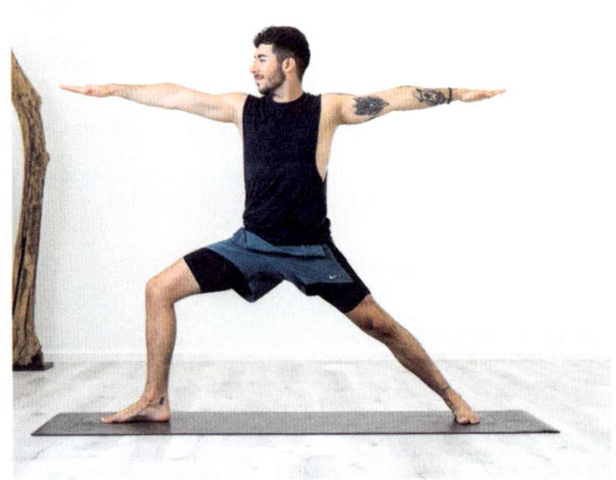

Achte auch hier wieder darauf, dass dein Oberkörper aufrecht bleibt und du dich nicht nach vorne lehnst. Dein Blick geht über die vordere Schulter und deine Hüfte ist zur längeren Seite der Matte aufgedreht.

12. Reverse Warrior

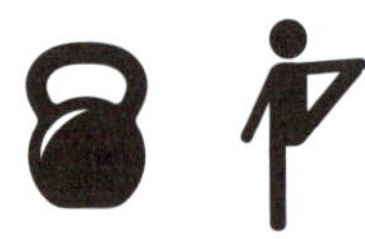

Atme in deinem Krieger 2 tief ein und verlagere dabei dein Gewicht nach vorne. Dreh deine vordere Handfläche auf, sodass die Hand zur Decke schaut. Bring mit deiner nächsten Ausatmung deinen vorderen Arm weit nach oben Richtung Decke. Deine hintere Hand liegt ohne Druck auf dem ausgestreckten Bein. Deine Beine sowie auch deine Hüfte bleiben in derselben Position wie im Krieger 2.

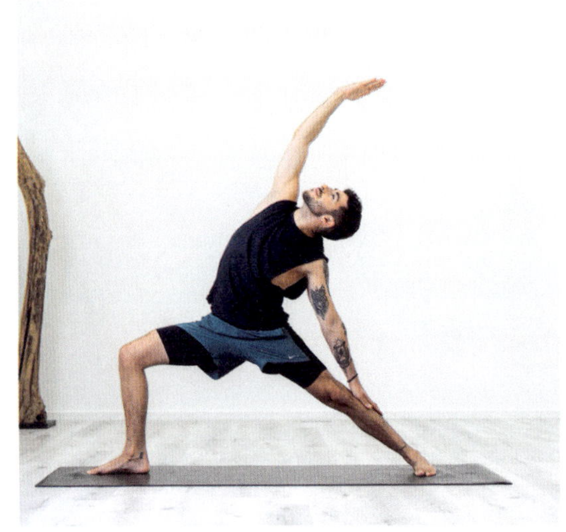

Um die Position wieder zu verlassen, kommst du einfach mit einer Ausatmung zurück in deinen Krieger 2.

13. Dreieck

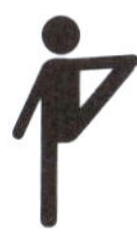

Im Krieger 2 streckst du nun dein vorderes Bein durch, um in die nächste Position zu kommen. Sollte der Abstand deiner Füße hier etwas zu breit für dich sein, kannst du den Schritt natürlich gerne etwas verkürzen.

Lass deine Arme noch in Schulterhöhe ausgestreckt und verlagere mit deiner nächsten Einatmung dein Gewicht leicht nach vorne. Atme aus und bring deine rechte Hand entweder zu deinem Schienbein, zum rechten Fuß oder verwende gerne einen Block. Streck deinen linken Arm weit nach oben Richtung Decke. Dein Blick geht hinauf zur linken Hand. Sollte das unangenehm im Nacken sein, kannst du auch einfach zur Seite oder nach unten blicken. Lass wenn möglich beide Beine durchgestreckt. Drück deinen vorderen Fuß fest in die Matte und dreh deine Hüfte weiterhin zur längeren Seite auf. *Halte hier für 5 bis 10 tiefe Atemzüge.*

Für das Verlassen der Position kannst du dein vorderes Knie beugen und mit einer Einatmung wieder hochkommen.

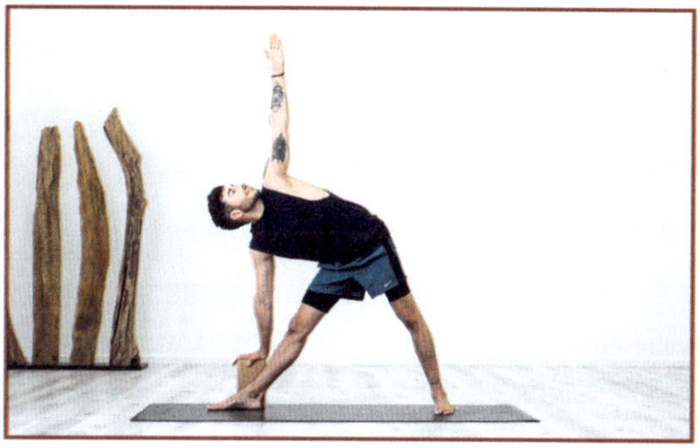

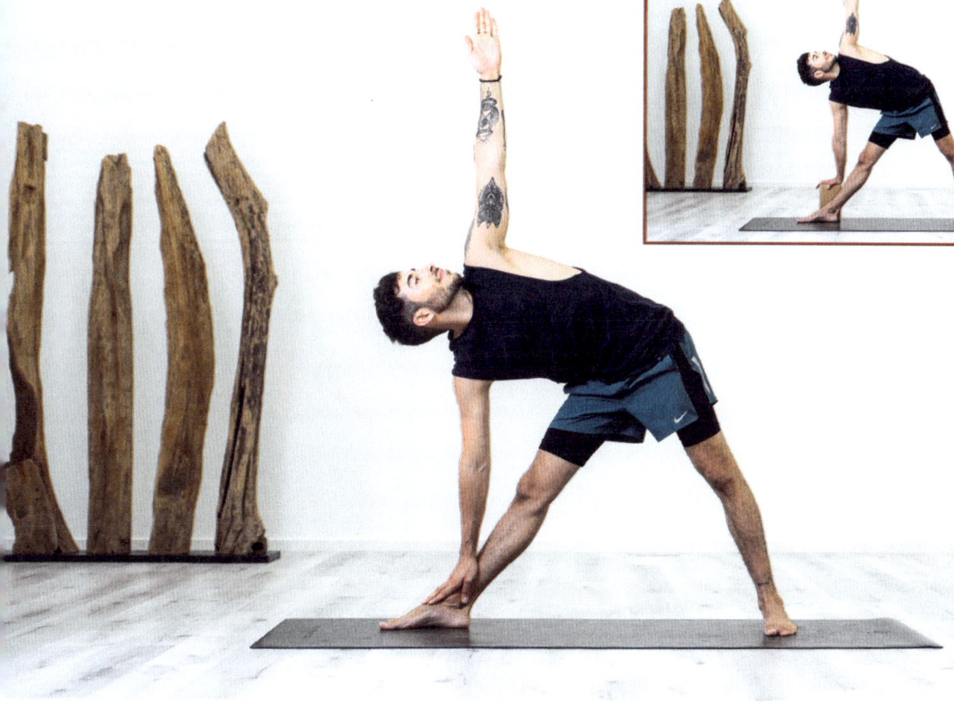

14. Vinyasa und zweite Seite

Bring nun beide Hände nach unten auf die Matte, steig nach hinten in deinen Stütz und fließ durch dein Vinyasa (Seite 198). Wiederhole die Abfolge (Dreibeiniger Hund – Wild Thing – Twist – Twisted High Lunch – Krieger 2 – Reverse Warrior – Dreieck) auf der linken Seite.

1

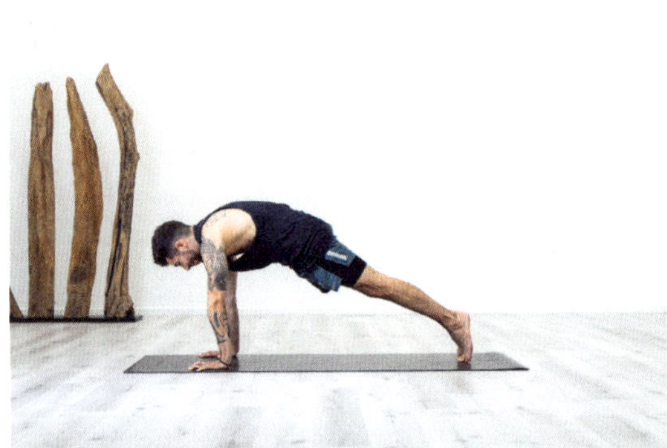

2

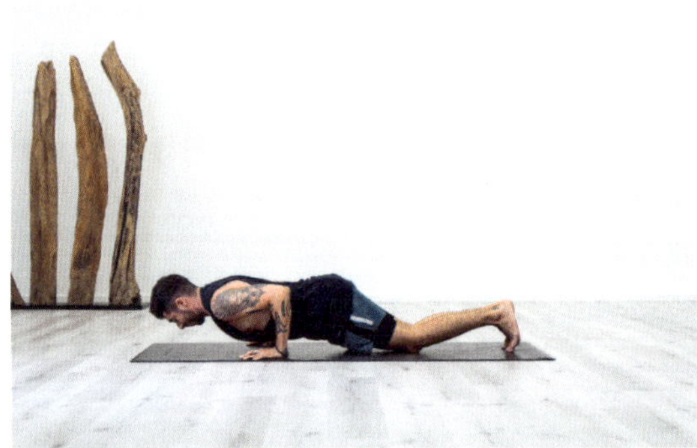

3

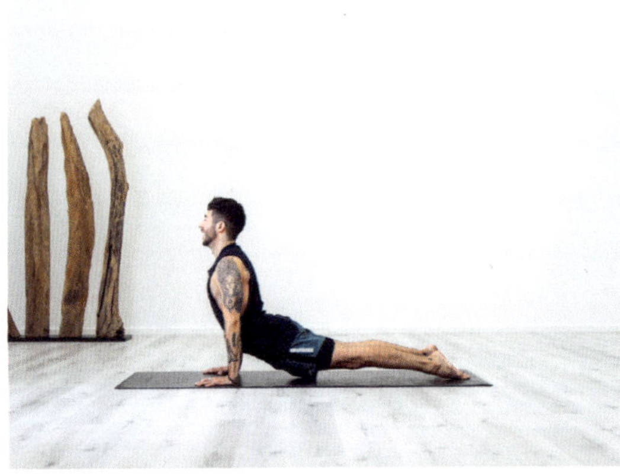

4

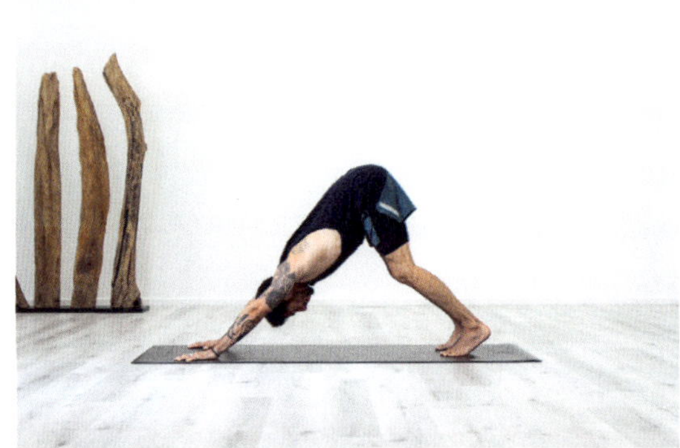

14. Boot

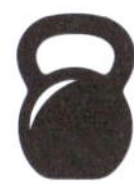

Nachdem du auch die zweite Seite gemeistert hast und durch dein Vinyasa geflossen bist, befindest du dich wieder in deinem herabschauenden Hund. Komm von dieser Position ins Sitzen und streck deine Beine nach vorne.

Bevor es zur Entspannung geht, kräftigen wir hier noch deine Bauchmuskulatur.

Platziere deine Hände links und rechts neben dir und heb deine Beine. Schritt 1 ist es, deine Knie gebeugt zu lassen und dich weiterhin auf den Händen abzustützen. Im zweiten Schritt kannst du versuchen, deine Hände von der Matte zu lösen. Achte dabei darauf, dass dein Oberkörper nicht rund wird. Im letzten Schritt übe nun, deine Beine durchzustrecken.

Halte im Boot für 10 Minuten. Nein, Scherz – aber versuch an deine Grenzen zu gehen. *Anfangs vielleicht nur ein paar Atemzüge, irgendwann dann für 1 Minute.*

Benefit

Eine starke Körpermitte ist ein echter Gamechanger – nicht nur für die Bikini- und Badehosen-Figur, sondern – viel wichtiger – auch bei Rückenschmerzen.

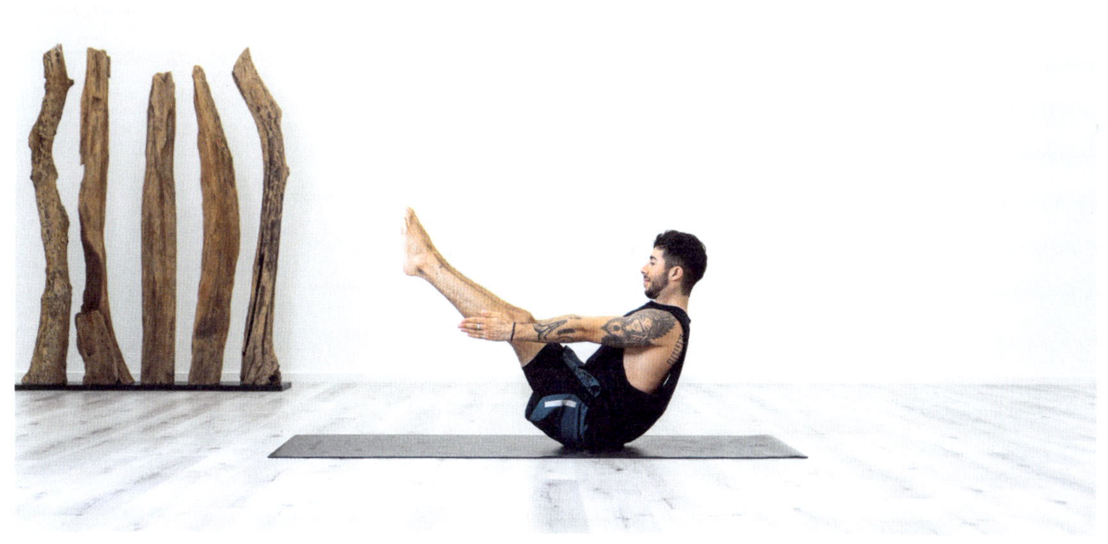

15. Umkehrhaltungen

Nach diesem kraftvollen Flow ist es an der Zeit, deinen Körper zu entspannen. Eine Umkehrhaltung, also eine Position, in der du deine Beine hochlagerst, bietet sich dafür besonders an. Du kannst aus drei Positionen wählen.

Option 1: Wasserfall

Leg dich dafür auf deinen Rücken. Deine Arme kannst du bequem neben dir ablegen oder auf deinem Bauch und deiner Brust platzieren. Lagere nun einfach deine Beine hoch, sodass dein Blut nach unten rinnen kann.

Um es dir hier noch angenehmer zu machen, kannst du deine Beine gegen eine Wand hochlagern.

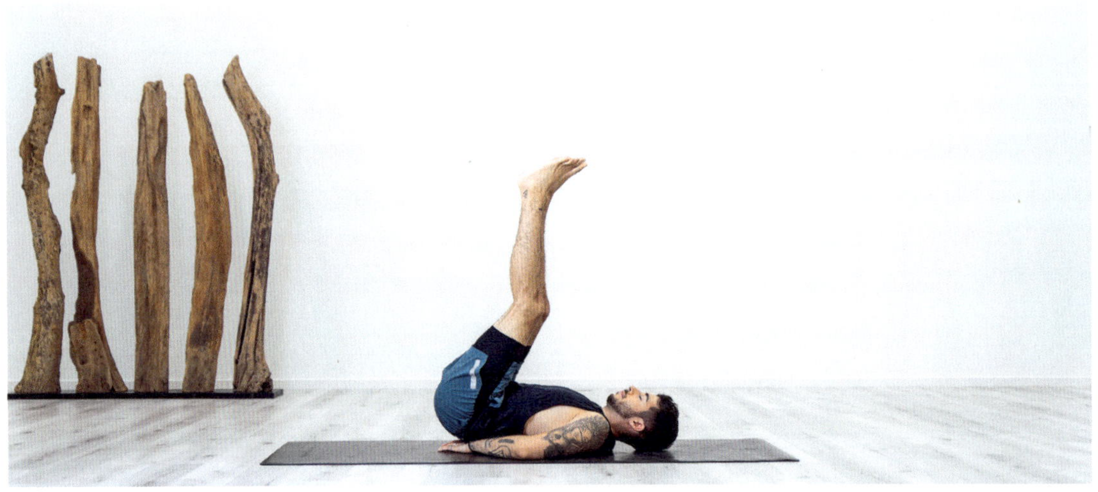

Option 2: Schulterstand und Fisch

Schulterstand

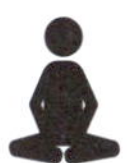

Komm dafür in eine liegende Position und bring deine Beine über den Kopf. Platziere deine Hände am unteren Rücken und bring deine Ellbogen nah zueinander. Versuch nun deine Beine nach oben Richtung Decke zu strecken. Dein Gewicht liegt hier auf deinen Schultern, *nicht* auf deinem Nacken. Lass hier unbedingt den Kopf gerade ausgerichtet und schau nicht nach links oder rechts, damit du deinen Nacken nicht belastest.

Halte hier für 10 tiefe Atemzüge. Um die Position zu verlassen, bringst du beide Hände seitlich neben dich, um dich abzustützen. Roll nun langsam Wirbel für Wirbel zurück auf die Matte. Lass deinen Kopf dabei auf der Matte.

Tipp

In manchen Yogastilen wird der Schulterstand für mehrere Minuten gehalten. Um festzustellen, ob die Position dich nicht überfordert, beobachte dafür deinen Atem. Er sollte ruhig und fließend bleiben.

Benefit

Wie bei allen Umkehrhaltungen wird durch die Position deiner Beine die Durchblutung im Kopf unterstützt. Das verbessert deine Konzentration und fördert die Entspannung.

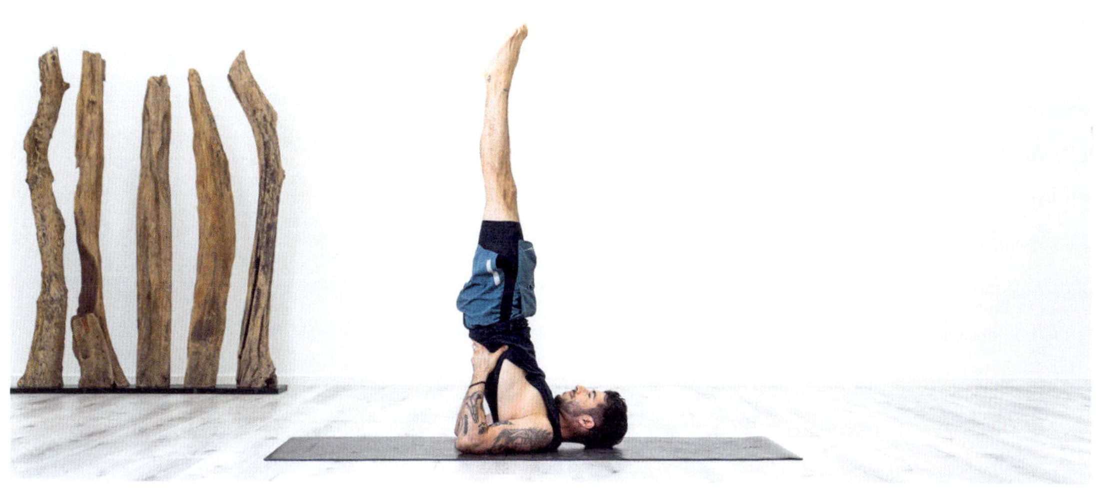

Fisch

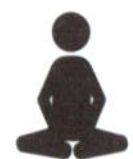

Um den Schulterstand auszugleichen, bietet sich der sogenannte Fisch an.

Streck dafür deine Beine entlang der Matte aus, deine Zehen zeigen von dir weg. Platziere deine Handflächen unter deinem Gesäß nach unten gerichtet und stütz dich auf deinen Ellbogen ab. Atme tief ein, heb deinen Oberkörper, blick zu deinen Füßen und drück deinen Brustkorb weit nach oben. *Platziere nun die Krone deines Kopfes auf der Matte und halte in dieser Position für 5 Atemzüge.*

Um wieder herauszukommen, blickst du wieder zu deinen Füßen und legst dich dann langsam und kontrolliert auf der Matte ab in dein Shavasana.

Benefit

Diese Position weitet deinen Brustkorb und kräftigt deine Wirbelsäule. Versuch auch in dieser Position eine gleichmäßige Atmung zu finden.

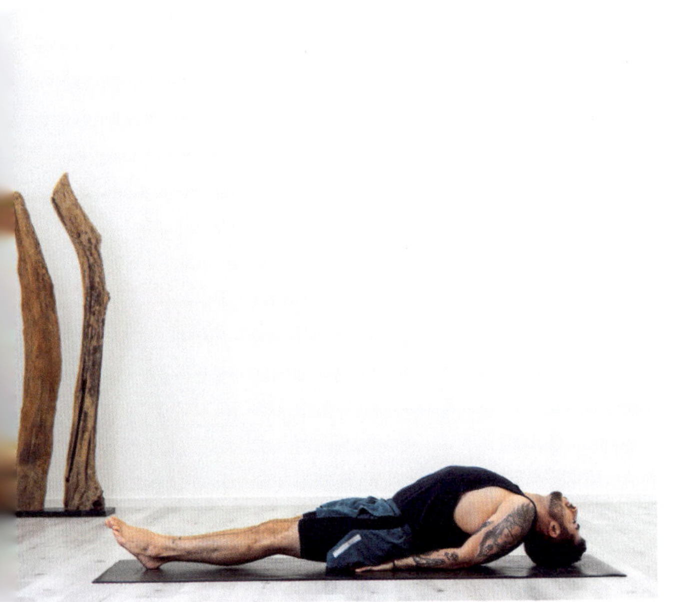

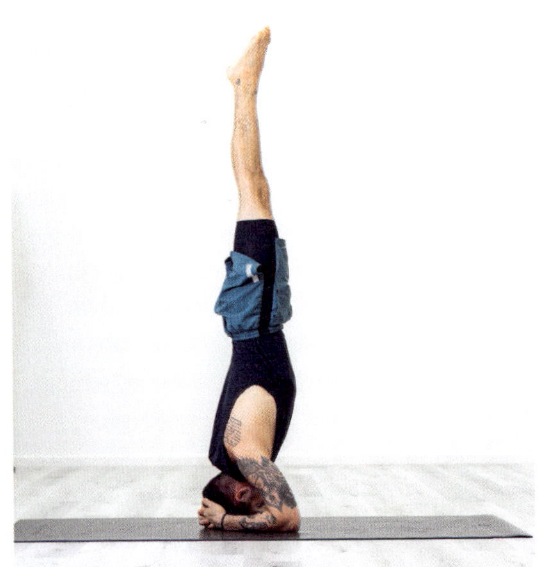

Option 3: Kopfstand

Die dritte und schwierigste Umkehrhaltung, die ich dir zeigen möchte, ist der Kopfstand.

Verschränke dafür deine Finger ineinander. Platziere die Spitze deines Kopfes auf der Matte. Streck deine Beine durch und beginn langsam nach vorne zu wandern.

Anfangs empfehle ich dir, in dieser Position zu bleiben, um erst einmal ein Gefühl für den Kopfstand zu bekommen und deinen Körper darauf vorzubereiten.

Erst wenn du dir sicher bist (und gerne auch mithilfe einer zweiten Person, um dich zu stützen, falls du fällst), kannst du versuchen, zunächst einmal ein Bein von der Matte zu lösen. Lass dein Knie gerne noch angewinkelt. Wenn es dir gelingt, die Balance zu halten, löse auch das zweite Bein. Erst dann empfehle ich dir zu versuchen, beide Beine durchzustrecken.

Das alles sollte ohne Schwung passieren. Ansonsten ist die Gefahr zu groß, dass du nach vorne umkippst.

Ich habe dir dafür ein kurzes Tutorial gefilmt, um dir diese Position wirklich genauer Schritt für Schritt zu erklären. Schau es dir gerne an, bevor du mit dem Üben startest.

https://marcelclementiyoga.com/good-vibes-yoga-bonus/

Achtung: *Bitte übe den Kopfstand nicht alleine ohne Anweisung und Hilfe.*

Tipp

Starte immer am Ende deiner Matte. Solltest du nach vorne fallen, landest du immerhin noch weich.

16. Shavasana

Wir brauchen im Körper Yin und Yang. Wir brauchen Anstrengung genauso wie Pausen. Nimm dir nach dieser kraftvollen Einheit gerne etwas mehr Zeit in deiner Schlussentspannung. Lass hier jegliche Gedanken und Anspannung im Körper los. Genieße die Zeit für dich, auf deiner Matte.

Leg deine Arme seitlich ab und öffne deine Beine zu den unteren Ecken deiner Matte.

Atme noch mal so tief wie möglich ein, halte kurz die Luft und atme ganz entspannt durch deinen geöffneten Mund aus. Bleib so lange hier, wie du es heute brauchst.

Dankbarkeitsmeditation

Einer der wichtigsten Schlüssel zum Glücklichsein ist mit Sicherheit Dankbarkeit. Wir Menschen konzentrieren uns meist auf all die Dinge, die wir (noch) nicht haben im Leben, anstatt all das zu sehen, was bereits um uns herum *ist.*

Und das ist ganz normal, denn was hätte es unseren Vorvorfahren genützt, wenn sie nur die bunten Blumen auf einer Wiese wahrgenommen hätten und den Säbelzahntiger, der hinter ihnen heranschlich, nicht bemerkt hätten? Von daher hat es uns Menschen das Überleben gesichert, unseren Blick auf Gefahren und Probleme zu lenken. Unser Gehirn ist in erster Linie nicht dazu da, uns glücklich zu machen, sondern um unser Überleben zu sichern. Doch in unserem heutigen Leben lauern nicht mehr so viele Gefahren. Deshalb dürfen wir »verlernen«, unseren Blick nur auf das Negative zu lenken, denn dadurch entstehen ein ständiges Mangeldenken und auch Ungeduld. Es dauert vielleicht einige Zeit, bis du dein Mindset darauf geschult hast, das Positive zu sehen. Doch jede Veränderung, die du bisher durchgemacht hast, war anfangs ungewohnt und brauchte Zeit, bis sie zu einer neuen Gewohnheit wurde.

Daher ist es wichtig, *regelmäßig* Dankbarkeit zu trainieren. Ich nenne es ganz bewusst »trainieren«, denn du kannst deine Dankbarkeit als Muskel sehen, sie wird wachsen und stärker werden, je häufiger du sie trainierst. Genau wie deinen Bizeps und die anderen Muskeln deines Körpers.

Je mehr du es schaffst, deinen Fokus auf das Positive zu lenken, desto mehr schöne Dinge kommen zu dir.

Natürlich ist es eine Möglichkeit, täglich fünf Dinge aufzuschreiben, für die du dankbar bist. Und wie du bereits weißt, bin ich ein großer Fan von Journaling. Das einzige Problem, das ich dabei auch bei mir selbst festgestellt habe, ist, dass du irgendwann einfach nur noch schnell fünf Dinge aufschreibst, damit es quasi »erledigt« ist. Somit verliert die gesamte Übung ihre Wirkung. Sinn sollte es sein, nicht nur in deinem Kopf an die Dinge zu denken, die dir viel bedeuten, sondern die Dankbarkeit im ganzen Körper zu fühlen. Nur so lädst du dich mit »Good Vibes«, also mit guter Energie, auf – und kannst noch mehr gute Dinge anziehen!

Die folgende Meditation hilft dir dabei, Dankbarkeit im ganzen Körper zu spüren. Ich mache diese Meditation jeden Abend im Bett, bevor ich einschlafe. Somit beende ich meinen Tag mit Zufriedenheit und sorge für einen guten Schlaf.

Anleitung Dankbarkeits-Meditation

1. Nimm dir dafür 10 Minuten Zeit. Finde einen ruhigen Platz, an dem du währenddessen ungestört bist. Schalte dein Handy auf Flugmodus und finde eine angenehme Sitzposition. Du kannst diese Meditation auch im Liegen durchführen (aber schlaf nicht ein – Schlafen ist nicht Meditieren). Verwende gerne auch entspannte Musik im Hintergrund, um noch mehr abschalten zu können.
2. Schließ deine Augen und konzentriere dich anfangs nur auf deine Atmung. Sollten viele

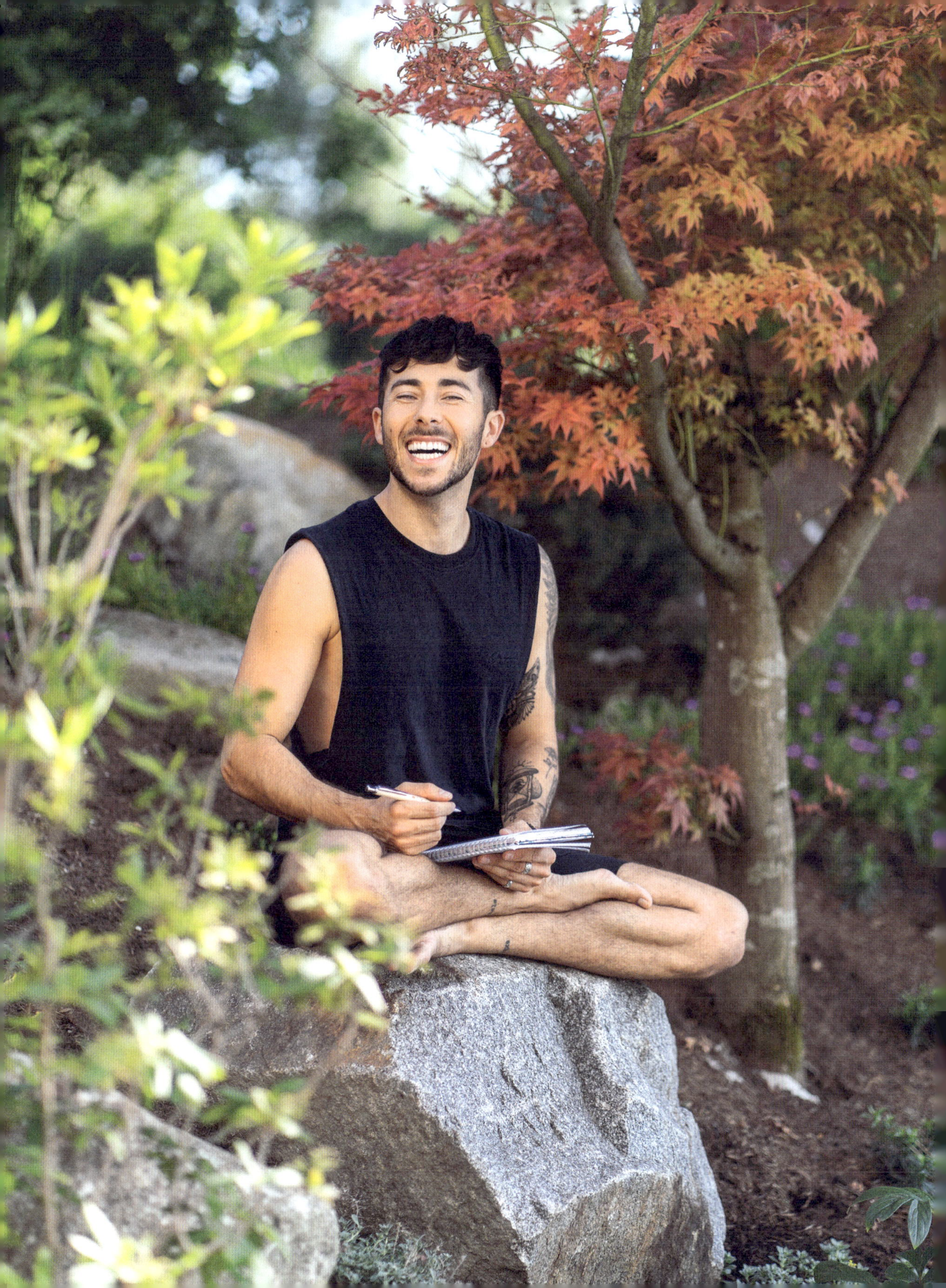

Gedanken auftauchen, versuche, immer wieder in den Moment zurückzukehren. Lass deine Gedanken weiterziehen wie Wolken am Himmel. Du kannst sie beobachten, aber jage ihnen nicht hinterher.

3. Geh den heutigen Tag noch mal in Gedanken durch. Von der Minute, in der du aufgestanden bist, bis hin zum jetzigen Moment. Was ist Gutes passiert? Was hat dir Freude bereitet? Welchen Moment hast du bewusst genossen?
4. Versuch nun, an all die Dinge zu denken, für die du dankbar bist. Du kannst an ganz große Geschenke denken, wie deine Familie, deine Gesundheit oder an deine Freund:innen. Aber auch kleine Dinge, wie eine heiße Tasse Kaffee, ein nettes Gespräch mit deinen Mitarbeiter:innen oder ein leckeres Essen, dürfen in Erinnerung kommen.
5. Zähle diese Dinge nicht nur auf wie auf einer imaginären Liste, sondern lass Bilder in deinem Kopf entstehen. Als würdest du im Kinosaal auf eine Leinwand blicken. Baue dir deinen Film der Dankbarkeit und spiel ihn vor deinem inneren Auge ab.
6. Spüre, was mit deinem Körper passiert, wenn du intensiv an diese kostbaren Dinge denkst. Wie nimmst du die Dankbarkeit wahr? Vielleicht in Form eines Lächelns oder eines Gefühls im Bauch. Vielleicht schüttelt dein Körper sich vor Glück. Versuche, bewusst in diese Emotionen hineinzufühlen und sie zu verstärken.
7. Sprich dabei gerne noch noch das Mantra aus »Ich bin dankbar. Ich bin glücklich. Ich bin voller Energie.«.
8. Öffne langsam deine Augen. Wie fühlst du dich?

Schnapp dir auch hier am besten wieder einen Stift und dein Journal und notiere dir die Antworten auf folgende Fragen:

- Wie hast du die Dankbarkeit gespürt?
- Hast du Veränderungen in deinem Körper bemerkt? Fühlst du eine gewisse Form von Leichtigkeit?

Beende diese Meditation nochmals mit einer Liste von fünf bis zehn Dingen, für die du besondere Dankbarkeit verspürst. Wenn du diese Übung regelmäßig machst (vielleicht sogar täglich, was ich dir nur ans Herz legen kann), versuche immer wieder neue Dinge aufzuschreiben. Dabei lernst du, dein inneres Auge noch mehr auf die Dinge auszurichten, die du besonders wertschätzt.

Nimm dieses Gefühl der Dankbarkeit mit und lass diese Meditation Teil deiner täglichen Routine werden. Du wirst erstaunt sein, mit wie viel mehr positiver Energie du durchs Leben gehst. Vielleicht sprechen dich sogar Menschen darauf an, was du machst, um so zu strahlen. Teile diese Meditation gerne mit ihnen, damit noch mehr Menschen lernen, sich auf das Gute in ihrem Leben zu konzentrieren.

Diese Meditation habe ich als geführte Meditation für dich aufgezeichnet. Du kannst sie dir ganz einfach mit diesem QR-Code anhören.

https://marcelclementiyoga.com/
good-vibes-yoga-bonus/

*Dankbarkeit ist
der Schlüssel
zum Glück.*

Die Kunst des Visualisierens

Vielleicht hast du bereits vom Begriff des »Visualisierens« als eine Methode des Mentaltrainings gehört, bei der du dir deine Wünsche und Ziele für die Zukunft möglichst lebendig und detailgetreu ausmalst (also visualisierst), und sie so zur Wirklichkeit werden. Denkst du dir, das sei völliger Schwachsinn? Nur zu Hause zu sitzen, die Augen zu schließen, dir etwas zu wünschen und zu warten, bis es in Erfüllung geht – das kann nicht funktionieren! Wissen tut das niemand ganz genau. Doch dass das eigene arbeiten an dir und deinen Träumen wichtig ist, da stimme ich dir vollkommen zu! Dennoch glaube ich, dass es letztendlich die Kombination aus eigenem Zutun und der Hilfe von etwas Größerem ist, das uns an unsere Ziele bringt. Und warum soll man sich nicht etwas Unterstützung holen? Nennen wir es Universum, Gott, ganz egal, welchen Namen wir dafür verwenden, ich bin mir sicher, dass es etwas außerhalb unserer Vorstellungskraft gibt, das uns wohlgesonnen ist. Wir Menschen neigen dazu, nur an Dinge zu glauben, die wir auch sehen können. Doch Bluetooth kann man auch nicht sehen und es funktioniert.

Ich habe selbst erlebt, dass das sogenannte »Gesetz der Anziehung« wirkt. Doch was ist das überhaupt? Man geht dabei davon aus, dass Gleiches wiederum Gleiches anzieht. Demnach zieht deine Schwingung, also dein »Vibe« (daher auch der Buchtitel »Good Vibes Yoga«), die gleiche Schwingung an. Wenn es dir also gelingt, deine Schwingung, deine Energie, deinen Vibe positiv zu halten, wirst du weitere positive Dinge in dein Leben holen. Das Gesetz besagt, dass es einen direkten Zusammenhang zwischen unserer inneren Gedanken- und Gefühlswelt und unseren äußeren Lebensumständen gibt. Wenn du dich also immer nur auf Probleme und Sorgen konzentrierst, dann ziehst du auch immer mehr Probleme und Sorgen an. Herrscht in dir Chaos, wird auch um dich herum Chaos herrschen.

Vielleicht kennst du das, wenn du morgens mit dem falschen Fuß aufstehst. Du verschüttest deinen Kaffee, stößt dir den Fuß an der Bettkante oder stehst wieder mal im Stau. Plötzlich passieren immer mehr »Unfälle«, die dich auf die Palme bringen. Du hast das Gefühl, dass an diesem Tag alles schiefgeht. Dein Fokus auf das Negative zieht weitere Probleme an.

Konzentrierst du dich aber auf Lösungen, so wirst du immer noch mehr Lösungen finden. Bringst du tägliche Dankbarkeit in dein Leben, so wirst du noch mehr Dinge finden, für die du dankbar sein kannst. Klingt doch ganz logisch, oder?

Wenn du also lernst, auf deine Energie zu achten, wird es dir immer leichter fallen, Gutes in dein Leben zu bringen.

Ich bin das erste Mal durch André, den Millionär aus meiner ersten Yoga-Ausbildung in Indien, mit dem Thema »Visualisierung« in Berührung gekommen. Seitdem habe ich mit allen möglichen Mitteln versucht, negativen Einflüssen aus dem Weg zu gehen. Ich habe Menschen, die ständig nur jammern, aus meinem Leben verabschiedet. Ich habe aufgehört zu lästern und wechsle sofort das Thema, wenn jemand mich in solch einen unnötigen »Gossip« miteinbinden möchte. Gefühle wie Neid, Eifersucht und Missgunst habe ich aus meinem Leben verbannt. Ich habe aufgehört, Alkohol zu trinken, und halte mich von Orten fern, die mich und meine Energie nach unten ziehen könnten.

Stattdessen achte ich auf hohe Energie im Innen und Außen. Ich verbringe meine Zeit nur (so gut wie im Alltag möglich) mit positiven Menschen. Ich achte auf gutes, gesundes Essen, ausreichend Bewegung, regelmäßigen Sport und viel frische Luft.

Ich habe auch angefangen, jeden Abend zu beten. Dafür setze ich mich aufrecht in mein Bett und führe vor dem Einschlafen meine Dankbarkeits-Meditation durch. Ich versuche, wie zuvor beschrieben, diese Dankbarkeit nicht nur im Kopf aufzuzählen, sondern sie wirklich zu spüren. Sobald ich damit beginne, meine Gedanken auf all das auszurichten, was ich bereits Schönes in meinem Leben besitze, anstatt den Fokus immer auf das zu lenken, was mir fehlt, fühlt es sich an, als würde sich meine Schwingung komplett verändern. Es fühlt sich an, als würde ich mich mit guter Energie aufladen.

Dann stelle ich mir die Dinge vor, die ich mir für mein Leben wünsche. Ich male mir ganz konkret aus, wie es sich anfühlt, diese Träume zu verwirklichen, und erstelle dafür Bilder in meinem Kopf. Dabei spreche ich auch in der Gegenwart, so als würde dieser Traum gerade im Moment in Erfüllung gehen. Stelle ich mir vor, auf einer großen Bühne über Achtsamkeit und Glück zu sprechen, spüre ich, wie mein Herz schneller zu schlagen beginnt und meine Hände vor Aufregung etwas zittern. Für unser Gehirn macht es nämlich keinen Unterschied, ob dieser Moment gerade real oder nur in unserem Kopf passiert.

Durch diese Technik habe ich schon so viele große Träume verwirklicht und die richtigen Menschen in mein Leben gezogen.

Vor einigen Jahren, als ich gemeinsam mit meiner Freundin und unserer Hündin noch in einer 28-qm-Wohnung lebte, habe ich mir ein Whiteboard gekauft und es an die Wand gehängt. Wir hatten so wenig Platz, dass er weder für einen Schreibtisch noch für einen Esstisch reichte. Wir aßen am Boden. Doch das war nicht schlimm für uns, denn wir wussten, dass sich das bald ändern würde. Auf das Whiteboard an der Wand habe ich meine Träume geschrieben, man nennt das Visionboard. Einer meiner Träume war es, ein Buch zu schreiben. Ich erzählte meiner Freundin davon und jeden Abend, als Teil meiner Abendroutine, stellte ich mir vor, wie mein Leben als Autor wohl aussehen würde. Worüber würde ich schreiben? Wie würde es sich anfühlen, das geschriebene Buch für Menschen zu signieren?

Ich erzeugte Bilder in meinem Kopf, die so präsent wurden, dass ich einfach *wusste:* Ich werde ein Autor sein. Zwei Wochen später riefen mich – in derselben Woche und komplett unabhängig voneinander – zwei Verlage an und machten mir ein Angebot für ein Buch. Ich hatte keine einzige E-Mail verschickt und mit niemandem außer meiner Freundin darüber gesprochen. Einer der beiden Verlage war mein jetziger! Das Buch aus meiner Visualisierung ist das Buch, das du genau in diesem Moment liest.

Zufall?

Gerne erzähle ich dir ein weiteres Beispiel. Ich wusste, dass Athlet:innen oft große Sportmarken als Sponsoren haben und dort unter Vertrag stehen. Yogalehrer:innen haben so etwas in der Regel nicht. Ich machte es mir zum Ziel, die für mich coolste Kleidungsmarke als meinen Hauptsponsor zu gewinnen. Also schrieb ich eine Mail an die Firma. Leider bekam ich eine Absage. Natürlich hätte ich das als die Realität akzeptieren können und mir eine andere Marke suchen oder diesen Traum ganz an den Nagel hängen können. Stattdessen entschied ich mich dafür, dieses Ziel riesengroß auf mein Visionboard zu schreiben. Ein paar Wochen später bekam ich die Nachricht, dass mich ebendiese Marke für einen Werbespot buchen wollte. Wir nahmen den Werbespot auf und ich sprach im Anschluss mit der zuständigen Person über ein mögliches Jahressponsoring. Sie meinte, dass es nur ein einziges Model gäbe, das immer zum Jahresende verhandelt werde.

Ich sagte lachend: »Perfekt. Dieses Model werde ich sein!« (Ich lachte zwar, doch ich meinte es ernst.) Jeden Abend stellte ich mir vor, wie ich von Kopf bis Fuß in dieser Kleidungsmarke gekleidet war. Ich visualisierte Fotoshootings und Events.

Ein paar Wochen später, gerade als ich mit den Yogi:nis meiner Yogalehrerausbildung in der Intensivwoche im Pitztal in Tirol war, bekam ich per Mail das Angebot für ein komplettes Jahressponsoring.

Glück?

Okay, dann erzähle ich dir noch eine Geschichte. Ich träumte bereits als Kind davon, ins Fernsehen zu kommen. Also schrieb ich das Ziel »TV-Auftritt« auf mein Visionboard. Wieder erzählte ich meiner Freundin davon. Um die Schwingung zu verstärken und diese Möglichkeit in mein Leben zu ziehen, begrüßte ich meine Freundin immer lachend mit den Worten: »Hallo Schatz, dein Fernsehstar ist wieder zu Hause.« Sie lachte jedes Mal gemeinsam mit mir.

Wenige Wochen später läutete mein Telefon. Es war das Management der ARD, und ich wurde zu einer Sendung mit Eckart von Hirschhausen nach Düsseldorf geladen.

Ich könnte dir noch viele weitere Beispiele aus meinem Leben aufzählen. Und nein, das funktioniert nicht nur mit solchen Zielen. Auch meine Freundin habe ich mir in mein Leben visualisiert.

Zuallererst machte ich mir Gedanken, wie meine Beziehung aussehen sollte. Ich schrieb auf, welche Werte mir wichtig waren. Wie sollte sich diese Beziehung anfühlen? Welche Erlebnisse würden wir teilen?

Dann begann ich, meine ideale Partnerin zu beschreiben. Optisch sowie charakterlich. Doch nicht mit wenigen oberflächlichen Worten wie »hübsch, schlank und nett«, sondern wirklich bis ins kleinste Detail. Nur zwei Wochen später lernte ich Alina, meine Freundin, kennen. Ein paar Monate, nachdem wir zusammen waren, fand ich den Eintrag meiner Visualisierung in meinem Journal wieder. Wie bei einer Einkaufsliste konnte ich Punkt für Punkt, Eigenschaft für Eigenschaft, abhaken. Ab dem Moment wusste ich, ich hatte im Lotto gewonnen.

Jetzt bist du an der Reihe. Überleg dir, was du in dein Leben einladen möchtest. Es geht hier nicht darum, »WIE« es in dein Leben kommt. Auch wenn du dir im Moment nicht vorstellen kannst, dass diese Wünsche in der Realität umsetzbar sind, sollst du es dir erlauben, groß zu träumen. Es geht darum, die Sicherheit in dir zu erzeugen, dass dein Wunsch in Erfüllung gehen wird. Es geht darum, deine Energie positiv aufzuladen und dein Unterbewusstsein auf das auszurichten, was du dir wirklich wünschst.

Wenn ich dir über das ganze Buch hinweg meine wunderschöne Hündin Akouna, einen kleinen Husky mit strahlend blauen Augen, beschreiben würde, dann würdest du plötzlich überall Huskys mit blauen Augen sehen. Man nennt das »Synchronizität«. Die Huskys waren vorher schon um dich herum, doch sie sind dir einfach nicht aufgefallen. Durch deine innere Programmierung, dich auf das zu konzentrieren, was du dir wirklich wünschst, bist du viel offener, die richtigen Schritte zu wagen. Dadurch ergeben sich Chancen in deinem Leben, die du sonst nie wahrgenommen hättest. Sie wären zwar da gewesen, doch nur in deinem Unterbewusstsein, du hättest sie nicht erkannt.

Und genau darauf kommt es an: *Das Bewusstsein dafür, dass du selbst die Schritte in Richtung deiner Ziele gehen musst.* Nur vom zu Hause sitzen und warten hat noch niemand seine:n Traumpartner:in kennengelernt oder seinen Traumjob ergattert. Die tollen Freund:innen, die du dir wünschst, klopfen sicher nicht von selbst an deiner Türe. Hätte ich nicht über 300 Youtube-Videos hochgeladen, hätte mich der Verlag oder der TV-Sender nie gefunden. Hätte ich keine Mail an meine Lieblingsmarke geschrieben und meine Gedanken ausgesprochen, hätten sie vielleicht nicht von mir erfahren. Wäre ich nicht auf das erste Date gegangen, hätte ich meine Freundin nicht kennengelernt.

Meine eigenen Schritte, mein Handeln in Kombination mit meiner inneren Konditionierung und dem tiefen Glauben, dass ich meine Ziele erreichen werde, haben mich dahin gebracht, wo ich heute bin. Wie ein Kompass hat mich das Visualisieren immer wieder auf den richtigen Weg geführt und dafür gesorgt, dass ich nicht von ihm abkomme. Und dass das Universum dabei geholfen hat, das möchte ich nicht abstreiten.

Falls du kein Visionboard zur Hand hast, kannst du auch deinen Handyhintergrund verwenden. Das nutze ich immer zusätzlich zu meinen Journaling-Einträgen und dem Whiteboard. Wir schauen täglich so viele Male (oft sinnlos) auf unseren Handybildschirm – warum sollen wir uns dabei nicht gleich unterbewusst auf unsere Ziele und Wünsche ausrichten?

Ich verwende dafür die App Unfold und suche mir passende Bilder von Pinterest.

Erstell dir gern dein eigenes Visionboard, poste es auf Social Media und markiere mich. Ich würde mich freuen, wenn du deine Träume und Ziele mit mir teilst.

Nimm dir an einem verregneten Nachmittag mal länger Zeit und recherchiere im Internet nach ein paar Bildern, die in dir ein positives Gefühl in Hinblick auf deine Träume erzeugen und druck sie dir aus. Du kannst auch Bilder aus Zeitungen und Magazinen ausschneiden und auf dein Visionboard kleben. Ich mache das auch gerne gemeinsam mit meiner Freundin. Vielleicht haben dein Partner:in oder deine Freund:innen auch Lust dazu?

NACHWORT

Wie geht's jetzt weiter?

Gemeinsam sind wir nun am Ende dieses Buches angekommen und ich hoffe, du hattest so viel Spaß beim Lesen und Yogaüben, wie ich es beim Schreiben hatte. Ich habe mein ganzes Herzblut hineingesteckt, um meine persönliche Yogapraxis und alles, was für mich dazugehört, mit dir teilen zu können. Ich wünsche dir, dass du mithilfe dieser Übungen mehr Achtsamkeit, Balance und Glück in dein Leben einladen kannst und genau das findest, wonach du suchst.

Die Theorie dafür hast du nun. Jetzt liegt es an dir, diese auch in die Praxis umzusetzen.

Zum Abschluss möchte ich noch mal betonen, dass es weder im Yoga noch im Leben darum geht, »perfekt« zu sein. Wir jagen oft der Illusion hinterher, irgendwann in der Zukunft anzukommen und glücklich zu sein. »Wenn ich erst mal 10 Kilo abgenommen habe, dann fühle ich mich wohl.« – »Wenn ich erst mal einen bestimmten Betrag auf dem Konto sehe, dann bin ich erfolgreich.« – »Wenn ich erst meine Zehen berühren kann, dann bin ich ein:e echte:r Yogi:ni.« Trenn dich von diesen Glaubenssätzen, lebe JETZT.

Denn glücklich sein kannst du nur im Jetzt.

Nimm dieses Buch immer gerne zur Hand, wenn du dir bewusst Zeit für dich und deine Yogapraxis nehmen willst. Es wird Tage geben, an denen du dich auf das Yoga freust und es kaum erwarten kannst, wieder auf deine Matte zu steigen. Und es wird Tage geben, an denen du überhaupt keine Lust darauf hast. Das sind meist die Tage, an denen du die Übungen am dringendsten brauchen würdest. Doch auch an diesen Tagen ist es völlig okay, eine Pause zu machen und den Druck rauszunehmen.

Der Weg ist das Ziel, erinnerst du dich?

Ich wünsche dir von ganzem Herzen weiterhin alles Gute auf deinem Weg. Mögen all deine Wünsche in Erfüllung gehen, deine Rückenschmerzen für immer verschwinden und das Leben dir zahlreiche, wertvolle Momente schenken.

Vielleicht kreuzen sich unsere Wege und wir lernen uns auf einem meiner Yoga-Retreats oder dem GOOD VIBES Festival persönlich kennen? Es würde mich sehr freuen, gemeinsam mit dir ein paar entspannte Tage mit gutem Essen, ganz viel Yoga und schönen Gesprächen zu verbringen.

Du hast die Liebe zum Yoga entdeckt und möchtest deine Erfahrungen sowie dein Wissen zu Achtsamkeit, Yoga und Meditation vertiefen? Dann ist meine Yogalehrer-Ausbildung genau das Richtige für dich. Alle Infos dazu findest du auf meiner Webseite www.marcelclementiyoga.com

Dort findest du auch alle Informationen zu meinem Online-Yoga-Anfängerkurs sowie meine Live-Yoga-Einheiten. Im Anschluss hast du dort die Möglichkeit, mir all deine Fragen zu stellen.

Das größte Geschenk, das du mir machen kannst, ist es, eine positive Bewertung über dieses Buch zu schreiben und es auf Social Media zu teilen. Sollte dir der Inhalt gefallen haben, empfehle es doch gerne deinen Freund:innen weiter oder verschenke ein Exemplar an deine Liebsten. Vielen Dank!

Ich freue mich jetzt schon darauf, dich persönlich kennenzulernen.

Bis dahin wünsch ich dir alles Liebe.

Namaste

Marcel Clementi

DANKE

Es gibt Menschen in meinem Leben, die einen besonderen Platz (in diesem Buch) verdient haben

Ein großes Dankeschön an meine Community!

An all meine Youtube-Yogi:nis, die jede Woche fleißig mit mir die Matte ausrollen. Danke, dass ihr meine Videos anschaut und mir so viele wertvolle Kommentare schreibt. Ich lese jeden einzelnen davon und hatte des Öfteren schon Tränen in den Augen. Ich verspreche euch, weiterhin fleißig Videos hochzuladen!

Danke auch an meine Podcast-Hörerinnen und -Hörer!

Der Good-Vibes-Podcast ist eines meiner großen Herzensprojekte und es gibt für mich nichts Schöneres, als Zuhörer:innen auf der Straße zu treffen und zu erfahren, wie sehr sie sich jeden Mittwoch auf die neue Folge freuen! Danke, dass ihr mir zuhört.

Und natürlich danke an jede:n, der oder die in meinen Yogastunden war oder je in meine Yogastunden kommen wird.

Vielen Dank an meinen Inner Circle! Ohne euch wäre es mir nie möglich gewesen, mich auf meine kostenlosen Angebote zu konzentrieren. Danke für die finanzielle Unterstützung und die vielen schönen Live-Yoga-Einheiten, die spannenden Gespräche nach den Vorträgen, das gemeinsame Kochen und den persönlichen Austausch. Ihr seid die Besten!

Vielen Dank an das Team von Droemer Knaur für das Angebot, dieses Buch mit euch zu verwirklichen. Ich hätte mir keinen besseren Verlag für das Projekt wünschen können. Als mich das gesamte Team mit tobendem Applaus begrüßt hatte, bevor ich überhaupt ein Wort sagen konnte, wusste ich, dass ich hier genau die richtigen Menschen um mich herum hatte.

Ein besonderer Dank geht an dich, Michelle Hegmann, für deine große Begeisterung und dein Interesse, mit mir zu arbeiten! Deine Ideen und unsere angenehmen Meetings haben viel zu diesem Buch beigetragen.

Danke an meine Lektorin, Julia Bauer, dass du mir immer wieder zur richtigen Zeit den nötigen Druck gemacht hast, um neben all meinen laufenden Projekten dieses Buch nicht aus den Augen zu verlieren. Danke für deine Kreativität, deine wertvolle Erfahrung, die du mit mir geteilt hast, und deine hilfreiche Begleitung dieses Herzensprojekts über die vergangenen Monate.

Vielen lieben Dank an meinen Lieblingsfotografen Wolfgang Jocher für die wunderschönen Fotos in diesem Buch und unsere Zusammenarbeit sowie unsere Freundschaft. Du hast dein Herz am richtigen Fleck.

Ein großes Dankeschön an meine Eltern. Dafür, dass ihr mich immer meinen eigenen Weg habt gehen lassen. Danke, dass ich immer so sein durfte, wie ich bin. Ohne je das Gefühl zu haben, euch etwas beweisen zu müssen. Danke für die vielen schönen Momente im Obstgeschäft, besonders mit meinem geliebten Großvater. Diese Zeit wird für immer ein Teil von mir bleiben. Danke, dass ihr mich vom ersten Tag an auf meinem Yogaweg unterstützt habt.

Doch der größte Dank geht an meine wertvollsten Schätze – meine zwei Hunde Akouna und Filou und an meine geliebte Freundin Alina:

Liebe Akouna, lieber Filou, ihr habt mir gezeigt, was es bedeutet, bedingungslos zu lieben. Während ich diese Zeilen mit Tränen in den Augen schreibe, liegt ihr beide ganz friedlich unter dem Schreibtisch bei meinen Füßen. Allein eure Anwesenheit macht mich unendlich glücklich. Danke für all die wunderschönen Spaziergänge und die Zeit, die ich dadurch gewonnen habe, um über mich und mein Leben nachzudenken. Danke für die Leichtigkeit und Abwechslung, die ihr zwei in mein Leben bringt. Ihr zeigt mir, dass nicht immer alles nach Plan laufen muss und dass das Leben im Moment passiert. Und davon genieße ich jeden einzelnen mit euch.

Liebe Alina, ich denke heute an den Moment vor einigen Jahren zurück, als ich in unserer kleinen 28-qm-Wohnung das erste Mal auf meinem Visionboard notiert habe, dass ich ein Buch schreiben möchte. Wir hatten damals keinen Esstisch und aßen auf dem Boden, weil uns der Platz gefehlt hat. Wir teilten uns einen Schreibtisch und saßen beim Arbeiten so nah beieinander, dass ich dich atmen hören konnte. Doch wir haben nie aufgehört zu träumen.

Seit diesem Moment ist so einiges in unseren Leben passiert.

Große Träume wurden erfüllt. Niederlagen wurden gemeinsam bezwungen. So viel ist in diesen Jahren gewachsen, so wie meine Liebe zu dir. Ich danke dir von ganzem Herzen, dass du mich bei all meinen Projekten mit all deiner Hilfe und deiner Liebe unterstützt. Danke, dass du mich tagtäglich anfeuerst. Ohne dich wäre das alles nie möglich. Danke, dass du dich so um uns kümmerst. Du hast aus uns eine Familie gemacht. Ich bin so stolz auf dich. Ich liebe dich.

Und ich danke dir,
liebe Leserin und lieber Leser.

Für deine Zeit. Denn Zeit ist
unser kostbarstes Geschenk.

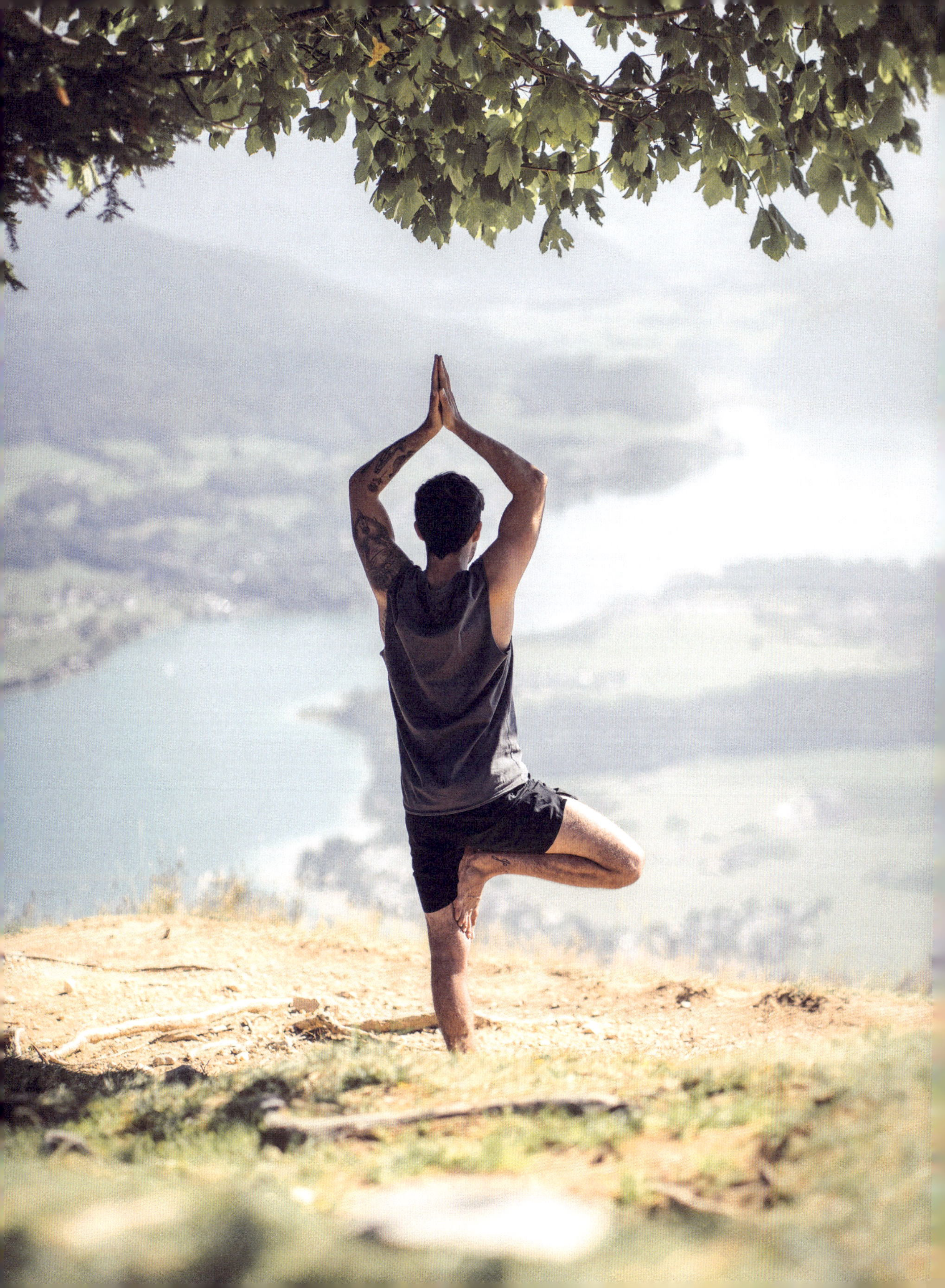

Meine Angebote im Überblick

Du möchtest mehr von mir und meiner Arbeit sehen? Hier meine Angebote im Überblick:

200 h-Yogalehrer-Ausbildung

Du träumst von einer Karriere als Yogalehrer:in oder möchtest für dich persönlich mehr über Yoga, Achtsamkeit und das richtige Mindset lernen?

Du findest alle Infos zu meiner 200 h-Yogalehrer-Ausbildung auf meiner Website.

Yoga-Retreats

Du möchtest deine Batterien aufladen und gemeinsam mit mir ein paar schöne Tage in einem Wellnesshotel verbringen? Dann nimm dir die Zeit und komm auf ein Yoga-Retreat mit mir! Es erwarten dich abwechslungsreiche Yogaeinheiten für alle Level (auch für Anfänger:innen und jedes Alter geeignet!), spannende Vorträge, nette Gespräche, gemeinsame Ausflüge wie Wanderungen, leckeres Essen und vieles mehr!

Alle Infos zu den Terminen findest du auf meiner Website.

Yoga-Anfängerkurs

Dir gefallen die Yogaübungen in diesem Buch, doch du möchtest lieber auch Videos dazu? Dann ist mein Online-Yoga-Anfängerkurs »Yoga Schritt für Schritt lernen« genau das Richtige für dich! Dort zeige ich dir Schritt für Schritt, wie du die Asanas, Meditationen und Atemübungen lernst, um von überall aus, und vor allem auch ohne Verletzungen, Yoga praktizieren zu können.

Werde Teil meiner Community

Du möchtest mich persönlich kennenlernen, gemeinsam mit mir Live-Yoga praktizieren und mehr über Achtsamkeit und Balance lernen? Dann werde Teil meines Inner Circles!

Jeden Monat erwarten dich dort komplette Live-Yoga-Einheiten, die anders als auf Youtube wesentlich länger sind. Wir nehmen uns ausreichend Zeit für Meditationen, Bewegung und Atemübungen. Im Anschluss hast du die Möglichkeit, mir all deine Fragen zu stellen.

Dort gibt es zusätzlich spannende Live-Vorträge, regelmäßige Q & As, leckere und gesunde Rezepte, geführte Meditationen und meine persönlichen Buchtipps, um deine achtsame Persönlichkeitsentwicklung zu unterstützen.

Die Community hilft mir dabei, weiterhin wöchentlich kostenlose Inhalte im Podcast und auch auf Youtube teilen zu können.

www.marcelclementiyoga.com